山东省职业教育规划教材

供中职护理、助产及其他医学相关专业使用

# 儿科护理

主　编　郭传娟

副主编　杜素红　冷丽梅

编　者　（按姓氏汉语拼音排序）

　　　　杜素红（山东省青岛卫生学校）

　　　　郭传娟（山东省烟台护士学校）

　　　　冷丽梅（山东省莱阳卫生学校）

　　　　刘雅男（山东省烟台护士学校）

　　　　庞静舒（菏泽卫生学校）

　　　　任　燕（烟台毓璜顶医院）

　　　　田金娥（荷泽卫生学校）

　　　　王建磊（山东省莱阳卫生学校）

　　　　徐恒艳（山东省临沂科技普通中等专业学校）

　　　　张基梅（烟台毓璜顶医院）

U0209844

科学出版社

北　京

# 内 容 简 介

本教材是山东省职业教育规划教材之一，根据山东省经济发展及护理岗位需求和时代发展需要，参考最新护士执业资格考试大纲的要求编写而成。全书共分 17 章，涵盖小儿特点、疾病防护等内容，并精心制作了全部教学内容的配套课件。教材从临床实际出发，增加引言、案例、知识链接、考点、自测题等模块，以达到提高学生学习兴趣和自我检查学习效果的目的。

本教材适合中职护理、助产及其他医学相关专业使用，也可作为临床护理人员、社区育婴中心、托幼机构卫生保健人员的培训用书或参考书。

图书在版编目（CIP）数据

---

儿科护理/郭传娟主编. —北京：科学出版社，2019.6
山东省职业教育规划教材
ISBN 978-7-03-059508-9

Ⅰ.儿…　Ⅱ.郭…　Ⅲ.儿科学-护理学-中等专业学校-教材
Ⅳ.R473.72

中国版本图书馆 CIP 数据核字（2018）第 260790 号

---

责任编辑：张映桥　国晶晶 / 责任校对：张凤琴
责任印制：徐晓晨 / 封面设计：图阅盛世

---

科 学 出 版 社 出版
北京东黄城根北街 16 号
邮政编码：100717
http://www.sciencep.com
北京虎彩文化传播有限公司　印刷
科学出版社发行　各地新华书店经销
*
2019 年 6 月第 一 版　开本：787×1092　1/16
2019 年 6 月第一次印刷　印张：16 1/2
字数：391 000
定价：49.80 元
（如有印装质量问题，我社负责调换）

# 山东省职业教育规划教材质量审定委员会

# Preface 前 言

　　为了适应我省（山东省）中等护理专业教育发展与改革的需要，与教育部最新教学指导方案接轨，科学出版社会同我省医药卫生类院校组织策划本套教材的编写工作。

　　本教材根据山东省教育厅文件指示精神，根据护理人才培养目标、教育部和山东省最新教学指导方案、卫生行业要求、社会用人要求，结合护理中职学生的学习特点编写而成，以适应我省经济发展及护理岗位需求和时代发展的需要。

　　本教材在内容上以"适度、够用"为原则，与国家护士执业资格考试大纲保持一致，依据《儿科护理课程标准》以整体护理为理念，以护理程序为思维框架，体现儿童护理的连续性、整体性和系统性；注重儿童健康的连续性，将儿童护理的相关伦理及法律、儿童及其家庭的健康促进等内容融入教材中；将家庭的作用全面贯穿于教材中，同时又强调社区在儿童保健和护理中的作用，课程既重视"基本理论、基本知识、基本技能"水平的培养，又注重思想性、科学性、先进性、启发性、适用性的统一。知识点根据护理岗位需求进行调整，加大护理技术操作所占比重，增加一些儿科护理常用且较新的护理技术如远红外辐射抢救台使用法、婴儿抚触法、氧气驱动雾化吸入法等。每章设有案例、考点、知识链接、自测题等模块，各种题型内容均按照国家护士执业资格考试的要求编写，以使学生适应国家护士执业资格考试。专门制作的丰富多彩的配套课件，可作为教师授课和学生学习的辅助资料。

　　本教材在编写过程中，得到了各位参编教师的积极努力与通力合作，在此致以诚挚的谢意。由于编者的能力和水平有限，书中难免会有疏漏之处，恳请使用本教材的师生、读者提出宝贵意见。

郭传娟

2018 年 12 月

# Contents 目录

# 第1章 绪 论

**引 言**

儿童是家庭的希望，祖国的未来。儿科护理工作者承担着保护和促进儿童健康的责任和义务。通过本课程的学习，你将知道小儿的特点，面对不断生长发育中的小儿，可了解该做什么？如何做？

儿科护理是一门研究小儿生长发育规律及其影响因素、儿童保健、疾病防治和护理，以促进小儿身心健康的专科护理学。

## 第1节 儿科护理的任务和范围

儿科护理的任务是通过研究小儿生长发育特点、小儿疾病防治特征及小儿保健规律，按照护理程序，运用现代护理理论和技术，"以儿童及其家庭为中心"全方位对小儿实施整体护理，促进小儿体格、智能、行为和社会等各方面的健康发展，增强小儿体质，降低发病率、致残率和死亡率，提高疾病治愈率，保障和促进小儿身心健康。

凡涉及小儿时期健康和卫生的问题都归属于儿科护理研究的范围。儿科护理研究的年龄范围是从精、卵细胞结合即胎儿形成开始至青春期（18～20 周岁）结束；我国卫生部门规定，儿科就诊的范围为出生至满 14 周岁的小儿。儿科护理学研究的内容包括正常小儿身心方面的保健和健康促进、小儿疾病的预防与护理，并涉及儿童社会学、心理学、教育学等多门学科。

考点：儿科就诊的年龄范围

## 第2节 儿科护理的特点和理念

小儿从生命开始直到长大成人都处于不断的生长发育中，具有不同于成人的特征与需要。熟悉和掌握小儿生长发育的特点，对儿童保健与护理工作都有着十分重要的意义。

（一）儿科护理的特点

1. 小儿机体特点

（1）解剖特点：随着小儿体格发育的不断进展，小儿在外观上不断变化，各器官的发育亦随年龄增长而不同。如小儿体重、身长（高）、头围、胸围等的增长，身体各部分的比例改变，骨骼的发育，牙齿的萌出等；新生儿皮肤薄而柔嫩，易发生损伤和感染；小儿骨骼较柔软并有弹性，虽不易骨折，但长时间受压易变形。因此，只有熟悉儿童的正常生长发育规律，才能及时做好保健和护理工作。

（2）生理生化特点：小儿生长发育快，代谢旺盛，需要的营养多，而各器官发育不成熟，易发生营养缺乏及水电解质紊乱等。此外，不同年龄的小儿有不同的生理生化正常值，如小儿脉搏、呼吸、血压、周围血象、体液成分等。

（3）免疫特点：小儿免疫系统发育不成熟，防御能力差，故易受各种感染。如新生儿虽可从母体获得 IgG 抗体，但 3～5 个月后 IgG 抗体逐渐下降，而自行合成的 IgG 一般要到 6～7 岁才能达到成人水平；不能经胎盘从母体获得 IgM，易受革兰氏阴性菌感染；婴幼儿期分泌型 IgA（sIgA）也缺乏，易患胃肠道和呼吸道感染。母乳喂养小儿可通过母乳获得 sIgA，所以母乳喂养儿的感染发生率较人工喂养儿低。因此，对年幼小儿做好感染性疾病的预防和护理特别重要。

考点：小儿免疫特点

（4）心理-社会特点：小儿神经系统发育尚未完善，心理发展如感知觉、情绪、记忆、思维等未发育成熟，缺乏适应及满足需要的能力，依赖性强，合作性差，更需要特别的保护和照顾。小儿通过与环境接触、与人交往及学习，逐渐掌握知识和技能，不断积累社会经验，使其身心得到良好的发展，同时小儿的心理发展受家庭、学校和社会环境影响，尤其是家长对儿童的影响最早，所以在护理中应与小儿的父母配合，根据不同年龄心理特点，提供相应措施，促进小儿心理健康发展。

2. 小儿患病特点

（1）疾病特点：小儿疾病的种类和表现都与成人不同，不同年龄的儿童疾病种类也有差异。如新生儿疾病常与先天遗传及围生期因素有关，先天性疾病、遗传性疾病较成人多见，婴幼儿疾病以感染性疾病多发。婴幼儿感染性疾病往往起病急、来势凶、缺乏局限能力，故易发生败血症，并常伴有呼吸、循环等系统功能紊乱，应密切观察才能及时发现问题、及时处理。

（2）病理特点：小儿各组织器官发育不成熟，相同致病因子引起的病理改变与成人有着较大差别，同样是维生素D缺乏，婴儿易患佝偻病，而成人则患骨软化症；同样是肺炎链球菌感染，婴儿常患支气管肺炎，而成人则患大叶性肺炎。

（3）预后特点：由于小儿各脏器组织修复和再生能力较强，故虽然小儿患病时起病急、来势猛、病情变化快，但如诊治及时有效，护理得当，好转恢复也快，后遗症较成人要少。但体弱多病的患儿病情容易突变，应严密监护、积极抢救。

（4）预防特点：加强预防措施是降低小儿发病率和死亡率的重要环节。由于开展计划免疫、加强传染病管理，加强公共卫生与社区保健，使儿童传染性疾病和感染性疾病得以控制；由于重视儿童保健，使营养不良、肺炎、腹泻、贫血等常见病、多发病的发病率和死亡率明显下降；及早筛查和发现先天性、遗传性疾病及视觉、听觉障碍和智力异常，并加以干预和矫治，可防止发展为严重伤残。小儿时期的预防非常重要，不仅可以增强小儿体质，使其不生病、少生病，还可促进小儿各方面的健康。

3. 儿科护理特点

（1）评估难度大，观察任务重：婴幼儿不能叙述自身的病痛、多由家长或照顾者代述，学龄前儿童对病痛的描述欠准确，年长儿因害怕、不愿吃药及打针而隐瞒病情等，这些都影响了评估资料的可靠性；体检时患儿不愿意或不知道配合，标本的采集及其他辅助检查时多数患儿不会配合等，这也增加了评估资料的收集难度。小儿不能及时准确表达自己的不适及病情变化，且病情变化快，处理不及时易恶化甚至危及生命。因此，护士的观察任务很重，要有高度的责任心和敏锐的观察力。

（2）护理项目多，操作要求高：小儿自理能力较差，在护理过程中有大量的生活护理。同时小儿好奇、好动并缺乏经验，容易发生意外伤害。因此，要加强安全管理，防止意外事故。由于小儿的解剖特点及认知水平有限，护理操作时多数不配合，操作难度大，这给护士的操作技术提出了更高的要求。

（3）教育不可少，配合很重要：儿童正处于获取知识、健全心理的时期。儿科护士在对小儿实施整体护理的过程中，与小儿接触沟通，应注意儿童教养的内容；如注意培养小儿生活自理能力及良好的卫生习惯，并进行科学文化知识的辅导，使小儿能积极配合治疗，争取早日康复。由于小儿的病情、护理资料大多由家长代述，小儿能否安心接受诊疗和护理受家长影响颇深，因此儿科护理工作必须得到小儿家长的理解、支持、配合。

**考点：**儿科护理特点

（二）儿科护理理念

1. 以儿童及其家庭为中心  家庭是小儿生活的中心，对小儿身心健康影响很大。因此儿科护士应以儿童及其家庭为中心，重视儿童的生理、心理发展，支持、尊重、鼓励并提高家庭的功能，维护和支持家庭原有的照护方式和决策角色，关注、满足儿童及其家庭成员的心理感受和服务需求，积极为儿童及其家庭提供预防保健、健康指导、疾病护理、教养咨询和家庭支持等服务，将健康信念和健康行为的重点放在健康保护和健康促进上。

2. 实施身心整体护理  儿科护理工作不仅要满足儿童的生理需要和维持已有的发育状况，还要维护和促进儿童心理行为的发展和精神心理的健康；关心儿童机体各系统器官功能的协调平衡，使儿童的生理、心理活动状态与社会环境相适应，同时重视环境对儿童的影响。

3. 减少创伤和疼痛  对于儿童来说，大多数治疗手段是有创的、疼痛的，是令他们害怕的。儿科护士必须认识到这些过程对小儿和家庭带来的压力，尽可能提供无创性照护。

（1）无创性照护的主要原则：①防止或减少小儿与家庭分离；②安全执行各项护理操作，防止和减少身体的伤害和疼痛；③帮助小儿及其家庭建立把握感和控制感。

（2）无创性照护的具体措施：①促进家长与患儿的亲密关系；②允许小儿保留自己的私人空间，提供游戏活动让小儿解除恐惧、攻击性等不良情绪；③在所有治疗护理操作之前进行解释和心理护理及疼痛控制。

4. 遵守法律和伦理道德规范  儿科护理人员应自觉遵守法律和伦理道德规范，尊重儿童的人格和尊严，保障儿童的权利，促进儿童身、心两方面的健康成长。

5. 多学科协同护理  儿科护理涉及多个学科，需要多个学科的协作以实现保护和促进儿童健康的目标。

**考点：儿科护理理念**

# 第3节 小儿年龄分期及各期特点

小儿处于连续渐进的生长发育动态过程中，但不同的年龄阶段有着不同的解剖特点和生理变化。实际工作中将小儿时期分为七个年龄阶段。

（一）胎儿期

从卵子和精子结合到胎儿娩出称为胎儿期，约40周（280日）。胎儿完全依靠母体而生存。孕母的健康、营养、情绪等对胎儿影响极大，尤其是受孕的前3个月是胎儿各组织器官的形成关键时期，如果在这一时期母亲营养不足、感染、接触放射性物质、滥用药物、吸烟、酗酒等，均可导致先天畸形。因此，应重视孕母保健和胎儿保健。

（二）新生儿期

自胎儿娩出脐带结扎到出生后满28日，为新生儿期。此期小儿脱离母体开始独立生活，体内外环境发生巨大变化，而新生儿各组织器官发育还很不完善，生理调节和适应能力差，易发生体温下降、体重下降及窒息、溶血、感染等疾病，发病率高、死亡率也高。因此，新生儿时期应特别加强保暖、保持脐部和皮肤清洁、合理喂养、消毒隔离等护理。

胎龄满28周至出生后足7日，称围生期，此期包括了胎儿晚期、分娩过程和新生儿早期，是小儿经历巨大变化和生命遭到最大危险的时期，死亡率最高。因此须重视优生优育，抓好围生期保健。

（三）婴儿期

自出生到1周岁之前为婴儿期，是小儿出生后生长发育最迅速的时期，需要的营养物质特别多，但此期小儿消化吸收功能未发育完善，如果喂养不当容易发生消化功能紊乱，应提倡母乳喂养和进行合理的营养指导。6个月以内的婴儿由母体获得的抗体对麻疹、水痘等传染病有一定的免疫力，6个月以后的婴儿这种免疫力逐渐减弱，易患传染病和感染性疾病，需要有计划地接受预防接种，完成基础免疫程序，并重视卫生习惯的培养。

**（四）幼儿期**

满1周岁到3周岁之前为幼儿期。此期生长发育速度较前减慢，活动范围渐广，接触周围事物的机会增多，智力发育增快，好奇心强，但对危险的识别能力和自我保护能力差，应注意防止发生意外伤害。幼儿时期活动范围广，接触传染源增多，自身免疫力仍较低，传染病发病率增高，防病仍为保健的重点。幼儿乳牙出齐，饮食应从乳汁逐渐转换过渡到成人饮食，应注意合理喂养，防止营养缺乏和消化功能紊乱。同时应注意培养良好的卫生习惯和生活习惯。

**（五）学龄前期**

满3周岁到入小学前（6～7岁）为学龄前期。这一时期体格发育进一步减慢，稳步增长，而智力发育更趋完善，求知欲强，好奇、好问、好模仿，知识面迅速扩大；能做较复杂的动作，学会照顾自己，如穿衣、吃饭和洗澡等；语言和思维能力也进一步发展，学会讲故事、背儿歌、跳舞、做游戏等。在这个时期孩子可塑性较大，应注意根据孩子的个性加以诱导，养成良好的卫生、学习和劳动的习惯，为入小学做好准备。在此期虽然抗病力有所增强，但由于接触面广，应注意预防传染病和各种意外。另外，此期小儿易患急性肾炎、风湿热等免疫性疾病，应注意观察，做好预防保健工作。

**（六）学龄期**

从入小学起到青春期开始前称学龄期（6～7岁到12～14岁）。此期小儿体格仍稳步增长，除生殖系统外，其他器官的发育到本期末已基本接近成人水平，脑的形态发育基本与成人相同，智力进一步发展，是长知识、接受科学文化教育的重要时期，应加强教育，使他们在德、智、体、美、劳等各方面全面发展。这个时期，儿童各种传染病、感染性疾病发病率较前降低，但要注意预防近视和龋齿，端正坐、立、行的姿势，有规律地安排好生活、学习和锻炼，保证充足的营养和休息，注意精神、情绪和行为等方面问题的防治。

**（七）青春期**

女孩从11～12岁到17～18岁，男孩从13～14岁到18～20岁称为青春期。此期特点是体格生长发育明显加快，是生长发育的第二高峰；生殖系统发育渐趋成熟，第二性征逐渐明显：男性肩宽、肌肉发达、声音变粗、长出胡须；女性骨盆变宽、脂肪丰满；到晚期，女孩出现月经、男孩发生遗精。此期神经内分泌调节不够稳定，加之接触社会机会增多，易受外界环境影响，常引起心理、行为、精神方面的问题。所以要保证足够营养，加强体格锻炼，注意道德品质培养与生理、心理卫生及性知识的教育，使之树立正确的人生观、养成良好的道德品质、建立健康的生活方式。

考点：小儿年龄分期各期名称、年龄界限、主要特点

# 第4节　儿科护士的角色和素质要求

**（一）儿科护士的角色**

随着医学模式和护理模式的转变，儿科护理学在任务、范围、护理角色等方面不断更新和扩展。儿科护理已由单纯的患儿护理发展为以儿童及家庭为中心的身心整体护理；由单纯的医疗保健机构承担其任务逐渐发展为全社会都来承担儿童的预防、保健和护理工作，并且与儿童心理学、社会学、教育学等多门学科有着广泛的联系。因此儿科护理工作者应树立整体护理理念，将科学育儿知识普及到社区、家庭，并取得社会各个方面的支持，以适应儿科护理学的飞速发展。

1．专业照护者 小儿机体各系统功能尚未成熟，生活自理能力差，儿科护士最重要的角色是在帮助小儿促进、保持或恢复健康的过程中，为小儿及其家庭提供各种护理照顾，如营养的摄取、感染的预防、药物的给予、心理的支持、健康指导等以满足小儿身心健康发展的需要。

2．护理计划者 为促进小儿身心健康发育，儿科护士必须运用专业的知识和技能，收集小儿的生理、心理、社会状况等各方面的资料，全面评估小儿的健康状况，找出健康问题，制订系统全面切实可行的护理计划，采取有效的护理措施减轻小儿的痛苦，促进小儿康复。

3．健康教育者 在护理小儿的过程中，护士应依据不同年龄段小儿智力发展水平，向小儿介绍相关健康知识，帮助小儿树立保健意识，培养良好的生活习惯，纠正不良行为。应向家长宣传科学育儿的知识，使他们能够采取健康的态度和行为，以达到预防疾病、促进健康的目的。

4．健康协调者 为促进健康，护士需联系并协调有关人员及机构，维持一个有效的沟通网，共同参与小儿护理过程，使疾病的诊断、治疗、救助及儿童保健工作得以相互协调配合，保证小儿获得最适宜的整体性医护照顾。

5．健康咨询者 护士通过倾听患儿及其家长的内心感受，解答患儿及其家长遇到的问题，提供有关治疗的信息、健康指导的有效办法等，解除患儿及其家长对疾病和与健康有关问题的疑惑，找到满足生理、心理、社会需要的方法，以积极有效的方式去面对各种压力。

6．患儿及其家庭的代言人 护士是儿童及家庭权益的维护者，在小儿不会表达或表达不清自己的要求和意愿时，护士有责任解释并维护小儿及家庭的权益不受侵犯，护士还需评估有碍儿童健康的问题和事件，向有关部门提出改进的意见和建议。

7．护理研究者 护士应积极进行护理研究工作，通过研究扩展护理理论和知识，发展护理新技术，指导并改进护理工作，提高儿科护理质量，促进专业发展。

## （二）儿科护士的素质要求

1．思想道德素质

（1）热爱护理事业，有高度的责任感、严谨的工作态度和同情心，具有为儿童健康服务的奉献精神。

（2）具有诚实的品格、较高的慎独修养、高尚的道德情操。以理解、友善、平等的心态，为儿童及其家庭提供帮助。

（3）具有正视现实、面向未来的目光，追求崇高理想，忠于职守，救死扶伤，实行人道主义。

2．科学文化素质

（1）具备一定的文化素养和自然科学、社会科学、人文科学等多学科知识。

（2）掌握基本的计算机应用、一门外语及现代科学发展的新理论、新技术。

3．专业素质

（1）具有合理的知识结构及比较系统完整的专业理论知识和较强的实践技能，操作准确，技术精湛，动作轻柔、敏捷。

（2）具有敏锐的观察力和综合分析判断能力，树立整体护理观念，能用护理程序解决患者的健康问题。

（3）具有开展护理教育和护理科研的能力，勇于创新进取。

4．身体心理素质

（1）具有良好的言行举止，健康的身体和心理，心态乐观、开朗、平和，胸怀宽容豁达。

（2）具有与小儿良好的沟通能力，与小儿家长建立良好的人际关系，与同事相互尊重，团结协作。

考点：儿科护士的角色和素质要求

# 小　结

一切涉及小儿时期健康和卫生的问题都属于儿科护理学研究的范围。小儿具有不同于成人的许多特征。熟悉小儿机体、患病、护理等特点，贯彻以儿童及其家庭为中心、实施身心整体护理、减少创伤和疼痛等儿科护理理念。儿科护士要具有强烈的责任感、高尚的思想品质、丰富的学科知识及熟练的操作技术、有效的沟通技巧。小儿时期划分为胎儿期、新生儿期、婴儿期、幼儿期、学龄前期、学龄期、青春期7个时期，儿科护士应根据各期特点做好相应的儿童保健与护理等工作。

## 自　测　题

A₁型题

1. 我国卫生部门规定的小儿与成人就诊年龄分界线是（　　）

A. 12 周岁　　　　B. 14 周岁

C. 18 周岁　　　　D. 20 周岁

E. 青少年

2. 婴幼儿易患呼吸道及消化道感染是缺乏哪种抗体（　　）

A. IgA　　　　B. IgG

C. IgM　　　　D. IgE

E. sIgA

3. 新生儿易被革兰氏阴性菌感染是缺乏哪种抗体（　　）

A. IgG　　　　B. IgA

C. IgE　　　　D. sIgA

E. IgM

4. 婴儿期是指（　　）

A. 生后 28 日至 1 岁

B. 出生后 28 日至 10 个月

C. 出生后到 1 岁

D. 出生后到 2 岁

E. 出生后到 3 岁

5. 人的一生中生长发育最快的阶段是（　　）

A. 幼儿期　　　　B. 学龄期

C. 婴儿期　　　　D. 青春期

E. 学龄前期

6. 小儿最易发生意外的年龄时期是（　　）

A. 新生儿期　　　　B. 幼儿期

C. 学龄期　　　　D. 婴儿期

E. 学龄前期

7. 围生期指（　　）

A. 胎龄 28 周到生后 1 周

B. 胎龄 28 周至生后 1 个月

C. 胎龄 28 周至出生

D. 胎龄 28 周至生后 28 日

E. 胎龄 28 周至生后 28 日

8. 神经和内分泌调节不稳定，易引起心理、行为、精神方面异常的年龄阶段是（　　）

A. 婴儿期　　　　B. 幼儿期

C. 学龄前期　　　　D. 学龄期

E. 青春期

9. 儿科护士的素质要求不包括（　　）

A. 良好的记忆力　　B. 良好的观察能力

C. 良好的思维能力　D. 良好的模仿能力

E. 良好的人际沟通能力

10. 不属于儿科护士角色内容的一项是（　　）

A. 直接护理者

B. 患儿及家长的批评监督者

C. 患儿及家庭的代言人

D. 健康与预防的指导者

E. 合作与协调者

（郭传娟）

# 第2章　生长发育

**引言**

小儿的生长发育过程非常复杂，会跨越许多个里程碑，小儿在成长的过程中会给父母带来各种惊喜和疑问，作为白衣天使的你，能给家长们解释这些惊喜和疑问吗？能对他们宝宝的发育情况作出科学的判断吗？本章就告诉你这些知识，通过学习，这些问题都会迎刃而解！

## 第1节　生长发育的规律

生长发育是小儿不同于成人的重要特点。生长是指小儿各器官和系统的长大，可以通过测量值来表示，为量的改变；发育是指细胞、组织、器官分化与功能成熟，为质的改变。生长和发育二者紧密相关。小儿生长发育遵循一定的规律，主要为以下四个方面。

**（一）连续性和阶段性**

生长发育在整个小儿时期不断进行，各个年龄阶段生长发育有不同的特点，呈连续性和阶段性。例如，婴儿期和青春期是生长发育最快的两个时期，且年龄越小，生长发育越快。体重、身长的增长在生后第1年，尤其是前3个月最快，出现生后第1个生长高峰；2岁以后生长速度逐渐减慢，到青春期又迅速加快，出现第2个生长高峰。

**（二）顺序性**

生长发育通常遵循由上到下、由粗到细、由近到远、由简单到复杂、由低级到高级的一般规律。如由上到下：先抬头、后抬胸，再会坐、立、行；由粗到细：如先会用全掌抓握物品，再发展到用手指端拾取物品；由近到远：如先抬肩、伸臂，再双手握物，先会控制腿再到控制脚的活动；由简单到复杂：如先画直线，然后会画圈、画人形；由低级到高级：如先会看、听和感觉事物、认识事物，进而发展到记忆、思维、分析、判断事物。

**（三）不平衡性**

人体各器官系统发育顺序遵循一定的规律，但是各器官、系统发育快慢不同，各有先后。如神经系统发育较早，脑在生后2年内发育较快；生殖系统则发育较晚；淋巴系统在小儿时期迅速增长，到青春期前达顶峰，以后逐渐退缩至成人水平；皮下脂肪在年幼时期较发达，肌肉组织到学龄期发育加快；其他系统如心、肝、肾、肌肉的发育基本与体格生长相平行。各系统发育速度的不同与小儿在不同年龄的生理功能有关（图2-1）。

**（四）个体差异**

小儿生长发育虽然按照一定规律发展，但是在一定范围内受机体内外因素的影响，存在着相当大的个体差异，每个人都有自己的生长"轨迹"。因此，小儿的生长发育的正常值有一定的范围，不是绝对的，评价时必须考虑不同因素对个体的影响，并要系统地连续观察才能反映小儿生长发育的真实情况。

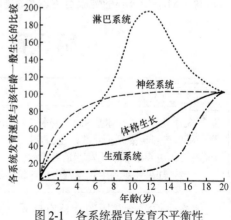

图2-1　各系统器官发育不平衡性

考点：生长发育的规律

# 第2节　影响生长发育的因素

遗传因素和环境因素是影响小儿生长发育的两个基本因素。遗传因素决定了生长发育的潜力，这种潜力会受到小儿生长发育环境的影响，因此，遗传因素和环境因素相互作用，共同决定了每个小儿的生长发育过程。

（一）遗传因素

基因是决定遗传的物质基础。小儿生长发育的特征、潜力、趋向等都受父母双方遗传因素的影响，如皮肤和头发的颜色、面貌特征、身材高矮、青春期的早晚、性格及气质等都与遗传有关。代谢性缺陷、染色体畸形等严重影响生长发育的因素也与遗传有着很大的关系。

性别可以造成生长发育的差异。男女生长发育特点不同。例如，女孩青春期比男孩约早2年，此期体格生长急增，身高、体重超过男孩，男孩青春期虽开始较晚，但至青春期末，男孩平均身高、体重超过同龄女孩。女孩的语言、运动发育略早于男孩。因此男孩和女孩的生长发育应分别评价。

（二）环境因素

1. 营养　充足的营养素供给是保障小儿生长发育的物质基础。孕妇营养不足可造成胎儿体格生长落后，严重时还会影响小儿神经系统的发育。生后长期营养不良，特别是第1～2年的严重营养不良，不仅影响体重、身高和智能的发育，还可使机体的免疫、内分泌、神经调节等功能低下。小儿长期摄入过多的能量超过机体的消耗，脂肪积聚，可造成肥胖，也会对其生长发育造成不良影响。

2. 疾病　疾病对小儿生长发育的影响十分明显。围生期产伤、缺氧、颅内出血等疾病可影响小儿智能的发育。急性疾病常会使体重下降；慢性疾病则同时影响体重、身高的增长。内分泌疾病常引起骨骼和神经系统发育迟缓。

3. 孕母情况　母亲在妊娠期间的生活环境、营养、情绪等因素均可以影响胎儿的发育。妊娠早期病毒感染可导致胎儿畸形；妊娠期严重营养不良可引起早产和胎儿体格及脑的发育迟缓；母亲在哺乳期愉快的情绪和充足的母乳，可促进婴儿的身心发育。

**考点：生长发育的影响因素**　4. 生活环境　良好的生活环境，如空气新鲜、阳光充足、水源清洁、居住条件舒适，均可促进小儿身心发育，反之，则带来不良的影响。温暖的家庭和父母的爱抚，以及良好的社会和学校教育，对小儿身心的健康有着深远的影响。

# 第3节　体格发育及评价

**案例2-1**

某小儿，1岁，体重9kg，身长75.6cm，头围46.0cm，胸围46.0cm。前囟0.2cm×0.2cm，乳牙8颗，心肺腹部检查未见异常，能独走。

**问题：**　1. 请判断该小儿发育是否正常？
　　　　2. 如果要对其生长发育进行评价，还需收集哪些资料？

体格生长评价常用的指标有体重、身高（长）、坐高（顶臀长）、头围、胸围、上臂围等。

## （一）体重

体重为身体各器官、组织、体液重量的总和，是反映体格生长和营养状况的重要指标，也是临床计算补液量和给药量的重要依据。

新生儿出生时的体重与胎次、胎龄、性别及宫内状况有关。正常新生儿出生时的平均体重为3kg，小儿年龄越小，体重增长越快。生后可出现生理性体重下降。生后3个月时体重约是出生时的2倍（6kg），生后前3个月体重的增加值约等于后9个月体重的增加值，即1岁时小儿体重约为出生时的3倍（9kg）。2岁时体重约为出生时的4倍（12kg）。随年龄的增加小儿体重的增长逐渐减慢，2～12岁体重平均每年增长约2kg。

评价某一小儿体重增长的变化，应定期连续监测其体重。临床上计算用药量和补液量时应以小儿的实际体重为依据，当无条件测量体重时，为便于日常应用，可按以下公式估算小儿体重：

$$1～6 \text{个月：体重（kg）} = \text{出生体重（kg）} + \text{月龄} \times 0.7$$

$$7～12 \text{个月：体重（kg）} = 6 + \text{月龄} \times 0.25$$

$$2～12 \text{岁：体重（kg）} = \text{年龄} \times 2 + 8$$

同年龄、同性别正常小儿中体重存在个体差异，临床上通常用均值上下波动10%为正常范围进行评价。若体重超过均值20%为肥胖，若低于均值15%为营养不良。

## （二）身高（长）

身高（长）是指从头顶到足底的全身长度，是头部、脊柱与下肢长度的总和，是反映骨骼发育情况的重要指标。3岁以下小儿采用仰卧位测量，称为身长。3岁以后小儿采用立位测量，称为身高。

身高（长）的增长规律与体重增长相似，年龄越小增长越快。正常新生儿出生时平均为50cm，生后第1年身长平均增长约25cm（生后前3个月增长11～13cm，约等于后9个月身长的增加值），即1岁时身长约75cm，第2年增长速度减慢，为10～12cm，到2岁时身长86～87cm。2岁后到青春期前身高（长）稳步增长，每年增长5～7cm。

2～12岁小儿身高（长）的估算公式为：身高（cm）=年龄（岁）×7+75。

小儿进入青春期后，由于性激素和生长激素的协同作用，其增长速度加快，不能用此公式计算。

身高（长）包括头、躯干、下肢三部分的长度，这三部分的增长速度并不一致。生后第1年头部生长最快，躯干次之，青春期身高增长则以下肢为主，故在各年龄期小儿头部、躯干和下肢所占身高（长）的比例各有不同，头占身高（长）的比例从新生儿的1/4减为成人的1/8（图2-2）。

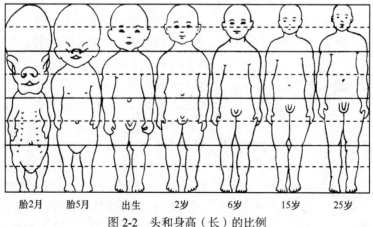

胎2月　　胎5月　　出生　　2岁　　6岁　　15岁　　25岁

图2-2 头和身高（长）的比例

身高（长）的增长与遗传、内分泌、营养、运动、疾病等因素有关。短期的疾病与营养波动不会明显影响身高（长）。明显的身材异常（低于均值 30% 以上）往往由长期营养不良、甲状腺功能减低、生长激素缺乏、严重佝偻病等引起。

### （三）坐高（顶臀长）

坐高（顶臀长）指由头顶至坐骨结节的垂直距离，反映头颅与脊柱的生长情况。与身长测量一致，3 岁以下小儿采用测量床仰卧位测量顶臀长，3 岁以上小儿用坐高计坐位测量。由于下肢增长速度随年龄增长而加快，坐高占身高的百分数则逐渐下降，由出生时约 67% 降至 14 岁时约 53%，这种百分数的下降，反映了身体的匀称性，但一些影响下肢生长的疾病，如软骨营养不良和甲状腺功能低下，可使坐高（顶臀长）占身高的比例停留在幼年状态。

### （四）头围

自眉弓上缘经枕骨结节绕头一周的长度为头围，它反映脑和颅骨的发育情况。胎儿期脑是全身各系统中生长最快的，故出生时头围相对较大，正常新生儿头围平均为 34cm；头围在 1 岁以内增长较快，生后前 3 个月和后 9 个月都约增长 6cm，故 1 周岁时头围约 46cm；1 岁以后头围增长明显减慢，到 2 岁时头围约 48cm；15 岁时头围接近成人，为 54～58cm。头围的测量在 2 岁以内最有价值。头围过小常提示脑发育不良、小头畸形，头围过大或者增长过快常提示脑积水的可能。另外，连续动态测量头围比一次测量更有意义。

### （五）胸围

自乳头下缘经肩胛骨角下缘绕胸一周的长度称为胸围。胸围大小反映了肺和胸廓的发育情况。出生时胸围要比头围小 1～2cm，为 32～33cm；1 岁左右胸围与头围相等；1 岁后胸围逐渐超过头围，至青春期前胸围超过头围的厘米数约等于小儿岁数减 1。头围、胸围相等的时间与小儿营养和胸廓发育有关，肥胖小儿由于胸部皮下脂肪厚，胸围超过头围的时间可提前，而营养不良、佝偻病等小儿胸围超过头围的时间可推迟到 1.5 岁以后。

### （六）上臂围

沿肩峰与尺骨鹰嘴连线中点水平绕上臂一周的长度称为上臂围。它代表上臂骨骼、肌肉、皮下脂肪和皮肤的发育水平，常用以评估小儿的营养状况。生后第 1 年内上臂围迅速增长，到小儿 5 岁期间增长相对缓慢。在测量身高和体重不方便的地方，可测量上臂围筛查 5 岁以下小儿营养状况，评估标准为：＞13.5cm 为营养良好，12.5～13.5cm 为营养中等，＜12.5cm 为营养不良。

### （七）囟门

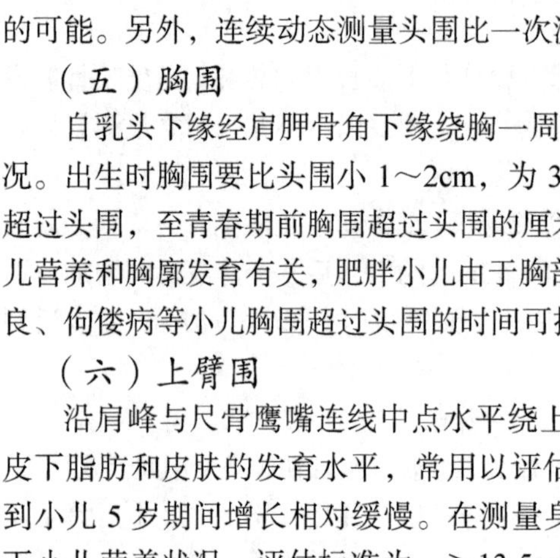

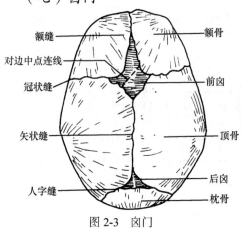

图 2-3　囟门

囟门是指多块颅骨交界处形成的间隙，颅骨间小的缝隙为骨缝，骨缝及前后囟闭合的时间可以反映颅骨的生长状况。出生时颅骨缝稍有重叠，这样便于分娩时婴儿头颅通过产道，这种骨缝的重叠在婴儿出生后 2～3 个月逐渐消失。正常小儿出生时有前囟和后囟（图 2-3）。前囟为顶骨和额骨边缘形成的菱形间隙，其对边中点连线长度在出生时为 1.5～2.0cm，出生后前囟门随脑的发育和颅骨生长而增大，6 个月左右逐渐骨化而变小，在 1～1.5 岁时闭合。后囟为顶骨与枕骨交界处形成的三角形间隙，出生时部分婴儿已很小或闭合，最迟出生后

（图中标注）额缝　额骨　对边中点连线　前囟　冠状缝　矢状缝　顶骨　后囟　人字缝　枕骨

6～8 周闭合。

前囟检查在儿科很重要，前囟迟闭或过大多见于佝偻病、甲状腺功能减低症等；前囟早闭或过小可见于脑发育不良、小头畸形；前囟饱满，张力增加常提示颅内压增高，多见于脑炎、脑积水等；前囟凹陷多见于严重脱水或极度消瘦的小儿。

**考点**：前囟检查的临床意义

## （八）牙齿

人的一生有两副牙齿，即乳牙（20 颗）和恒牙（32 颗），出生时乳牙已骨化，乳牙牙胞隐藏在颌骨中，被牙龈覆盖，一般丁出生后 6 个月左右（4～10 个月）乳牙开始萌出，顺序一般为下颌先于上颌、自前向后（图 2-4），于 2～2.5 岁出齐，2 岁以内小儿的牙齿数目等于月龄减 4～6，乳牙萌出时间个体差异较大，与遗传、食物性状等因素有关，12 个月龄后仍未萌牙称为萌牙延迟。

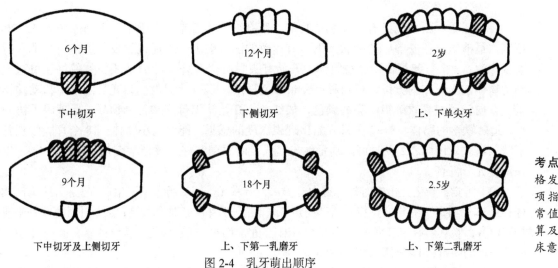

**考点**：体格发育各项指标正常值、估算及其临床意义

| | | |
|---|---|---|
| 6个月 | 12个月 | 2岁 |
| 下中切牙 | 下侧切牙 | 上、下单尖牙 |
| 9个月 | 18个月 | 2.5岁 |
| 下中切牙及上侧切牙 | 上、下第一乳磨牙 | 上、下第二乳磨牙 |

图 2-4　乳牙萌出顺序

恒牙的骨化从新生儿期开始，6 岁左右开始在第二乳磨牙后方出第 1 颗恒牙即第一恒磨牙，又称为六龄齿，7～8 岁开始乳牙按萌出顺序逐个脱落被恒牙取代，其中第一、二前磨牙代替第一、二乳磨牙；12 岁左右出第二恒磨牙；17～18 岁以后出第三恒磨牙（又称智齿），也有终生不萌出者。一般恒牙在 20～30 岁出齐。

## （九）骨龄

骨龄是指用 X 线检查测定不同年龄小儿长骨干骺端骨化中心出现时间、数目、形态的变化。骨化中心出现的多少可以反映长骨的生长成熟程度，测量主要采用腕部 X 线摄片。1～9 岁腕部骨化中心的数目约为其岁数加 1，10 岁出齐，共 10 个。

### ✎ 护考链接

$A_1$ 型题

正常小儿 1 岁时头围约为（　　　　）

A. 34cm　　　　　　　B. 46cm　　　　　　　C. 52cm

D. 54cm　　　　　　　E. 56cm

**分析**：正常新生儿头围平均为 34cm；头围在 1 岁以内增长较快，生后前 3 个月和后 9 个月都约增长 6cm，1 周岁时头围约 46cm，故答案选 B。

# 第4节 神经心理发育特点

神经心理发育是小儿健康成长的一个重要方面，与体格发育相互影响，包括感知、运动、语言、心理功能的发育。小儿神经心理发育的基础是神经系统的发育，尤其是脑的发育。除先天遗传因素外，神经心理的发育与环境密切相关。

## （一）感觉、知觉的发育

感觉是通过各种感觉器官从丰富的环境中选择性地获取信息的能力，是小儿探索世界、认识自我过程的第一步，小儿的知觉是在其感觉经验不断丰富的基础上形成、发展和完善起来的。感觉、知觉对小儿运动、言语、社会适应能力的发展起重要的促进作用。

1. 感觉的发育

（1）视觉：新生儿已有视觉感应功能，瞳孔对光有反应，但视觉不敏锐，在 15～20cm 范围内最清晰，在安静、清醒状态下，有短暂的注视能力，以后视觉发展迅速。1 个月时可凝视光源；2 个月起可协调注视物体，开始有头眼协调；3～4 个月头眼协调较好，可追寻活动的物体或人所在的方位，辨别彩色和非彩色物体；6～7 个月时，目光可随上下移动的物体垂直方向转动，喜欢鲜艳明亮的颜色，如红色，开始认识母亲和常见物品，出现眼手协调动作，追随跌落的物体；8～9 个月开始出现视深度的感觉，能看到小物体；18 个月能区别各种形状，喜欢看图画；2 岁时可区别垂线与横线，两眼调节好，逐渐学会辨别颜色；4～5 岁时视深度充分发育。

（2）听觉：新生儿出生时外耳道内有羊水，鼓室无空气，听力差，生后 3～7 日听觉已相当好；3～4 个月时可有定向反应（头转向声源），听到悦耳声音时会微笑；6 个月时能区别来自父母的声音，唤其名有应答表示；7～9 个月时能确定声源，区别语气及言语的意义；1～2 岁时能听懂简单的吩咐；4 岁时听觉发育完善。

（3）味觉：新生儿味觉相当灵敏，新生儿对不同的味道，如对甜、酸、苦等刺激可产生不同的表情。4～5 个月的婴儿对食物味道的微小改变已很敏感，是"味觉发育关键期"，此时应合理添加各类辅食，以适应多种不同味道的食物。

（4）嗅觉：出生时嗅觉已发育完善，3～4 个月时能区别愉快和不愉快气味；7～8 个月更灵敏，对芳香气味有反应。

（5）皮肤感觉：包括触觉、痛觉、温度觉等。触觉是引起某些反射的基础，新生儿触觉已很灵敏，其较敏感部位是眼、唇、口周、手掌及足底等，触之即有瞬目、张口、缩回手足等反应。新生儿已有痛觉，但反应迟钝，2 个月后才逐渐完善。新生儿温度觉很灵敏，环境温度骤降时即啼哭，保暖后就安静。2～3 岁时能区分物体软、硬、冷等属性；5～6 岁时能分辨体积和重量不同的物体。

2. 知觉的发育　与感觉的发育密切相关，知觉是人对事物各种属性的综合反应。小儿在 6 个月以前主要是通过感觉认识事物，6 个月后已有手眼协调动作，通过看、咬、摸、闻、敲击等活动，逐步对物体的形状、大小、质地及颜色等产生初步的综合性知觉。1 岁以后小儿的知觉开始在言语的调节下发展，1 岁末开始有空间知觉和时间知觉的萌芽，3 岁能辨上下，4 岁能辨前后，5 岁能辨左右。小儿时间知觉发展较晚，4～5 岁时已有时间的概念，能分清早上、晚上、白天、明天、昨天的时间概念，5～6 岁时能区别前天、后天、四季等。

## （二）运动功能的发育

新生儿因大脑皮质发育尚不成熟，传导神经纤维尚未完成髓鞘化，故运动多属无意识和不协调的，出生后随着大脑的迅速发育，小儿运动功能逐渐完善。运动的发育可分为粗大运动和精细运动两大类。

1. **粗大运动**　是指身体对大动作的控制，如抬头、坐、翻身等。

（1）抬头：新生儿俯卧位时能抬头 1～2 秒，2～3 个月俯卧可抬头，3 个月直立状态能竖直头部，4 个月时抬头很稳并能自由转动。

（2）坐：6 个月时能双手向前撑住独坐，8～9 个月时能坐稳并能左右转身。

（3）翻身：4 个月时能从仰卧位翻身至侧卧位，5 个月能从仰卧位翻至俯卧位，7 个月能有意识地从仰卧位翻至俯卧位或从俯卧位翻至仰卧位。

（4）匍匐、爬：婴儿刚出生时俯卧位就有反射性的匍匐动作，2 个月时俯卧能交替踢腿，3～4 个月时可用双手撑起上身数分钟，7～8 个月时能用手支撑上身离开床面或桌面，有时能在原地转动身体；8～9 个月时可用上肢向前爬；1 岁左右爬时可手、膝并用。婴幼儿爬的动作有助于胸部和智力的发育，使其能尽早地接触周围环境（如用手拿不到的东西，通过爬可以拿到），促进其神经系统的发育。

（5）站、走、跳：新生儿直立时双下肢稍能负重；5～6 个月扶立时双下肢可负重，并能上、下跳动；8～9 个月时可扶站片刻；10～14 个月可以扶站和扶走；15 个月可独自走稳；18 个月时能跑和倒退行走；2 岁时能并足跳；2 岁半时能单足跳 1～2 次。

**知 识 链 接**　　　　　　　　　　　　　顺 口 溜

大运动发育的过程可归纳为"二抬四翻六会坐，七滚八爬周会走"。

**考点：大脑运动发育的时间**

2. **精细运动**　是指手和手指的动作，如握拳、涂画、脱衣服等。

新生儿两手握拳很紧，2 个月时握拳姿势逐渐松开，3～4 个月时握持反射消失，试用全手掌抓握物体；6～8 个月时能用单手抓物，独自摇摆或玩弄小物体，并出现换手及捏、敲等探索性的动作；8～10 个月时可用拇、食指取物；12～18 个月时学会用匙，乱涂画；18 个月时能叠 2～3 块方积木；2 岁时可叠 6～7 块方积木，会一页一页翻书、叠纸；3 岁会脱衣服，在成人的帮助下会穿衣服，能临摹简单图形；4 岁时能独自穿、脱简单的衣服。

## （三）语言的发育

语言是人类特有的高级神经活动，语言的发育是小儿全面发展的标志，小儿语言的发育与智能关系密切，除受语言中枢控制外，还需要正常的听觉和发音器官，周围人群经常与小儿的言语交流是促进语言发育的重要条件。语言发育经过发音、理解和表达三个阶段。

1. **发音阶段**　婴儿生下来就会啼哭，并且对饥饿、疼痛等不同刺激反映出来的哭叫声在音调、响度上有所区别。婴儿 1～2 个月开始发喉音，3～4 个月咿呀发音，6 个月时出现辅音，7～8 个月能发出"ba ba"、"ma ma"等语音，但都没有词语的真正意义，8～9 个月喜欢模仿成人发音。

2. **理解语言阶段**　婴儿在发音的过程中逐渐理解语言。随着年龄的增长，小儿开始利用视觉、触觉等与听觉的联系，建立其认识发展和语言理解的雏形，逐步理解一些简单的日常用品，6～7 个月能听懂自己的名字，9 个月能听懂简单的词意，如"笑一笑""谢谢"等。10 个月左右的婴儿已能有意识地叫"爸爸""妈妈"。

3. **语言表达阶段**　在理解基础上，小儿学会语言表达。一般 1 岁开始会说单词，如"拿""要"；2 岁开始能说出自己身体各部分如手、脚等，能讲 2～3 个字的词组，能指出简单的人、物和图片；3 岁能指认许多物品名，会说短歌谣；4 岁能讲述简单的故事情节。以后语言不断发展、完善（表 2-1）。

**表 2-1　小儿动作、语言和适应性能力的发育过程**

| 年龄 | 粗细动作 | 语言 | 适应周围人物的能力与行为 |
|---|---|---|---|
| 新生儿 | 无规律，不协调动作，紧握拳 | 能哭叫 | 铃声会使全身活动减少或哭渐止 |
| 2 个月 | 直立位及俯卧位时能抬头 | 发出和谐的喉音 | 能微笑，有面部表情，眼随物动 |
| 3 个月 | 仰卧位变为侧卧位，用手摸东西 | 咿呀发音 | 头可随看到的物品或听到的声音转动 180°，注意自己的手 |
| 4 个月 | 扶着髋部时能坐，可以在俯卧位时用两手支持抬起胸部，手能握持玩具 | 笑出声 | 抓面前物体，自己玩手，见食物表示喜悦，较有意识的哭和笑 |
| 5 个月 | 扶腋下能站得直，两手各握一玩具 | 能喃喃地发出单调音节 | 伸手取物，能辨别人声，望镜中人笑 |
| 6 个月 | 能独坐一会，用手摇玩具 | 能发单音 | 能认识熟人和陌生人，自拉衣服，握足玩 |
| 7 个月 | 会翻身，自己独坐很久，将玩具从一手换入另一手 | 能发出"爸爸""妈妈"等复音，但无意识 | 能听懂自己的名字，自握饼干吃 |
| 8 个月 | 会爬，会自己坐起来，躺下去，会扶着栏杆站起来，会拍手 | 重复大人所发简单音节 | 注意观察大人的行动，开始认识物体，两手会传递玩具 |
| 9 个月 | 试独站，会从抽屉中取出玩具 | 能懂几个较复杂的词句，如"再见"等 | 看见熟人会伸出手来要人抱，或与人合作游戏 |
| 10～11 个月 | 能独站片刻，扶椅或推车能走几步，拇、食指对指拿东西 | 开始用单词，一个单词表示很多意义 | 能模仿成人的动作，招手"再见"，抱奶瓶自食 |
| 12 个月 | 独走，弯腰拾东西，会将圆圈套在木棍上 | 能叫出物品名字，如灯、碗等，指出自己的手、眼 | 对人和事物有喜憎之分，穿衣能合作，用杯喝水 |
| 15 个月 | 走得好，能蹲着玩，能叠一块方木 | 能说出几个词和自己的名字 | 能表示同意、不同意 |
| 18 个月 | 能爬台阶，有目标地扔皮球 | 能认识并指出身体各部分 | 会表示大、小便，懂命令，会自己进食 |
| 2 岁 | 能双脚跳，手的动作更准确，会用勺子吃饭 | 会说 2～3 个字构成的句子 | 能完成简单的动作，如拾起地上的物品，能表达喜、怒、怕、懂 |
| 3 岁 | 能跑，会骑三轮车，会洗手、洗脸，脱穿简单衣服 | 能说短歌谣，数几个数 | 能认识画上的东西，认识男、女，自称"我"，表现自尊心、同情心，怕羞 |
| 4 岁 | 能爬梯子，会穿鞋 | 能唱歌 | 能画人像，初步思考问题，记忆力强，好发问 |
| 5 岁 | 能单腿跳，会系鞋带 | 开始识字 | 能分辨颜色，数十个数，知物品用途及性能 |
| 6～7 岁 | 参加简单劳动，如扫地、擦桌子、剪纸、泥塑、结绳等 | 能讲故事，开始写字 | 能数几十个数，可简单加减，喜独立自主，形成性格 |

### （四）心理活动的发展

小儿心理活动随小儿生长发育而逐步发展。心理活动包括注意、记忆、思维、想象、情绪、意志、性格等方面，了解不同年龄小儿的心理特征，对促进其心理活动的发展有重要意义。

1. **注意的发展**　注意是人对某一部分或某一方面环境的选择性警觉，或对某一种刺激的选择性反应。注意分无意注意和有意注意，前者为自然发生，后者为自觉的有目的的行为。婴儿期以无意注意为主，随小儿年龄的增长，言语的丰富和思维能力的发展，逐渐出现有意注意，5～6岁后小儿能较好地控制自己的注意力。

2. 记忆的发展　记忆是将所获得的信息"贮存"和"读出"的神经活动过程。婴幼儿时期的记忆特点是时间短，内容少，易记忆带有愉快、愤怒、害怕等情绪的事情，且以机械记忆为主，准确性差。随着年龄的增长和思维、理解、分析能力的发展，小儿有意识的逻辑记忆逐渐增强，内容也越来越复杂，广泛，记忆的时间也逐渐变长。

3. 思维的发展　思维是人应用理解、记忆和综合分析能力来认识事物的本质和掌握其发展规律的一种精神活动。1岁后的小儿开始产生思维，为直觉活动思维，即思维与客观物体及行动分不开；学龄前期儿童则以具体形象思维为主，还不能考虑事物间的逻辑关系和进行演绎推理，随着年龄增加，逐渐学会综合分析、分类比较等抽象思维方法，进一步发展成独立思考的能力。

4. 想象的发展　想象是人利用已感知过的事物，在思维发展基础上，在脑中创造出新的思维活动。新生儿无想象能力；1～2岁小孩仅有想象的萌芽；3岁后小儿的想象内容增多，但以零星的、片段的想象内容为主；学龄期儿童想象力有所发展，以无意想象和再造想象为主；学龄期儿童有意想象和创造性想象快速发展。

5. 情绪的发展　情绪是人们对事物情景或观念所产生的主观体验和表达。婴幼儿情绪表现特点为时间短暂、反应强烈、易冲动和反应不一致。新生儿因不适应宫外环境，表现为不安、啼哭等消极情绪，随年龄的增长，小儿对不愉快的因素的耐受性逐渐增加，能够有意识地控制自己，情绪趋向稳定。

6. 意志的发展　意志是自觉的、有目的地调节自己的行动，克服困难以达到预期目的或完成任务的心理过程。新生儿没有意志，随着言语和思维的发展与深入，以及社会交往增多，在各种教育的影响下，意志逐渐形成和发展。周围的人应通过日常生活、游戏和学习等来培养孩子积极的意志，增强其自制力、独立性和责任感。

7. 性格的发展　性格是个体在客观现实中形成的稳定态度和习惯化的行为方式。在小儿性格形成过程中，外界环境特别是父母对小儿的教育方法，对小儿性格的形成影响极大（表2-2）。

表2-2　父母教育的态度与小儿性格的关系

| 父母态度 | 小儿性格 | 父母态度 | 小儿性格 |
|---|---|---|---|
| 民主 | 独立、大胆、机灵、社交能力强 | 溺爱 | 骄傲、自私、任性 |
| 过于严厉，经常打骂 | 冷酷、顽固、缺乏自信及自尊 | 意见分歧 | 两面讨好、投机取巧、易说谎 |

## 小　结

小儿生长发育遵循一定的规律：连续性和阶段性、顺序性、不平衡性和个体差异，并受遗传和环境等因素影响。

体重、身高（长）、头围、胸围、前囟、牙齿等体格发育指标是评价小儿生长发育的重要依据，并具有重要的临床意义。

小儿运动功能的发育遵循自上而下、由近到远、由不协调到协调、先有正向动作后有反向动作的规律；神经心理的发育包括感知、运动、语言、心理功能的发育。

# 自 测 题

A₁型题

1. 正常 2 周岁小儿, 其体重约为出生体重的 (  )

A. 1 倍      B. 2 倍

C. 3 倍      D. 4 倍

E. 5 倍

2. 出生时体重为 3kg 的小儿, 12 个月时其体重约为 (  )

A. 6.8kg      B. 7.0kg

C. 7.5kg      D. 8.0kg

E. 9.0kg

3. 6 岁小儿的身高依公式计算应为 (  )

A. 111cm      B. 113cm

C. 115cm      D. 117cm

E. 119cm

4. 反映脑发育状况最重要的指标是 (  )

A. 体重      B. 身长

C. 头围      D. 胸围

E. 腹围

A₂型题

5. 男孩, 体重 9.2kg, 身长 76cm, 头围 46.5cm, 乳牙 8 颗, 最可能的年龄是 (  )

A. 6 个月      B. 8 个月

C. 10 个月      D. 12 个月

E. 14 个月

6. 2 岁小儿, 测量头围为 54cm, 其余体格发育指标都在正常范围内, 应考虑可能为下列哪种疾病 (  )

A. 脑积水      B. 甲状腺功能减退症

C. 脑发育不全      D. 佝偻病

E. 营养不良

7. 男孩, 前囟已闭合, 乳牙 16 颗, 能双脚跳, 能讲 2~3 个字的词组, 最可能的年龄是 (  )

A. 1 岁      B. 2 岁

C. 3 岁      D. 4 岁

E. 5 岁

8. 男孩, 体格检查: 身长 88cm, 体重 12kg, 胸围大于头围, 前囟已闭, 乳牙 18 颗, 下列哪项动作该儿尚不能进行 (  )

A. 坐      B. 爬

C. 翻身      D. 走

E. 独脚向前蹦跳

A₃/A₄型题

（9~11 题共用题干）

某小儿, 营养发育中等, 身长 75cm, 头围与胸围相等, 能听懂自己的名字, 能说简单的单词, 两足贴地能独站数秒钟, 不能独立行走。

9. 该小儿的年龄可能是 (  )

A. 4 个月      B. 6 个月

C. 8 个月      D. 12 个月

E. 18 个月

10. 按标准体重公式计算, 该小儿的体重应是 (  )

A. 6.5kg      B. 9.0kg

C. 10.5kg      D. 12.5kg

E. 15.0kg

11. 该小儿的头围可能是 (  )

A. 34cm      B. 36cm

C. 40cm      D. 44cm

E. 46cm

（徐恒艳）

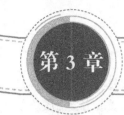

## 第 3 章

# 小儿营养与喂养

**引 言**

小儿处于生长发育的过程中，每位家长都希望自己的孩子能够健康长大，在不了解小儿营养特点的情况下，结果适得其反。因此了解小儿的营养特点，给予合理膳食，对培养一个健康、聪明的宝宝非常重要！

## 第1节　能量与营养素的需要

营养素是小儿健康成长的重要条件。小儿生长发育迅速，新陈代谢旺盛，需要的能量与营养素相对较多，因此供给的营养既要满足小儿的需要还要适应其消化能力。

（一）能量的需要

人体能量代谢的最佳状态是达到能量消耗和能量摄入的平衡，能量缺乏和过剩都对健康不利。人体所需的能量来自食物中碳水化合物、脂肪和蛋白质。能量的单位是千焦（kJ）或千卡（kcal）。1g 碳水化合物产能 16.8kJ（4kcal），1g 蛋白质产能 16.8kJ（4kcal），1g 脂肪产能 37.8kJ（9kcal）。一般情况下，婴儿每日所需总能量中，10%～15%来自蛋白质，35%～50%来自脂肪，50%～60%来自碳水化合物。正常小儿能量需要包括 5 个方面。

1. 基础代谢　指在清醒安静空腹的情况下，处于 18～25℃环境中维持基本生理活动所需要的最低能量。婴幼儿基础代谢率相对较高，比成人高出 10%～15%，婴幼儿时期基础代谢需要的能量占总能量的 50%～60%，以后随年龄增长而逐渐减少，12 岁时的需要量接近成人。

2. 生长发育　是小儿特有的能量需要，且与小儿的生长速度成正比。婴儿期体格发育速度最快，此项需要量相对较多，占总能量的 25%～30%。以后逐渐减低，至青春期又逐渐增高。

3. 食物热力作用　指食物在胃肠道内消化、吸收及利用过程中所消耗的能量。摄入不同食物消耗的能量各不相同。碳水化合物的食物热力作用为本身产生能量的 6%，脂肪为 4%，蛋白质为 30%。婴儿食物中蛋白质含量较高，此项能量占总能量的 7%～8%；而年长儿的食物为混合食物，此项能量占总能量的 5%左右。

4. 活动消耗　小儿活动所需能量与其活动量的大小及持续时间有关。喜爱活动的小儿此项能量的消耗比同龄安静小儿多 3～4 倍。故活动所需能量波动较大，并随年龄增加而增加。

5. 排泄损失　指正常情况下，未被完全消化吸收的食物排出体外损失的能量，此项不超过总能量的 10%。当腹泻或胃肠道功能紊乱时可成倍增加。

上述 5 项能量的总和就是小儿总的能量需要。一般婴儿每日所需总能量约 460kJ/kg（110kcal/kg），以后每增长 3 岁，减去 42kJ/kg（10kcal/kg），至 15 岁时平均为 250kJ/kg（60kcal/kg）。

（二）营养素的需要

1. 蛋白质　是构成人体细胞、组织的基本成分，具有保证生长发育、修复组织、供给能量、维持体液渗透压等多项功能。其供能应占总能量的 8%～15%。小儿生长迅速，蛋白质需要量高

考点：小儿特有的能量需要及所占比例

考点：婴儿每日所需的总能量

于成人。1 岁以内婴儿蛋白质的推荐摄入量为每日 1.5～3g/kg。以后随年龄增长而逐渐下降，至青春期又增加。婴幼儿生长旺盛，保证优质蛋白质的供给非常重要，优质蛋白质应占蛋白质总摄入量的 50% 以上，其主要来源于乳类、蛋类、瘦肉、鱼虾、豆类等。

2. **脂类**　是脂肪、胆固醇和磷脂的总称。机体细胞膜、神经组织、激素的构成均离不开它。脂肪还具有以下作用：提供热能，保暖隔热，支持保护内脏、关节、各种组织，促进脂溶性维生素吸收。婴幼儿饮食中脂类供给能量占总能量的 35%，每日需脂肪 4g/kg，动物和植物脂肪均为人体之必需，主要来源于乳类、肥肉、蛋类、植物油，应搭配提供。

3. **碳水化合物**　是供给能量的主要物质，它广泛存在于米、面、薯类、豆类、各种杂粮中，经生化反应最终均分解为糖。除供能外，它与蛋白质、脂肪结合成糖蛋白、糖脂，组成抗体、酶、激素、核糖核酸等具有重要功能的物质。碳水化合物所产生的能量应占摄入总能量的 55%～65%，保证充分碳水化合物摄入，提供合适比例的能量来源是重要的，如摄入量 >80% 或 <40% 都不利于健康。

4. **维生素**　对维持人体生长发育和生理功能起重要作用。主要功能是调节人体的新陈代谢，但不供给能量。维生素分两类：一类为脂溶性维生素，包括维生素 A、维生素 D、维生素 E、维生素 K，它们不溶于水，溶解于脂肪及脂肪溶剂，需有足够的脂肪才能保证其吸收，可在体内储存，不需每日提供，但过量会引起中毒；另一类为水溶性维生素包括 B 族维生素和维生素 C 两大类，它们溶于水，不在体内储存，需每日从食物提供，代谢快不易中毒，缺乏时迅速出现症状（表 3-1）。

表 3-1　维生素的需要量和来源

| 种类 | 每日需要量 | 来源 |
| --- | --- | --- |
| 维生素 A | 2000～4500IU | 肝、鱼肝油、牛奶、蛋黄、黄色水果及蔬菜 |
| 维生素 $B_1$ | 0.5～1.5mg | 谷类、麦麸、糠皮、豆类、花生、酵母 |
| 维生素 $B_2$ | 1～2mg | 肝、蛋黄、酵母、牛奶、各种叶菜 |
| 维生素 $B_6$ | 1～2mg | 各种食物；肠内细菌合成 |
| 维生素 $B_{12}$ | 1μg | 肝、肾、肉、蛋、鱼 |
| 维生素 C | 30～50mg | 新鲜蔬菜、水果 |
| 维生素 D | 400～800IU | 晒太阳、鱼肝油、肝、蛋黄 |
| 维生素 K | 1～2mg | 肝、蛋、豆类、绿叶菜；肠内细菌合成 |
| 叶酸 | 0.1～0.2mg | 酵母、肝及绿叶蔬菜 |

5. **矿物质**　包括常量元素和微量元素，如体内的钙、磷、钾、钠、氯、镁称为常量元素，常被人们提到的铁、锌、铜、硒、碘等称为微量元素。它们不供给能量，但参与机体的组成，调节其生理功能。每种元素均有其重要的、独特的、不可替代的作用，各元素间又有密切的联系。矿物质的生理功能：①构成骨骼的主要成分；②维持神经、肌肉正常生理功能；③组成酶的成分；④维持渗透压，保持酸碱平衡。矿物质缺乏与疾病相关，例如：①钙缺乏与佝偻病；②铁缺乏与贫血；③锌缺乏与生长发育落后；④碘缺乏与生长迟缓、智力落后，等等。均应引起足够的重视。

人体所需元素很多，通常婴幼儿最易缺乏的矿物质是钙、铁、锌和铜，但当小儿腹泻、呕吐时，容易丢失大量的钠和氯，明显脱水时易丢失钾（表 3-2）。

表 3-2 常见矿物质的作用和来源

| 种类 | 每日需要量 | 来源 |
| --- | --- | --- |
| 钙 | 约 1g | 豆类、乳类、蛋黄、骨头、绿色蔬菜、米糠、麦麸、花生等 |
| 铁 | 5~15mg | 动物肝脏、血、心、肾、木耳、瘦肉、蛋、绿色蔬菜、芝麻、豆类等 |
| 锌 | 5~15mg | 乳类、蛋类、豆类、鱼、肉、麦胚等 |
| 镁 | 200~300mg | 谷类、豆类、坚果、肉类、乳类等 |
| 磷 | 约 1.5g | 粗粮、黄豆、蚕豆、花生、硬果类、肉、蛋、鱼、虾、奶类、肝脏等 |
| 碘 | 40~100μg | 海带、紫菜、海鱼等 |

6. 水 是机体的重要组成部分，机体的物质代谢，生理活动均离不开水的参与。小儿代谢旺盛，需水量相对较多，且年龄越小相对需水量越大，婴儿每日需水约 150ml/kg，以后每增长 3 岁每天减少约 25ml/kg。水供给不足或丢失过多会导致脱水，供给过多会导致水中毒。水主要来源于食物和饮用水。

考点：婴儿每日的需水量

7. 膳食纤维 主要来自植物的细胞壁，是不被小肠酶消化的非淀粉多糖，包括纤维素、木质素、果胶、树胶、海藻胶等。可促进肠道蠕动，吸收水分软化粪便，防止便秘；还可降低血浆胆固醇水平；对肠道正常菌群的建立也起有利的作用。儿童、青少年膳食纤维的适宜摄入量为每日 20~35g。膳食纤维主要来源于谷类及新鲜蔬菜、水果等。

# 第2节 婴儿喂养

婴儿生长发育快，需要充足的营养，但是消化功能尚未发育完善，易引起消化功能紊乱，因此合理的喂养非常重要。婴儿喂养的方法包括母乳喂养、人工喂养和部分母乳喂养三种，其中以母乳喂养最为理想。

## （一）母乳喂养

母乳是满足婴儿生理和心理发育的天然最好食物，对婴儿的健康生长发育有着不可替代的作用。一般健康母亲的乳汁分泌量可满足 4~6 个月内婴儿的营养需要。哺乳不仅供给婴儿营养，同时还提供一些可供婴儿生长发育的现成物质，如脂肪酶、sIgA 等，直到婴儿体内可自己合成。

**知识链接**

### 大力提倡母乳喂养

1989 年世界卫生组织和世界儿童基金会发布《保护、促进和支持母乳喂养的联合声明》将每年 8 月 1~7 日定为世界母乳喂养周。

1990 年 5 月 10 日我国卫生部决定，将每年的 5 月 20 日作为全国母乳喂养宣传日。

促进母乳喂养的重要措施——爱婴医院的建立：1992 年 3 月世界上第一所爱婴医院——菲律宾法培拉医院诞生；1992 年 12 月我国已有 21 所医院首批被批准为爱婴医院。

1. 母乳的成分 产后不同泌乳期乳汁成分的差异很大。

（1）初乳：为在产后 5 天内分泌的乳汁，量较少，质略黏稠而色微黄，碱性，其中含有大量免疫球蛋白如 sIgA 和生长因子。初乳中的维生素 A、牛磺酸和矿物质含量丰富，并含有初乳小球（充满脂肪颗粒的巨噬细胞及其他免疫活性细胞）能促进新生儿的生长发育，提高抗感染的能力。

（2）过渡乳：产后 6～10 天分泌的乳汁，乳汁的总量很多，免疫球蛋白和蛋白质含量下降，而脂肪和糖含量增加。此时，母亲会感到乳房很饱满、硬实和沉重。

（3）成熟乳：产后 11 天～9 个月分泌的乳汁，质较稳定，量随小儿的生长而增加。成熟乳的外观很稀，比牛奶更稀，其与牛乳营养成分的比较见表 3-3。

表 3-3　牛乳与母乳的成分比较

| | 蛋白质（g） | 脂肪（g） | 糖（g） | 钙（mg） | 铁（mg） | 磷（mg） | 水（g） |
|---|---|---|---|---|---|---|---|
| 母乳（100ml） | 1.5 | 3.7 | 6.9 | 33 | 0.15 | 15 | 88 |
| 牛乳（100ml） | 3.3 | 4.0 | 5.0 | 125 | 0.1 | 95 | 88 |

**知识链接**　　　　　　　　　　**成熟乳喂哺过程中的奇妙变化**

　　成熟乳在每次喂哺过程中会有所改变，以便完全适合于婴儿的需要。如将哺乳过程分为三部分，第一部分分泌的乳汁脂肪低（17.1g/L）而蛋白质高（11.8g/L）；第二部分乳汁脂肪含量逐渐增加（27.7g/L），而蛋白质含量逐渐降低（9.4g/L）；第三部分乳汁中脂肪含量最高（55.1g/L），蛋白质含量最低（7.1g/L）。

（4）晚乳：产后 10 个月以后分泌的乳汁，各种营养成分和量均有所下降。

2. 母乳喂养的优点

（1）满足营养需求：①蛋白质、脂肪、碳水化合物的比例适宜为 1∶3∶6，吸收利用率高。②母乳中的蛋白质主要是乳清蛋白，易消化吸收；所含氨基酸比例适宜，必需氨基酸含量多，其中牛磺酸能促进婴儿神经系统和视网膜的发育。③母乳所含的碳水化合物中 90% 以上为乙型乳糖，利于脑发育和乳酸杆菌、双歧杆菌的生长，并增加 B 族维生素的产生，利于肠蠕动及钙、镁和氨基酸的吸收。④母乳中含不饱和脂肪酸较多，颗粒小易吸收、消化；含丰富的必需脂肪酸、较多解脂酶，有助于脂肪的消化和吸收。⑤母乳中维生素含量多，如维生素 A 和水溶性维生素。⑥母乳中矿物质含量少，适应婴儿肾发育水平，而且吸收率较高，钙、磷的比例适宜（2∶1），易于吸收，锌、铁的吸收率也明显高于牛乳。⑦含有生长调节因子：为一组对细胞增殖、发育起重要作用的因子。

（2）增强免疫力：母乳含有较多的免疫物质，特别是初乳中含量更高。新生儿能从母乳中获得 sIgA，可保护呼吸道和消化道黏膜。含有较多的乳铁蛋白、双歧杆菌、巨噬细胞，可以抑制大肠埃希菌及白念珠菌的生长。

（3）对过敏性疾病有预防作用：纯母乳喂养能有效地避免婴儿过早接触异源性蛋白质，减少对异源性蛋白质的暴露水平。

（4）喂养简便：母乳的温度适宜、经济、方便，宜于婴儿食用，而且清洁、新鲜，随时可食用，被污染的机会少。

（5）增加母婴情感交流：母亲用自己的乳汁喂哺婴儿，并可密切观察婴儿的细微变化，使小儿获得更多的母爱，获得最大的安全感，有利于婴儿心理和智能的发育。

**考点：母乳喂养的优点**

（6）有益母亲健康：产后哺乳，有利于产妇的子宫收缩、复原，使子宫早日恢复正常；母亲哺乳期月经可推迟，起到一定的避孕作用；哺乳母亲也较少发生乳腺癌和卵巢癌等疾病。

3. 母乳喂养的护理

（1）开乳时间：吸吮是促进泌乳的关键点和始发动力。胎儿娩出脐带处理后即让婴儿与母亲紧密接触并进行母乳喂养，15 分钟至 2 小时内尽早开奶。通过吸吮乳头的刺激，促进母亲泌乳素的分泌，使之提早分泌乳汁。产后 2 周，乳晕的传入神经特别敏感，诱导缩宫素分泌的条件反射易于建立，是建立母乳喂养的关键时期。尽早开奶可减轻婴儿生理性黄疸，同时还可减少生理性体重下降、低血糖的发生。　考点：婴儿开乳的时间

（2）哺乳次数：2 个月之前，提倡按需喂养，以促进乳汁分泌。随着婴儿长大，吸入的奶量逐渐增多，可采取按时喂养，每 2～3 小时喂 1 次，逐渐延长到每 3～4 小时喂 1 次，昼夜共 7～8 次；3 个月后夜间可停 1 次，每天共 6～7 次。4～5 个月可随辅食添加逐渐减少至每日 4～5 次。

（3）喂哺方法：喂乳前先给婴儿更换尿布，母亲洗手后用温开水清洗乳头、乳晕。哺乳时可采取不同姿势，使母亲舒适，全身肌肉放松，一方面有利于乳汁排出，另一方面可刺激婴儿的口腔动力，利于吸吮。一般母亲多取坐位，让婴儿的头、肩枕于哺乳侧的肘弯，用另一手的食指、中指轻夹乳晕两旁，使婴儿含住乳头及大部分乳晕而不致堵鼻孔，并能自由地用鼻呼吸（图 3-1）。每次哺乳时间应根据婴儿吸吮能力和体质强弱适当调整，以吃饱为度，持续 15～20 分钟。哺乳结束后，应将婴儿竖起，头部靠在母亲肩上，用手掌轻拍其背部，以利于咽下的空气排出，然后将婴儿置于右侧卧位，以

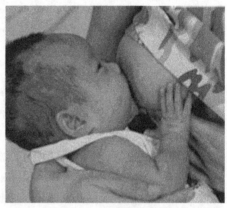

图 3-1　母乳喂养的方法

防溢乳造成的窒息。每次哺乳时听到婴儿的咽乳声，哺喂后婴儿安静入睡，每天有 1 次量多或多次少量的软便，体重按正常速度增长，表示奶量充足。

（4）注意事项：①哺乳时应防止乳房阻塞婴儿鼻部，导致窒息。②每次哺乳应做到两侧乳房轮流排空，应先吸空一侧，然后再吸另一侧，下次则先吸上次未排空的一侧；若仅吃一侧就已经饱了，应将另一侧的奶挤出，预防胀奶，使母亲感到疼痛不适及乳腺炎的发生。③哺乳期母亲应始终保持愉快的心情、有规律的生活和足够的睡眠，同时要注意合理营养，膳食中富含蛋白质、维生素、矿物质及充足的能量。④在妊娠晚期就应经常用湿毛巾擦洗乳头，使乳头能耐受吸吮，防止皲裂。若婴儿含着乳头睡着了或是母亲由于某些原因不得不中断婴儿吸吮时，可将母亲的一个干净手指轻轻按压婴儿嘴角，使乳头从嘴中脱出，切不可用力把乳头硬拉出来，以免伤害乳头。

## 知识链接　　　　　　　　　如何判断母乳是否充足

　　每次哺乳都能听到婴儿的吞咽声，哺乳后婴儿安静入睡 2～3 小时，每天有黄色稀糊状便 2～4 次，小便量多，每天 10 余次，体重正常增加。

（5）哺乳禁忌：乳母患活动性肺结核、感染人类免疫缺陷病毒（HIV）、严重心脏病、肾疾病等不宜哺乳。化疗、放射性药物治疗一般禁忌母乳喂养。母亲乙肝表面抗原阳性时，婴儿生后 24 小时内注射乙肝免疫球蛋白和乙肝疫苗，并非母乳喂养禁忌证。若患急性传染病、乳腺炎时暂停哺乳，但应用吸乳器将乳汁吸出，以免乳量减少。

（6）计划断乳：随着婴儿年龄增长，母乳的量和质已不能完全满足婴儿需要，而婴儿的消化吸收功能也逐渐成熟，牙齿长出，可适应半固体和固体食物，因此一般可自 4～5 个月起逐渐添加辅食，同时逐步减少哺乳次数，使母子双方在生理、心理上都有一个适应过程，为断乳作准备。健康婴儿于 10～12 个月时可完全断乳（世界卫生组织建议母乳喂养应至 2 岁）。若遇夏季炎热或婴儿体弱而母亲乳汁旺盛，也可推迟断乳时间。　考点：小儿断乳的原则及完全断乳的时间

（二）人工喂养

4～6个月以内的婴儿因母乳缺乏或其他原因不能用母乳喂养，完全采用配方乳或其他兽乳，如牛乳、羊乳、代乳品喂养的方法称人工喂养。

1. 常用乳品及代乳品

（1）配方乳：是以母乳的营养素含量及其组成为依据，对牛乳进行改造的奶制品。其营养素尽量接近于母乳，使之适应婴儿的消化能力和肾功能，如降低其酪蛋白、无机盐的含量；添加一些重要的营养素，如乳清蛋白、不饱和脂肪酸等，强化所需微量营养素，如核苷酸、维生素A、维生素D和微量元素铁、锌等。在不能母乳喂养时首选配方乳。

（2）牛乳

1）成分：牛乳中酪蛋白含量较高，在胃内形成的乳凝块较大，不易消化；脂肪酸主要是饱和脂肪酸，脂肪球较大，容易引起消化不良；乳糖主要以甲型乳糖为主，利于大肠埃希菌生长；矿物质多，可中和胃酸，不利消化，并增加了肾的负担；缺乏免疫物质，易患感染性疾病。

2）配制：①稀释：在牛乳中加水或米汤，降低酪蛋白浓度；②加糖：每100ml牛乳加糖5～8g，提高牛乳中碳水化合物含量，提高供给热量；③煮沸：用温火煮沸3～4分钟，改变酪蛋白性质，凝块变小，容易消化，另外还能起消毒作用。煮沸时间不宜过长，否则短链脂肪酸易挥发而失去香味，酶及维生素也易被破坏。

（3）羊乳：羊乳与牛乳营养价值相似，但酪蛋白含量较低，较牛乳容易消化。羊乳缺少叶酸和维生素 $B_{12}$，容易发生营养性巨幼细胞性贫血，所以单纯用羊乳喂养时，每天必须服用叶酸10mg。

（4）代乳品：有豆浆、豆粉、糕干粉、米糊、面糊等。

2. 人工喂养的护理

（1）乳方选择：出生后1～2周内的新生儿可用2:1乳（牛乳2份，加水1份），以后渐增至3:1或4:1乳，至1～2个月即可喂全乳。

（2）乳量估算

1）配方乳粉的摄入量：一般市售婴儿配方乳粉100g约供能500kcal，婴儿每日所需总能量110kcal/kg，故需婴儿配方乳粉20g/kg）可满足需要。

2）全牛乳摄入量：按乳儿每日所需的总能量和总液量来计算乳量。婴儿每日所需总能量110kcal/kg，需水量为150ml/kg。100ml含糖8%的牛乳可供能100kcal/kg。以4个月婴儿，体重6kg为例计算乳量方法如下。

**考点：婴儿奶量的估算**

①每日所需总液量：150ml/kg×6kg＝900ml；②每日所需 8%糖牛乳量：110ml/kg×6kg＝660ml；③每日除牛乳以外需水量：900ml-660ml＝240ml；④每日所需糖量：660ml×8%＝52.8g。将全日牛乳分次喂哺。两次喂乳之间可喂水。

（3）哺喂次数：一般可考虑每日安排6～7次喂哺，每次喂奶间隔为3～4小时。在喂奶间隔中，还应给小儿喂1次水。人工喂养的小儿在2个月以后应加菜汁，一般在喂奶的间隔中每天加1次，以补充牛奶中维生素的不足。小儿在4个月以后，基本与母乳喂养的小儿一样添加辅食，喂奶次数也同样可减少至每日4次。

（4）哺喂方法：哺乳前应先给婴儿换尿布、洗手。用乳瓶喂哺时，要选择开孔合适的胶皮乳头，喂奶前需先试温，试温方法只需倒几滴乳汁于手腕内侧即可，切勿由成人直接吸奶头尝试，以免受成人口腔内细菌的污染。婴儿最好斜坐在母亲的怀里，母亲扶好奶瓶（图3-2），慢慢喂哺。

要保持奶液充满奶头，以免将空气吸进。每次喂哺时间持续 15~20 分钟，喂奶后需将婴儿抱起，轻拍背部，使咽下的空气排出，避免溢乳，再将婴儿置右侧卧位。

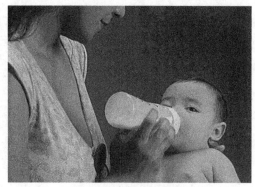

图 3-2　人工喂养的方法

（5）注意事项：①婴儿食量存在个体差异，在初次配乳后，要观察婴儿食欲、体重、粪便性状，随时调整，以免引起营养不良或消化功能紊乱；②母亲最好亲自喂哺，这样可使母亲与婴儿经常接触与沟通，有利于婴儿的心理发育；③婴儿所用的奶瓶、奶头、汤勺、锅子等用具，必须每次清洗干净，煮沸消毒，并放在固定盛器内，最好是带盖的容器中，以保持清洁。

### （三）部分母乳喂养

部分母乳喂养指母乳与牛、羊乳或其他代乳品混合使用的喂养方法，有两种方法：补授法与代授法。

1. 补授法　指补充母乳量不足的方法，即每日母乳喂养的次数照常，每次喂完母乳后加喂一定量代乳品，直到婴儿吃饱。这种喂养方法可因经常吸吮刺激乳头而维持母乳的分泌，因而较代授法为优。

2. 代授法　指用配方乳或其他乳一次或数次代替母乳的方法。使用代授法时，仍应按时挤出或用吸乳器吸出乳汁，每日母乳哺喂次数最好不少于 3 次，维持夜间喂乳，否则母乳会很快减少。

### （四）婴儿食物转换

随着婴儿的生长发育逐渐成熟，需要进入由出生时的纯乳类到向固体食物转换的转换期。母乳喂养、人工喂养或混合喂养的婴儿，都应按时逐渐添加过渡食品，以保证小儿生长发育的需要。

1. 添加过渡食品的目的

（1）补充乳类营养素的不足：随着月龄增加，母乳或其他代乳品已经无法适应婴儿的生长需求，尤其是铁质、蛋白质、维生素等，必须通过添加辅食来补充。

（2）训练吞咽和咀嚼能力：通过食物形态的改变（液态—半固态—固态），让婴儿练习吞咽和咀嚼，以便于日后进食。

（3）为断奶做准备：婴儿生长发育迅速，消化吸收功能逐渐成熟，乳牙萌出，具有咀嚼能力，小儿应慢慢从流质食物过渡到半流质和固体食物，逐渐从奶瓶转换成用杯子、汤匙、筷子来进食，为断乳做准备。

2. 添加辅助食品的原则　由少到多、由稀到稠、由细到粗、由一种到多种、循序渐进。应在婴儿健康，消化功能正常时添加，婴儿患病期间应减少添加辅食。

3. 添加辅食的顺序

（1）出生 2 周：鱼肝油或维生素 A、维生素 D 制剂等。

（2）1~3 个月：流质食物如菜汤、水果汁等。

（3）4~6 个月：泥状食物如米汤、米糊、稀粥、蛋黄、鱼泥、菜泥、水果泥等。

（4）7~9 个月：末状食物如烂面、碎菜、蛋、鱼、肉末、豆腐、饼干等。

（5）10~12 个月：软碎食物如稠粥、软饭、面条、碎菜、碎肉、带馅食品等。

**考点：** 添加辅食的原则、不同月龄小儿的辅食添加

## 知识链接

### 幼儿膳食安排

幼儿膳食中的各种营养素和能量的摄入需要满足该年龄阶段的生理需要，蛋白质每日 40g 左右，其中优质蛋白质应占总蛋白质的 1/2，适量脂肪有助于增加食欲，同时碳水化合物、脂肪、蛋白质产能之比为 50%～60%、25%～30%、12%～15%。食物种类多样化，在进食各类食物的基础上，保证每天摄入乳类 500ml 左右。食物制作要求细、软、烂，培养幼儿自己进餐，正确使用餐具，养成不挑食、不偏食等良好饮食习惯。

## 小　结

生长发育所需能量是小儿特有的。婴儿每日所需总能量约 460kJ/kg（110kcal/kg），每日需水约 150ml/kg。供能营养物质为蛋白质、脂肪和碳水化合物。婴儿喂养有母乳喂养、人工喂养和部分母乳喂养。理想的喂养方式是母乳喂养。母乳营养丰富，适合婴儿需要，可增强婴儿免疫力、促进母婴感情交流，喂哺方便易行，且有利于母亲健康及恢复。人工喂养可选用婴儿配方乳、牛乳、羊乳等。辅食添加的原则：由少到多、由稀到稠、由细到粗、由一种到多种、循序渐进。

## 自测题

$A_1$ 型题

1. 能量需要中，为小儿特有的是（　　）

A. 生长发育　　　　B. 食物的热力作用

C. 基础代谢　　　　D. 活动消耗

E. 排泄损失

2. 6 个月以内小儿最理想的食品是（　　）

A. 母乳　　　　　　B. 牛乳

C. 羊乳　　　　　　D. 全脂奶粉

E. 米糊

3. 健康小儿最佳断乳时间一般为（　　）

A. 8～10 个月　　　B. 10～12 个月

C. 12～16 个月　　 D. 16～21 个月

E. 22～24 个月

4. 婴儿每日每公斤体重水的需要量为（　　）

A. 120ml　　　　　B. 130ml

C. 140ml　　　　　D. 150ml

E. 160ml

5. 有关牛乳的特点，错误的是（　　）

A. 主要是乳清蛋白

B. 脂肪球大，难以消化

C. 含矿物质较多

D. 甲型乳糖多

E. 易受污染，应加热饮用

6. 以下哪种不是脂溶性维生素（　　）

A. 维生素 A　　　　B. 维生素 D

C. 维生素 E　　　　D. 维生素 K

E. 维生素 C

7. 辅食添加的原则，哪项是错误的（　　）

A. 由少到多　　　　B. 由稀到稠

C. 由粗到细　　　　D. 由一种到多种

E. 循序渐进

8. 纯母乳喂养多长时间最好（　　）

A. 2 个月　　　　　B. 4 个月

C. 6 个月　　　　　D. 9 个月

E. 12 个月

9. 辅食添加的原则，以下哪项正确（　　）

A. 从多到少　　　　B. 由稠到稀

C. 从粗到细　　　　D. 可多种同时添加

E. 患病期间不添加新的辅食

10. 母乳中钙磷含量的比例为（　　）

A. 1 : 2　　　　　　B. 1.5 : 1

C. 2 : 1.5　　　　　D. 1.2 : 1

E. 2 : 1

A₂ 型题

11. 女婴，5 个月，体重 6kg，人工喂养，其每日需 8% 糖牛乳量应是（　　）

A. 440ml 　　 B. 550ml

C. 660ml 　　 D. 770ml

E. 880ml

A₃ 型题

（12～14 题共用题干）

患儿，女，出生体重 3.2kg，身长 50cm，面色红润，哭声响亮，一般情况良好，现采用母乳喂养。

12. 该新生儿的开乳时间是（　　）

A. 生后 30 分钟内喂母乳

B. 生后 1 小时喂母乳

C. 生后 2 小时喂母乳

D. 生后 12 小时喂母乳

E. 生后 24 小时喂母乳

13. 哺乳后婴儿最好采取的体位是（　　）

A. 平卧位 　　 B. 立位

C. 右侧卧位 　　 D. 左侧卧位

E. 坐位

14. 哺乳结束后，母亲应将婴儿抱起，轻拍其背部，目的是（　　）

A. 防止溢乳 　　 B. 避免哭闹

C. 促进消化 　　 D. 促进舒适

E. 促进断奶

（杜素红）

# 第4章 儿童保健和疾病预防

· 引 言 ·

　　儿童是祖国的花朵、民族的未来、家庭的希望，儿童的身心健康关乎国家的兴衰和家庭的和谐幸福。每个家长都希望自己的孩子从一个健康美好的人生开始，成为一名有益于社会的人。本章内容将告诉您不同年龄小儿的保健特点，怎样预防疾病、维持和促进儿童健康。

## 第1节　不同年龄期小儿的保健特点

**案例4-1**

　　男婴，42天，家长带孩子来儿童保健门诊进行保健查体。

**问题：**你作为接诊护士，如何对家长进行喂养、日常护理及早期教育指导？

**（一）胎儿期保健**

　　胎儿期保健的要点是预防遗传性疾病与先天畸形：禁止近亲结婚；降低妊娠期病毒感染的机会；应避免接触放射线和铅、苯、汞、有机磷农药等化学毒物；避免吸烟、酗酒、滥用药物。妊娠后期应加强铁、锌、钙、维生素 D 等重要营养素的补充，保持心情愉快，注意劳逸结合；避免产伤和产时感染。

**（二）新生儿期保健**

　　新生儿期保健重点是做好新生儿访视。

　　1. **访视时间**　一般1个月内进行新生儿家庭访视4次，分别在出院后24小时、生后1周、生后2周及满月时。

　　2. **访视的内容**

　　（1）了解一般情况：新生儿出生情况，吃奶、睡眠、哭声、大小便及母亲泌乳等。

　　（2）体格检查：测量体重、身高、体温、呼吸、脉搏，检查面色、皮肤、脐部及口腔黏膜有无异常，注意黄疸出现时间、黄疸程度、消退的时间，检查有无听觉障碍及其他畸形。

　　（3）指导喂养：宣传母乳喂养的优点，教授哺乳的方法和技巧，指导母亲观察乳汁分泌是否充足。

考点：新生儿室温度及湿度、新生儿访视次数及内容

　　（4）日常护理：新生儿房间室温保持在 22～24℃，相对湿度为 55%～65%。冬季注意保暖，夏季注意通风；示范正确的沐浴及脐部护理方法。选用质地柔软、浅色、吸水性强的棉布制作衣服、被褥和尿布，便后及时更换尿布，保持臀部皮肤清洁干燥。新生儿包裹不宜过紧，应保持双下肢屈曲。

考点：如何防止新生儿感染和意外的发生

　　（5）预防感染，防止意外：保持室内空气清新，食具要专用、定期消毒，保持衣服、被褥和尿布的清洁。母亲在哺乳和护理新生儿前应用流动水洗手，尽量减少亲友探视，患呼吸道感染、消化道感染及其他感染者应避免接触小儿。防止盖被过严，哺乳时避免乳头堵塞口、鼻及呛奶等意外。按时接种卡介苗及乙肝疫苗。新生儿出生2周后应口服维生素D预防佝偻病的发生。

　　（6）早期教育：新生儿的视、听、触觉已初步发展，在此基础上，可通过反复的视觉和听觉训练，并应鼓励父母多抚摸新生儿，对新生儿说话和唱歌等，培养新生儿对环境的定向力和反应能力。

（三）婴儿期保健

1. 合理喂养　6 个月以内婴儿宜采用纯母乳喂养，6 个月以上婴儿按时添加辅食，向家长介绍添加辅食的原则与顺序，可以持续母乳喂养到 2 岁以上。

2. 日常护理

（1）清洁卫生和衣着：保持皮肤清洁，每日早晚洗脸、洗脚和臀部，勤换衣裤，有条件者每日沐浴，注意保持耳部、鼻腔、口腔清洁；婴儿衣着应简单、宽松、少接缝，无纽扣，以避免摩擦皮肤，便于穿脱及四肢活动。

（2）睡眠：保证婴儿有充足的睡眠时间，婴儿睡眠时间随年龄增长逐渐减少，睡眠环境不需过分安静，光线稍暗，睡眠前避免过度兴奋，做到不拍、不摇、不抱、不含乳头，安静入睡。各种姿势均可，侧卧位是最舒适和安全的体位。

（3）牙齿和骨骼：4～10 个月乳牙开始萌出，婴儿可出现吸吮手指、咬东西、拒食、流口水等现象，可指导家长给较大婴儿提供一些较硬的食物咀嚼，并用软布帮助婴儿清洁齿龈和萌出的乳牙；家长应每日带婴儿进行户外活动，呼吸新鲜空气和晒太阳，增强体质和预防佝偻病的发生，户外活动应以上午 10 点前和下午 4 点后为宜，防止被阳光灼伤。

> 考点：婴儿期喂养、睡眠环境及对衣着的要求

3. 早期教育

（1）大小便训练：18 个月以后开始训练定时排便。

（2）感知能力训练：对 3 个月内的婴儿，可利用颜色鲜艳、能发声及转动的玩具，逗引婴儿，家人要经常对婴儿说话、唱歌；3～6 个月婴儿，可利用各种颜色、形状、发声的玩具，引逗婴儿看、摸和听。对 6～12 个月的婴儿应培养其稍长时间的注意力，并以提问方式让婴儿看、指、找。

（3）动作、语言的发展：根据婴儿动作的发育规律，家长为婴儿提供运动的空间和机会。如 2 个月时婴儿可开始练习空腹俯卧抬头，3～6 个月练习婴儿的抓握能力和翻身，7～9 个月可逗引婴儿爬行，同时练习婴儿站立、坐下和迈步，10～12 个月鼓励婴儿学走路。根据婴儿语言的发育规律，应利用一切机会和婴儿说话交流，以训练婴儿对语言的反应、理解和表达能力。

> 考点：婴儿动作、语言发展规律

4. 防止意外　此期注意预防异物吸入、窒息、中毒、跌伤、触电、溺水和烫伤等。

5. 预防疾病，促进健康　婴儿对传染病普遍易感，必须按计划免疫程序，完成预防接种的基础免疫。同时，要定期为婴儿做健康检查和体格测量，预防佝偻病、营养不良、肥胖症和营养性缺铁性贫血等疾病的发生。

（四）幼儿期保健

1. 合理营养　幼儿期营养发育较快，应提供充足的热量和营养素，优质蛋白质占总蛋白质的 1/3～1/2，在 2～2.5 岁以前，乳牙未出齐，食物应细、软、烂，要注意食物的色、香、味、形，以增进幼儿食欲，每日以三餐主食加 2～3 次点心为宜。在 1.5 岁左右可出现生理性厌食，应创造愉快的进餐环境，但应避免过度兴奋和剧烈活动，鼓励幼儿自己进食，进餐时不玩耍。注意培养小儿不吃零食、不挑食、不撒饭菜的良好习惯。

> 考点：出现生理性厌食的时间、进食的环境

2. 日常护理

（1）衣着：幼儿衣着应颜色鲜艳便于识别，宽松、保暖、便于身体活动，穿、脱简便易于自理，鞋子不用系带。

（2）睡眠：保证充足睡眠，一般每晚可睡 10～12 小时，白天小睡 1～2 次，睡前避免过度兴奋，培养有规律的睡眠习惯。

（3）个人卫生：幼儿牙齿长出后，用月子牙刷沾温开水轻擦牙齿。2 周岁左右，小孩的牙齿基本长齐，可用牙刷刷牙，从这时起养成早、晚刷牙及饭后漱口的习惯。为保护牙齿应少吃甜食，

并定期进行口腔检查。

3．早期教育

（1）大小便训练：18～24 个月时，幼儿已能自主控制肛门和尿道括约肌，在训练过程中，多采用赞赏和鼓励的方法，使其养成应在什么地方和时间排便的习惯。

（2）动作和语言的发育：1～2 岁幼儿要选择发展走、跳、投掷、攀登的玩具，2 岁的幼儿应选择能发展动作、注意、想象、思维等能力的玩具。重视与幼儿的语言交流，鼓励小儿多讲话，可通过玩具、看图片、讲故事等方式促进语言发展，并借助儿童动画片、图书等扩大词汇量。

（3）品德教育：幼儿应培养与他人分享，互助友爱，尊敬长辈，礼貌用语等良好习惯。

**考点：幼儿期心理特点**

（4）心理健康：幼儿期心理发育最为迅速，在心理发展过程中的特征是表现出明显的自主性。成人要因势利导，培养小儿健康的自主性。

4．预防疾病和意外　继续加强预防接种和防病工作，每 3～6 个月为幼儿做健康检查一次，预防龋齿，筛查听、视力有无异常，进行生长发育监测。指导家长预防异物吸入、烫伤、跌伤、中毒等意外发生。

（五）学龄前期保健

1．合理营养　学龄前儿童饮食接近成人，食品制作要多样化，并做到粗、细、荤、素搭配，保证各种营养素均衡供给。

2．日常护理　鼓励小儿自行进食、洗脸、刷牙、穿衣、如厕等，因其动作缓慢、不协调，需给予指导和协助，但是不能包办；保证睡眠时间，每天 11～12 小时，因学龄前期儿童想象力极其丰富，可导致儿童怕黑、做噩梦等，常需要成人的陪伴。

3．早期教育

（1）品德教育：培养小儿关心集体、遵守纪律、团结协作、热爱劳动等良好品质。通过手工制作、绘画、弹奏乐器、唱歌和跳舞、郊游等活动培养小儿多方面的情趣及思维能力。

（2）心理健康：此期小儿的心理特征是具有进取精神及丰富的想象力。他们用感官和精力去探知周围事物，因而产生一种自我意识，有时他们会违背父母的意愿行事，他们乐于自己创造游戏活动。成人可通过游戏来提高小儿的思维活动，鼓励小儿多提问，发挥其想象力，培养小儿对各种事物的积极情感。

**考点：学龄前期心理特点**

4．预防疾病和意外　对学龄前儿童应加强安全教育，以预防外伤、溺水、中毒、交通事故等意外发生。预防龋齿、缺铁性贫血、寄生虫等常见疾病，预防接种可在此期加强。应每年进行 1～2 次健康检查和体格测量，监测生长发育，筛查与矫治近视等。

（六）学龄期保健

1．合理营养　学龄期膳食要求营养充分而均衡，易患缺铁性贫血，应重视补充含铁食物，定时定量进食，防止小儿挑食、偏食、吃零食及暴饮暴食的不良习惯。要重视早餐和课间加餐。

2．日常活动与锻炼　学龄儿童应每天进行户外活动和体格锻炼。系统地进行体操、赛跑、球类运动、游泳等运动，运动量要循序渐进。

3．预防疾病和意外　继续按时预防接种，宣传预防常见传染病的知识。学校和家庭还应注意培养儿童正确的坐、立、行走和读书、写字的姿势，以预防近视、脊柱异常弯曲等畸形的发生。要对学生进行法制宣传，传授交通安全规则和对意外事故、自然灾害的防范知识，避免伤残的发生。

4．培养良好习惯　注意培养良好的学习和睡眠习惯，不吸烟、不饮酒、不随地吐痰等。要充分利用各种机会和宣传工具，有计划、有目的地帮助儿童抵制社会上各种不良风气的影响。

5．心理健康　此期儿童心理问题是焦虑、恐惧。要培养学生养成勤奋的个性及克服心理的自卑感。成人应给予他们更多的鼓励，通过学习、劳动及集体生活，产生团结、友爱、互助等积极情绪。

**考点：学龄期营养要求**

（七）青春期保健

1．加强营养　青春期为生长发育的第二个高峰期，体格生长迅速，脑力劳动和体力运动消耗大，应增加热能、蛋白质、维生素及矿物质等营养素的摄入。

2．健康教育　养成健康的生活方式和良好的卫生习惯，青少年需要充足的睡眠和休息，应养成早睡、早起的良好习惯；避免吸烟、酗酒、吸毒及滥用药物等；加强青少年生理、性心理、性道德和性病防治等方面的教育，内容应包括介绍生殖器官的结构和功能、第二性征、月经和遗精、性传播疾病等，以解除青少年对性的困惑。建立正确的异性交往关系，认识异性的生理特点，树立正确的社会道德规范，防止性犯罪。

3．预防疾病和意外　每年健康体检 1 次，积极防治急性传染病、沙眼、龋齿等。预防意外伤害如创伤、车祸、溺水及打架斗殴等发生。

4．心理健康　青少年的心理健康特征是确立自我认同感，避免产生角色混淆。家长、老师和社会要及时给予关心爱护和正确指导，应多给予正面教育和鼓励。

**考点：青春期健康教育内容**

# 第2节　小儿计划免疫

**案例 4-2**

　　3 个月婴儿，来门诊进行预防接种。

**问题：** 1．该小儿应接种何种疫苗？
　　　　 2．请为家长进行预防接种的咨询与指导。

（一）基本概念

计划免疫是根据小儿的免疫特点和传染病疫情监测情况制定的免疫程序。通过有计划、有目的地将生物制品接种到小儿体内，以确保小儿获得可靠的免疫，达到预防、控制和消灭相应传染病的目的。

1．免疫方式

（1）主动免疫：指给易感者接种特异性抗原，刺激机体产生特异性抗体，从而获得免疫力，预防相应的传染病。主动免疫制剂在接种后产生的抗体，一般持续 1～5 年后逐渐减少，故还要适时加强免疫，以巩固免疫效果。

（2）被动免疫：未接受主动免疫的易感者在接触传染源后，被给予相应的抗体，使之立即获得免疫力，称之为被动免疫。由于抗体停留在体内的时间短暂（一般约 3 周），故主要用于应急预防和治疗。

2．常用免疫制剂

（1）主动免疫制剂

1）死疫苗：霍乱、伤寒、百日咳、流行性乙型脑炎（乙脑）和甲型肝炎疫苗等。

2）活疫苗：卡介苗、脊髓灰质炎疫苗、麻疹疫苗、风疹和腮腺炎疫苗等。

3）类毒素：如破伤风和白喉类毒素等（表 4-1）。

（2）被动免疫制剂：丙种球蛋白、特异性免疫血清、胎盘球蛋白等。

**考点：死疫苗及活疫苗的制剂**

表 4-1　死疫苗与活疫苗的区别

| | 制品性质 | 接种要求 | 免疫效果 | 品种举例 |
|---|---|---|---|---|
| 死疫苗（灭活苗） | 较稳定、安全，在冷暗处保存 | 接种量大，反应较大，需多次重复注射 | 免疫力较低，维持时间较短 | 霍乱，伤寒，百日咳，乙脑疫苗，甲型肝炎疫苗 |
| 活疫苗（减毒活苗） | 有效期短，需冷藏保存 | 接种量小，次数少 | 免疫力持久，效果较好 | 卡介苗，脊髓灰质炎疫苗，麻疹疫苗，风疹疫苗，腮腺炎疫苗 |

**考点：我国基础免疫的"五苗"内容**

### （二）计划免疫程序

免疫程序是指接种疫苗的先后顺序及要求。我国卫生部规定，小儿在 1 岁内必须完成卡介苗、脊髓灰质炎疫苗、百白破混合制剂、麻疹疫苗和乙肝疫苗等五苗的基础免疫。儿童计划免疫程序见表 4-2。

表 4-2　儿童计划免疫程序

| 接种疫苗 | 卡介苗 | 乙肝疫苗 | 脊髓灰质炎疫苗 | 百白破混合制剂 | 麻疹疫苗 |
|---|---|---|---|---|---|
| 预防疾病 | 结核病 | 乙型肝炎 | 脊髓灰质炎 | 百日咳、白喉、破伤风 | 麻疹 |
| 接种方法 | 皮内注射 | 肌内注射 | 口服 | 肌内或皮下注射 | 皮下注射 |
| 接种部位 | 左上臂三角肌上缘 | 上臂三角肌 | — | 上臂三角肌或外侧 | 上臂外侧 |
| 初种次数 | 1 | 3 | 3 | 3 | 1 |
| 每次剂量 | 0.1ml | 5μg | 每次 1 丸三型混合糖丸疫苗 | 0.2～0.5ml | 0.2ml |
| 初种年龄 | 生后 2～3 天到 2 个月内 | 第 1 次出生后 24 小时内；第 2 次 1 个月；第 3 次 6 个月 | 第 1 次 2 个月；第 2 次 3 个月；第 3 次 4 个月 | 第 1 次 3 个月；第 2 次 4 个月；第 3 次 5 个月 | 8 个月以上 |
| 复种年龄 | 7 岁；12 岁 | 一般 3～5 年加强 | 4 岁 | 1.5～2 岁；7 岁 | 7 岁 |
| 注意点 | 2 个月以上婴儿接种前应做结核菌素试验，阴性才能接种 | 周岁复查，免疫成功者，3～5 年加强；免疫失败者，重复基础免疫 | 冷开水送服或含服，服后 1 小时内禁饮热开水 | 掌握间隔期，避免无效注射 | 接种前 1 个月及接种后 2 周避免用丙种球蛋白 |

**考点：各种疫苗接种的时间、次数、接种方法及预防的疾病**

### 知识链接　　　　　顺口溜速记

出生乙肝卡介苗，二月脊灰炎正好，三四五月百白破，八月麻疹岁乙脑。

### 案例 4-2（续）

护士给该患儿右上臂三角肌处接种百白破混合制剂后，第二天家长发现接种部位出现硬结，且小孩出现低热，最高体温为 37.8℃，无其他症状。再次来门诊。

**问题**：3. 你该如何处理？

### （三）预防接种的准备及注意事项

1. 接种前准备

（1）环境准备：接种场所应光线明亮，空气流通，冬季室内应温暖，接种用品及急救用品摆放有序。

（2）心理准备：做好解释、宣传工作，消除紧张、恐惧心理，以取得小儿及其家长的配合。

（3）严格掌握禁忌证

1）一般禁忌证：急性传染病，包括有急性传染病接触史而未过检疫期者；严重慢性病如风湿热、心脏病等；正在接受免疫抑制剂治疗期间，如放射治疗、糖皮质激素等；活动性肺结核、化脓性皮肤病、过敏者如荨麻疹、哮喘等；有癫痫、惊厥史小儿。

2）特殊禁忌证：在接受免疫抑制剂治疗（如放射治疗、糖皮质激素、抗代谢药物和细胞毒性药物）期间、发热、腹泻和急性传染病期忌服脊髓灰质炎疫苗。近1个月内注射过内种球蛋白者，不能接种活疫苗。

2. 接种时护理

（1）严格查对

1）仔细核对儿童姓名和年龄；严格按照规定的剂量接种；按使用说明完成全程序免疫和加强免疫；按各种制品要求的间隔时间接种，一般接种活疫苗后需隔4周、接种死疫苗后需隔2周，再接种其他疫苗。

2）检查制品标签，包括名称、批号、有效日期及生产单位，并做好登记；检查安瓿有无裂痕，药液有无发霉、异物、凝块、变色或冻结等；按规定方法稀释、溶解、摇匀后使用。

（2）严格无菌操作：一人一针一管，用0.5%碘伏消毒皮肤，待干后注射；接种活疫苗、菌苗时，只用75%乙醇消毒，因活疫苗、菌苗易被碘杀死，影响接种效果。抽吸后安瓿内如有剩余药液，应抽吸在无菌注射器内保存，放置时间不能超过2小时；接种后剩余药液应废弃，活菌苗应销毁。

3. 接种后护理　做好记录，未接种者须注明原因，必要时进行补种；宣教接种后的注意事项及护理措施。

## （四）预防接种后的反应及处理

预防接种后的反应及处理见表4-3。

表4-3　预防接种后的反应及处理

| 接种后反应 | 护理措施 |
| --- | --- |
| 1. 一般反应<br>（1）局部反应<br>时间：接种后24小时左右。<br>症状：局部可出现红、肿、热、痛，有时伴有淋巴结肿大，红肿直径在2.5cm以下为弱反应、在2.5～5.0cm为中等反应、在5.0cm以上为强反应，局部反应持续2～3日。<br>接种活疫苗后局部反应出现晚、持续时间长。个别小儿接种麻疹疫苗后5～7日出现皮疹等反应 | 可用干净毛巾热敷，如红肿范围扩大，应到医院诊治 |
| （2）全身反应<br>时间：接种后5～6小时。<br>症状：发热，持续1～2日，但接种活疫苗需经过一定潜伏期才出现发热，体温在37.5℃左右为弱反应、在37.6～38.5℃为中等反应、在38.6℃以上为强反应，此外，还伴有恶心、呕吐、腹痛、腹泻、全身不适等反应 | 给予休息，多饮水。如高热持续不退，应到医院诊治 |
| 2. 异常反应<br>（1）过敏性休克<br>时间：接种后数分钟或0.5～2小时内。<br>症状：面色苍白、口唇发绀、烦躁不安、呼吸困难、脉细速、四肢厥冷、恶心呕吐、惊厥、大小便失禁甚至昏迷、死亡 | 让患儿平卧，头偏一侧，注意保暖，吸氧，并立即皮下注射1：1000肾上腺素0.5～1ml，必要时可重复注射，待病情稍稳后尽快转至抢救室 |

考点：预防接种的一般禁忌证

考点：接种活疫苗及接种死疫苗后再接种其他疫苗间隔时间

考点：接种活疫苗时使用的皮肤消毒液

续表

| 接种后反应 | 护理措施 |
|---|---|
| （2）晕针<br>时间：接种时或接种儿分钟内。<br>诱因：空腹、疲劳、室内闷热、紧张或恐惧。<br>症状：头晕、心悸、面色苍白、出冷汗、手足冰凉、心跳加快等症状，重者知觉丧失、呼吸减慢 | 让患儿平卧，头偏一侧，保持安静，饮少量热开水或糖水，短时间内即可恢复正常。上述方法无效者，可针刺人中穴，也可皮下注射 1：1000 肾上腺素 |
| （3）过敏性皮疹<br>时间：接种后几小时至几天内。<br>症状：荨麻疹样表现为最多见 | 服用抗组胺药物后可痊愈 |
| （4）全身感染：有严重原发性免疫系统或继发性免疫防御功能遭受破坏（如放射病）者，接种活菌（疫）苗后可扩散为全身感染 | 积极抗感染或对症处理 |

**考点：** 预防接种后的异常反应及护理措施

## 小 结

各年龄期的小儿保健工作中均应注意合理营养；做好护理工作，如保证充足睡眠、多做户外活动、衣着适当、注意口腔卫生等；根据不同的年龄发育特点，做好品德教育及预防感染、意外等工作；做好心理保健。新生儿期重点做好访视护理。青春期应注意建立健康的生活方式，进行科学的性教育和法制教育。预防接种是预防、控制和消灭相应传染病的关键措施。预防接种时要严格查对及无菌操作，进行相应的健康教育。注意预防接种的禁忌证、接种后一般反应和异常反应。

## 自 测 题

A₁ 型题

1. 属于被动免疫措施的是（　　）

A. 注射卡介苗

B. 注射麻疹减毒活疫苗

C. 口服脊髓灰质炎疫苗

D. 注射免疫球蛋白

E. 注射破伤风类毒素

2. 3 岁小儿常向家长执意表达自己的需要，其心理发展特征是（　　）

A. 能克服自卑感　　B. 集体意识很强

C. 个性已经形成　　D. 有明显的自主性

E. 具有独立解决问题能力

3. 护理婴儿常用的心理沟通方式是（　　）

A. 因势利导　　　B. 做游戏

C. 搂抱与抚摸　　D. 适时鼓励

E. 社交反射

A₂ 型题

4. 1～3 岁小儿及其家属来儿保门诊接受健康咨询，护士做保健指导时应强调（　　）

A. 训练定时排便

B. 预防溢乳窒息

C. 保证每日睡眠 15 小时

D. 室温保持在 22～24℃

E. 鼓励小儿拿杯子喝水

5. 某健康婴儿，男，月龄 8 个月，其家属带该小儿来儿保门诊予以接种麻疹疫苗，接种方法为（　　）

A. 皮内注射　　　B. 口服

C. 皮下注射　　　D. 肌内注射

E. 静脉注射

6. 某健康婴儿，男，1 个月，接种乙肝疫苗后，第 2 天全身出现红色皮疹，散在分布，高出皮面，压之退色。伴烦躁不安，哭闹较多。出现以上情况，你考虑为（　　）

A. 猩红热　　　B. 过敏性皮疹

C. 麻疹　　　　D. 过敏性休克

E. 正常现象

7. 8 岁小儿, 晨空腹注射乙脑疫苗, 5 分钟后出现头晕、心慌、面色苍白、出冷汗、心跳加快, 应考虑 (　　)

　　A. 过敏反应　　　　B. 全身反应

　　C. 局部反应　　　　D. 局部强反应

　　E. 晕针

A₃/A₄ 型题

(8~10 题共用题干)

2 个月婴儿, 足月顺产, 母乳喂养, 夜间喜哭、易惊, 从未进行预防接种。

8. 目前进行下述预防接种正确的是 (　　)

　　A. 卡介苗和脊髓灰质炎疫苗

　　B. 卡介苗和麻疹减毒活疫苗

　　C. 卡介苗和百白破混合疫苗

　　D. 脊髓灰质炎疫苗和百白破混合疫苗

　　E. 卡介苗、百白破混合疫苗和脊髓灰质炎疫苗

9. 脊髓灰质炎糖丸疫苗正确的服用方法为 (　　)

　　A. 热水送服　　　　B. 母乳送服

　　C. 冷饮送服　　　　D. 凉开水送服

　　E. 可与食物一起服用

10. 下个月该接种的疫苗是 (　　)

　　A. 卡介苗和脊髓灰质炎疫苗

　　B. 卡介苗和麻疹减毒活疫苗

　　C. 卡介苗和百白破混合疫苗

　　D. 脊髓灰质炎疫苗和百白破混合疫苗

　　E. 卡介苗、百白破混合疫苗和脊髓灰质炎疫苗

(11~14 题共用题干)

某健康新生儿, 给予家庭护理。

11. 居室的温度和湿度应保持 (　　)

　　A. 16~18℃, 25%~35%

　　B. 18~20℃, 35%~45%

　　C. 20~22℃, 45%~55%

　　D. 22~24℃, 55%~65%

　　E. 24~26℃, 65%~75%

12. 护士应对该小儿作家庭访视的次数是 (　　)

　　A. 1 次/2 个月　　　B. 1~2 次/月

　　C. 2~3 次/月　　　　D. 4 次/月

　　E. 5 次/月

13. 防意外事故的重点应避免 (　　)

　　A. 相互打闹　　　　B. 喂乳后窒息

　　C. 倒开水烫伤　　　D. 跨床栏跌落

　　E. 玩电源插座

14. 应使家属了解小儿已接种的疫苗是 (　　)

　　A. 卡介苗

　　B. 脊髓灰质炎减毒活疫苗

　　C. 百白破混合疫苗

　　D. 麻疹减毒活疫苗

　　E. 乙型脑炎疫苗

(张基梅)

# 第5章　住院患儿的护理

**引　言**

儿童正处于生长发育的重要阶段，患病和住院不仅给小儿的身体带来痛苦，而且容易造成其心理创伤。作为一名护士你是否知道患儿住院后的感受？如何让患儿康复？

## 第1节　儿科医疗机构组织特点

我国儿科医疗机构分为3类：儿童医院、妇幼保健院和综合性医院中的儿科。其中以儿童医院设施最全面。儿科医疗机构包括小儿门诊、小儿急诊和儿科病房。

**（一）儿科门诊的设置**

1. 预诊室　主要目的是检出传染病和协助患儿家长选择就诊科别，并根据患儿病情的轻、重、缓、急给予适当安排，争取危重患儿的抢救机会。预诊室应设在医院内距大门最近处，或者儿科门诊的入口处，并设两个出口，一个通向门诊候诊室，另一个通向隔离诊室。预诊室内设检查床、压舌板、手电筒及洗手设备等。

预诊采取"一问、二看、三检查、四分诊"的评估方式，在较短的时间内迅速作出判断，避免患儿停留过久发生交叉感染，当遇有急需抢救的危重患儿时，预诊护士要立即将其护送到抢救地点。

2. 挂号室　患儿经过预诊后，可挂号就诊。

3. 体温测量处　发热患儿在就诊前测试体温，对体温超过 38.5℃ 的患儿可先给予物理降温或提前就诊。

4. 候诊室　应宽敞、明亮、空气流通，设有候诊椅，条件允许提供 1～2 张包裹患儿及更换尿布的专用床。

**考点：小儿门诊的设置及预诊的目的**

5. 诊察室　数量不定，必须留有机动诊室，准备接收传染病患儿或疑似传染病患儿。诊察室设 1～2 套诊查桌椅、检查床、检查用具及洗手设备。

6. 化验室　尽量设在诊察室附近，便于患儿辅助检查。

7. 治疗室　各种医疗器械、设备、抢救药品均应处于性能良好的备用状态。

**（二）儿科急诊的设置**

急诊部的各室必备抢救器械、用具及药物等，及时准确地为患儿进行诊治。

1. 抢救室　设病床 2～3 张，配有抢救车、人工呼吸机、心电监护仪、气管插管用具、供氧设施、吸引装置、雾化吸入器、洗胃用具等，以满足抢救危重患儿的需要（图 5-1）。

**考点：抢救室的设备**

2. 观察室　除与病房设备配置相似外，还应设有抢救设备，如供氧和吸氧装置等，有条件的可备监护仪、远红外线辐射床及婴儿暖箱等。

3. 治疗室　设有治疗桌、药品柜、护理用物，各种治疗、穿刺用物等。

4. 小手术室　除一般手术室的基本设备外，应准备清创缝合小手术、大面积烧伤的初步处理、骨折固定、紧急胸或腹部手术等器械用具及抢救药品。

**（三）儿科病房的设置**

儿科病房应根据患儿的年龄、病种和身心特点合理安排，一般以 30～40 张床最适宜。

1. 病室　大病室设病床 4～6 张床；小病室设 1～2 张床。每张床占地面积至少 2m²，床间距、床与窗台相距各为 1m，窗外应设护栏。卧具、窗帘、墙壁、患儿的病服等应用明快的颜色，并配有活泼的图案，以适应患儿的心理需要，减少恐惧感（图 5-2）。室内湿度应保持在 55%～65%。早产儿室温 24～26℃，足月儿室温 22～24℃，婴幼儿室温 20～22℃，年长儿室温 18～20℃。

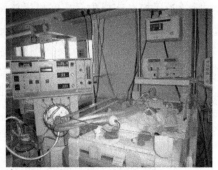

图 5-1　抢救室

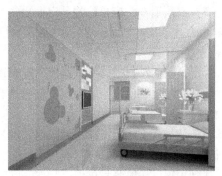

图 5-2　病室

2. 重症监护室　收治病情危重、需要观察及抢救的患儿，室内各种抢救设备齐全。

3. 护士站及医护人员办公室　应设在病区中央，靠近重症监护室，便于观察病情、抢救患儿。

4. 治疗室　用于各种注射及输液的准备工作。治疗室内备有各种治疗所需的器械、药品和冰箱等，安装紫外线等消毒设施。

5. 穿刺室　进行换药、各种穿刺、取标本等，有利于无菌操作，控制交叉感染的发生。

6. 配膳（乳）室　内设配膳配桌、消毒锅、配膳及配乳用具、冰箱和分发膳食的小车，方便膳食分配发放。

7. 游戏室　供住院患儿游戏、活动使用。设于病区一端，室内宽敞、明亮，地面采用木地板或塑料防滑材料，以防小儿跌伤；摆有适合不同年龄使用的桌椅、玩具、书籍等，可备电视。患儿进入游戏室前要在护士指导下用流动水洗手，以防交叉感染。患急性呼吸道感染患儿不宜进入游戏室。

8. 厕所与浴室　各种设备应适合各种患儿年龄使用，并注意安全。各个房间不要加锁以防发生意外。

# 第 2 节　住院护理常规

（一）入院护理常规

1. 迎接新患儿入院　接到入院通知后，根据病情安排合适的床位。如需暖箱，调节好温度与湿度，危重患儿安置在抢救室便于抢救。

2. 入院护理评估　按照护理程序收集患儿资料，测量生命体征、体重，进行护理体检，采集病史，综合分析后制订护理计划，落实护理措施。

3. 清洁护理　若病情允许，在 24 小时内完成患儿的卫生清洁护理，如洗头、沐浴或擦浴、更换衣服、剪指（趾）甲。

4. 入院介绍　向入院患儿及家属介绍病房环境，如厕所、浴室、护士站、治疗室及有关人员；介绍探视制度；介绍床单位的设备及使用方法，如呼叫系统的使用等。

5. 重症患儿入院护理　接到通知后准备好床单位，备好急救用物，通知医生做好抢救准备。患儿入院后，立即配合医生抢救并做好各项护理记录。

（二）住院护理常规

1. 环境卫生 病室应做到清洁整齐，定时通风，每日 3 次，每次 30 分钟。根据患儿的年龄保持室内适宜的温、湿度。

2. 病室清洁消毒 床单位物品定期更换，污染后随时更换。床单位及房间内设施每日清洁擦拭，布巾一床一用一消毒，患儿出院或转科后床单位用消毒液布巾擦拭。早产儿及新生儿病室环境及物表每日消毒。

3. 饮食 根据医嘱正确发放饮食，观察进食情况，保证每日入量。

4. 休息 根据病情及恢复情况，安排适当活动，除病情危重外，一般不限制患儿活动。各项护理操作尽量集中进行，保证患儿充分的休息与睡眠。

5. 用药的护理 正确按照医嘱给药，严格执行查对制度。静脉给药的患儿加强巡视，根据病情控制输液速度，观察用药反应。

6. 基础护理 按时测量体温、脉搏、呼吸、血压，每周测体重 1 次。做好患儿个人卫生护理，保持皮肤、黏膜清洁，防止口腔炎、尿布皮炎发生。定期沐浴或擦浴，每周修剪指（趾）甲 1 次，每月理发 1 次。

7. 心理护理 关注患儿的心理变化，使患儿主动、愉快配合治疗与护理。对幼儿期患儿多用一些鼓励、赞扬的语言；对学龄期患儿，病情许可时适当补习功课，解除因住院影响学习而产生的焦虑。

（三）出院护理常规

1. 办理出院手续 执行出院医嘱，填写出院通知单、结账及指导家长办理出院手续。

2. 健康指导 根据不同疾病指导患儿及家长在家中的护理方法，如用药方法、饮食调整及休息、病情观察、复诊的日期、出院后自己可实施的护理技术等。

3. 征求意见 向患儿及家长征求其对医疗护理工作的意见，不断提高医疗护理质量。

4. 记录及整理有关文件 填写出院护理评估表和相关登记。病历按出院顺序整理，注销各种卡片，如诊断卡、床头卡、服药卡等。

5. 床单位消毒 清理床单位，进行终末消毒。

# 第 3 节　住院患儿及家庭的心理护理

**案例 5-1**

　　患儿，男，2 岁，与母亲上街玩耍时，被车撞伤，右下肢骨折。住院时母亲一再表示都是因为自己没有看好小孩，住院后患儿一直哭闹"我要回家!"，拒绝任何食物、玩具及护理人员的护理。

**问题：**1. 患儿及家属的反应属于哪种心理反应?
　　　　2. 你应该怎样办?

1. 住院婴儿心理反应及护理

（1）心理反应：6 个月以内患儿，如生理需要获得满足，入院后较少哭闹就能够安静。但因住院婴儿与母亲建立的信任感被中断，感觉及运动的发育将受到一定影响。6 个月以后婴儿开始认生，对母亲或抚育者的依恋性越来越强，表现出分离性焦虑，患儿住院后反应强烈，哭闹不止，寻找母亲，拒绝陌生人等，如住院时间长可表现出不活泼、抑郁、退缩、对周围事物不感兴趣等。

（2）护理要点：护士要了解患儿住院前的习惯，可把患儿喜欢的玩具或物品放在床旁，让患儿对护士有一个熟悉和适应的过程并产生好感。尽量做到有固定的护士对患儿连续护理，在治疗和护理的同时，多抚摸、拥抱、亲近患儿，以满足患儿的情感需求，并对护士建立和发展信任感。提供适当的颜色、声音等感知觉的刺激，协助进行全身或局部动作训练，维持患儿正常发育。

**考点：婴儿的心理护理要点**

2. 住院幼儿的心理反应及护理

（1）心理反应：幼儿住院后心理变化较婴儿更强烈，住院后对父母不能陪伴认为是对自己的惩罚，担心遭到父母抛弃而产生分离性焦虑；对医院环境、生活不熟悉，担心自身安全受到威胁；受言语发育程度的影响，在表达需要、与他人交往方面出现困难，感到苦恼；对住院限制其活动产生不满，拒绝接触医护人员。具体表现为三个阶段：①反抗：表现为哭闹，采用打、踢、跑、咬等攻击性行为，寻找父母，拒绝他人的劝阻和照顾，直至精疲力竭；②失望：患儿反抗无效后，停止哭泣，表现为抑郁、悲伤、不爱说话，对周围事物不感兴趣，部分小儿出现退化现象，是小儿逃避压力常用的一种行为方式；③否认：住院时间长的患儿可进入此阶段，即把对父母的思念压抑下来，克制自己的情绪，能接受护士对自己的照顾、治疗和护理，以满不在乎的态度对待父母的来院探望和离去。他们变得以自我为中心，将重要的情感依附于物质上，一旦达到否认阶段，将对小儿产生极不利的、难以扭转的甚至永久性的影响。

**知识链接**　　　　　　　　　　　退化现象

　　退化现象即小儿倒退出现过去发展阶段的行为，如吸吮奶瓶、咬指甲、尿床、拒绝用杯子或碗而用奶瓶、纠缠父母等，以得到安慰。

（2）护理要点：以患儿能够理解的语言，运用沟通技巧，讲解医院的环境、安排生活，认真倾听患儿述说，了解患儿表达需求的特殊方式，使其获得情感上的满足，缓解焦虑情绪。对患儿入院后出现的反抗、哭闹等行为给予理解，允许其发泄不满。如发现患儿有退化现象时，切不可当众指责，应给予抚摸、拥抱，以温和的态度帮助患儿疏导其内心的郁闷，激发其情绪的释放，帮助其恢复健康。

**考点：幼儿的心理护理要点**

3. 住院学龄前期小儿的心理反应及护理

（1）心理反应：学龄前期小儿住院后仍会出现分离性焦虑，因智能进一步发展，表现较温和，如悄悄哭泣、难以入睡等，或把情感和注意力更多地转移到游戏、看书、绘画等活动中，来调节自己的行为。此阶段患儿有恐惧心理，惧怕疾病及治疗破坏了身体的完整性。

（2）护理要点：护士应关心、爱护、尊重患儿，用患儿容易理解的语言介绍病房的环境、医护人员和其他病友，解释住院的原因和各种操作的必要性，让患儿明白住院不会对自己的身体造成伤害，更不是对其惩罚。酌情组织适当的游戏，通过快乐的活动和游戏，克服恐惧心理；鼓励患儿参加力所能及的活动及自我护理，尽量使患儿表达情感、发泄恐惧和焦虑情绪，树立自信心。

4. 住院学龄期小儿的心理反应及护理

（1）心理反应：患儿住院后因与同学、伙伴分离而感到孤独，担心学习成绩落后而产生焦虑；对疾病缺乏了解而忧虑自己会残疾或死亡，因害羞而不配合体格检查；有些患儿会因自己住院给家庭造成沉重的经济负担而感到负疚。尽管他们心理活动很多，但表现比较隐匿，常努力做出若无其事的样子来掩盖内心的恐慌。

（2）护理要点：向患儿介绍有关病情、治疗和住院的目的，讲解健康知识，解除患儿的顾虑，取得患儿的信任；协助患儿与同学保持联系，允许他们来院探望，如病情允许可帮助患儿补习功课；进行体格检查及各项操作时，要做好解释工作，采取必要的措施维护患儿的自尊。

5.　住院临终患儿的心理反应与护理

（1）心理反应：婴幼儿尚不理解死亡的含义。学龄前小儿对死亡的概念仍不清楚，常与睡眠相混淆。学龄小儿开始认识死亡，但10岁前的小儿并不理解死亡的真正含义，只知道死亡是非常可怕的事，并不能将死亡与自己联系起来，因此10岁以下的小儿最难以忍受的是病痛的折磨和与亲人的分离，而不是死亡的威胁。10岁以后的儿童逐渐懂得死亡是生命的终结，因此惧怕死亡及死亡前的痛苦。

**考点：临终患儿的心理反应及护理要点**

（2）护理要点：护士应采取措施尽量减少临终患儿的痛苦，如稳、准、轻、快的操作；尽量满足患儿需要，允许家长守候在身边，鼓励父母搂抱、抚摸患儿；认真回答患儿提出的死亡问题，但避免给予预期死亡的时间；随时观察患儿情绪变化，提供必要的支持和鼓励。患儿死后，要理解、同情家长的痛苦，在劝解、安慰家长的同时，尽量满足他们的要求，允许他们在患儿身边停留一些时间，并提供家长发泄痛苦的场所。

6.　住院患儿家庭的心理反应及护理

（1）心理反应：家长对患儿住院的心理反应首先是内疚感，认为是由于自己的过错而使小儿患病，尤其是因护理不当或对疾病不够重视使病情加重；慢性病及危重患儿家长，常因不了解疾病相关知识及不知如何照顾患儿产生焦虑、恐惧心理；因昂贵的医疗费、家庭正常生活和工作秩序被打乱而苦恼和抱怨；有遗传性疾病患儿的家长会产生极大罪恶感。

（2）护理要点：介绍患儿所患疾病的相关知识、病情的进展、治疗方案等；用沟通技巧，对检查、治疗、护理、预后等做好解释工作，使其有充分的心理准备，更好地配合，确保治疗和护理顺利进行；对疑难、危重疾病的患儿，可向家长介绍目前医疗技术的发展进程，介绍治愈个案，树立信心；对经济困难的家庭，帮助家长利用社会力量的援助；对患有遗传性疾病的患儿家长，要介绍疾病的发生及预防要点，减轻其罪恶感。

# 第4节　小儿用药护理

小儿时期由于肝脏解毒、肾排泄功能均不成熟，对药物的毒副作用较敏感，所以小儿用药在药物选择、剂量、给药途径及间隔时间等方面均须慎重、准确，做到合理用药。

（一）药物的选择

1.　抗生素　针对不同细菌、不同部位的感染，正确选择药物的种类、剂量和疗程，不可滥用，并充分考虑它的毒副作用，如氯霉素可引起"灰婴综合征"及抑制骨髓造血功能，链霉素、庆大霉素能损害听神经等。长时间应用抗生素，容易造成菌群失调，引起真菌和耐药菌感染等。

2.　退热药　小儿疾病中，多有发热表现，一旦发热，首先采取物理降温及多饮水，可遵医嘱使用对乙酰氨基酚退热，但不可过早、过多地应用。

**考点：婴幼儿禁用阿片类药物，退热药应用原则**

3.　镇静止惊药　患儿在高热、烦躁不安、惊厥时选用镇静止惊药。临床常用苯巴比妥、地西泮、水合氯醛等。因婴幼儿对镇静药物耐受量较大，故应用巴比妥类药物时用量较成人相对大。婴幼儿对阿片类药物（如吗啡）较敏感，易造成呼吸中枢抑制，故婴幼儿禁用阿片类药物。

$A_1$ 型题

婴儿神经系统和呼吸中枢发育不成熟，选择镇静止惊药时不宜选择（　　）

A. 吗啡　　　　　　　　B. 苯巴比妥　　　　　　C. 氯丙嗪

D. 地西泮　　　　　　　E. 异丙嗪

**分析：** 婴幼儿对阿片类药物（如吗啡）较敏感，易造成呼吸中枢抑制，故婴幼儿禁用阿片类药物。故答案选 A。

4. **止咳平喘药**　婴幼儿呼吸道感染时分泌物较多，咳嗽反射较弱，容易出现呼吸困难，一般不用镇咳药，可应用祛痰药或雾化吸入法稀释分泌物，配合体位引流排痰。哮喘患儿使用氨茶碱平喘，可引起精神兴奋，导致小婴儿惊厥，应慎用并在使用时注意观察。

5. **止泻药和泻药**　小儿腹泻时应先调整饮食，补充液体，一般不使用止泻药，同时加用活菌制剂，如乳酸杆菌、双歧杆菌，以调节肠道微生态环境。如使用止泻药，可引起肠道蠕动减慢，增加肠道内毒素的吸收，加重全身中毒症状。小儿较少应用泻药，便秘患儿可增加蔬菜饮食或应用开塞露进行通便，养成定时排便的习惯，腹部按摩有利于排便。

6. **肾上腺皮质激素**　临床应用广泛，具有抗炎、抗毒、抗过敏等作用。长期应用会抑制骨骼生长，降低机体免疫力。要严格掌握使用指征、剂量、疗程。水痘患儿禁止使用，以免使病情加重。

**考点：** 水痘患儿禁止使用肾上腺皮质激素

$A_1$ 型题

水痘患儿禁止使用的药物是（　　）

A. 青霉素　　　　　　　B. 氨茶碱　　　　　　　C. 止泻药

D. 肾上腺皮质激素　　　E. 退热药

**分析：** 水痘患儿禁用肾上腺皮质激素。故答案选 D。

## （二）药物的剂量计算

1. **按体重计算**　是目前临床上最常用、最基本的计算方法，其计算公式为：

每日（次）剂量＝患儿体重（kg）×每日（次）每公斤体重所需药量

患儿体重应以实际测量值为准，若计算结果超出成人剂量，以成人量为上限。

**考点：** 按体重计算药物剂量的方法

$A_2$ 型题

1. 患儿，3岁，体重16kg。因支气管肺炎需要用青霉素治疗，剂量5万/kg，分2次肌内注射，其每次用药量是（　　）

A. 30万 U　　　　　　　B. 40万 U　　　　　　　C. 50万 U

D. 60万 U　　　　　　　E. 80万 U

2. 患儿，1岁，体重10kg。因惊厥需要用地西泮2mg（1ml含10mg地西泮）应抽药液是（　　）

A. 0.2ml　　　　　　　　B. 0.6ml　　　　　　　　C. 0.8ml

D. 1ml　　　　　　　　　E. 1.2ml

**分析：** 每日（次）剂量＝患儿体重（kg）×每日（次）每公斤体重所需药量。故答案 1. 选 B；2. 选 A。

2. 按体表面积计算 按体表面积计算药物剂量较其他方法更为准确,但计算过程相对复杂。

$$小于30kg小儿体表面积(m^2)=体重(kg)\times0.035+0.1$$

$$大于30kg小儿体表面积(m^2)=[体重(kg)-30]\times0.02+1.05$$

$$每日(每次)剂量=患儿(kg)\times每日(次)每平方体表面积所需药量$$

3. 按年龄计算 用于剂量幅度大、不需十分精确的药物,如止咳糖浆、营养类药物。

4. 按成人剂量折算 用于未提供小儿剂量的药物,所得剂量偏小,一般不常用。

$$小儿剂量=成人剂量\times小儿体重(kg)/50$$

（三）给药方法

1. 口服法 是临床普遍使用的给药方法,优点是服用方便,对患儿的身心不良影响较小,只要条件允许,尽量使用口服给药。婴儿服药时可先将药片研碎用水调匀,喂药时抬高婴儿头部或抱起婴儿,用滴管或去掉针头的注射器喂服,以免呛咳。若用药匙喂药,应从患儿的口角处顺口颊方向将药液慢慢倒入,咽下后再将药匙拿开,若小儿一时不吞咽,则用拇指和食指轻捏小儿双颊,使之吞咽。

2. 注射法 用于急、重症患儿或不宜口服的药物。采用肌内注射、静脉注射和静脉滴注法。特点是起效快,但对小儿刺激大、容易造成恐惧。操作前对患儿作适当的解释,注射中多给予鼓励。肌内注射一般选择臀中肌和臀小肌。对哭闹挣扎的婴儿,可采取进针快、注射快、拔针快的"三快"技术,以缩短时间,防止发生意外。合作患儿则用"两快一慢",即进针和拔针快,注药慢。静脉注射多在抢救时使用,推注过程中速度要慢,避免药液外渗。静脉滴注不仅用于静脉给药,而且还用于补充液体、热量及各种营养等,须根据年龄、病情调控滴速,注意保持输液通畅。

**知识链接**

注射时应留 1/4 针头在皮肤外,以便万一因挣扎折断时,尚可捏住针头周围组织,请他人用血管钳夹住拔出断针。

3. 外用药 剂型较多,如水剂、粉剂、膏剂等,以软膏最常用。应用时可根据用药部位的不同,对患儿进行适当约束,以免因患儿抓、摸使药物误入眼、口而发生意外。

4. 其他 雾化吸入较常用,但需要有人在旁照顾。灌肠给药应用较少,可用缓释栓剂。含剂、漱剂主要用于年长儿。

## 小 结

儿科门诊预诊处的主要作用是发现传染病和区分病情轻重。儿科急诊抢救室设有病床,配有人工呼吸机、心电监护仪、气管插管用具等。儿科病房分病室、重症监护室等 7 部分。住院护理常规包括入院护理、住院护理、出院护理。住院患儿护理中重点是住院婴儿护理要点和住院幼儿的心理反应。小儿用药重点是药物的选择、剂量计算及给药的方法。

## 自 测 题

$A_1$型题

1. 下列不属于儿科抢救室须配置的设置是（　　　）

A. 心电监护仪　　B. 人工呼吸机

C. 供氧设备　　　D. 玩具柜

E. 喉镜

2. 儿科门诊设置预诊室,预诊的目的是（　　　）

A. 测量体温，为就诊作准备

B. 及时检出传染病患者，避免和减少交叉感染

C. 遇危重患儿，可及时护送急诊室抢救

D. 对需住院者，可由值班人员及时护送入院

E. 给患儿及家属进行咨询服务

3. 儿科病房不包括（　　）

A. 病室　　　　　B. 观察室

C. 医护办公室　　D. 游戏室

E. 盥洗室

4. 哪项不是住院的护理内容（　　）

A. 清洁卫生　　　B. 饮食护理

C. 基础护理　　　D. 环境介绍

E. 给药护理

5. 护理婴儿常用的心理沟通方式是（　　）

A. 因势利导　　　B. 做游戏

C. 搂抱与抚摸　　D. 适时鼓励

E. 社交

6. 幼儿入院后对一切感到陌生，再加上一些治疗操作，可能出现的退化行为是（　　）

A. 拒食　　　　　B. 闷不做声

C. 依赖性　　　　D. 哭闹

E. 吮指

7. 小儿皮肤护理正确的是（　　）

A. 会阴皱褶处要经常清洗

B. 避免使用塑料布包裹

C. 选用柔软、清洁的尿布

D. 更换尿布动作轻柔

E. 以上都正确

8. 婴儿禁用的镇静止惊药是（　　）

A. 吗啡　　　　　B. 水合氯醛

C. 氯丙嗪　　　　D. 地西泮

E. 异丙嗪

A₂ 题型

9. 患儿，女，2 个月。因患肺炎住院。住院当日护士在进行家属管理时，应除外（　　）

A. 介绍病区的探视制度

B. 耐心解释患儿病情

C. 解释疾病的预防知识

D. 允许将各种玩具带入病室

E. 积极与家属保持联系

10. 患儿，女，8 个月。因发热、咳嗽而服用依托红霉素加棕色合剂，在给患儿口服给药时，不妥的一项是（　　）

A. 喂药前洗净双手，戴口罩

B. 认真做好"三查七对"

C. 药片研成粉加少许糖浆

D. 与乳汁或食物混合喂入

E. 喂完药观察患儿服药后反应

（张基梅）

# 第6章 儿科常用护理技术

**·引 言·**

你知道怎样测量宝宝的体重和身长吗？你会为新生儿洗澡、换尿布吗？当宝宝出现"红屁股"时，又该怎样处理呢？当宝宝生病需要输液时，可以选择哪个输液部位呢？哪些小儿需要进行蓝光照射？为什么有些新生儿要放在保暖箱呢？本章将为你们解答这些问题。

## 一、更换尿布法

**（一）目的**

保持小儿臀部清洁舒适，预防尿布皮炎的发生，避免着凉，保持床铺整洁。

**（二）评估**

小儿年龄（月龄）、性别，小儿发育情况，喂养方式，有无感染性疾病或先天性疾病。

**（三）计划**

1. 操作者准备　仪表端庄，着装整洁，洗手。
2. 用物准备　尿布/一次性尿不湿、湿巾、护臀霜或鞣酸软膏，必要时备温水一盆。
3. 环境准备　床单位整洁，环境温、湿度适宜，空气清新，光线充足。

**（四）实施**

更换尿布法的实施见表6-1。

**表6-1　更换尿布法的实施**

| 操作步骤 | 注意事项 |
| --- | --- |
| 1. 核对小儿床号、姓名、住院号、性别。向家长说明更换尿布的意义、操作过程 | |
| 2. 携用物至床旁，拉下一侧床档，将尿布/一次性尿不湿折好，放于床边备用 | 防止坠床 |
| 3. 将婴儿盖被拉开，解开被大小便污染的尿布 | 注意保暖 |
| 4. 用一手握住婴儿的两脚轻轻提起，露出臀部，另一手取下污湿尿布，将污湿部分卷折在内面，扔在污物桶内（图6-1） | 动作要轻快，避免暴露上半身 |
| 5. 将干净尿布一端垫放于腰下，另一端由两腿之间上拉到腹部，用尿布带环绕固定，并在下腹部打结（图6-2） | 尿布包扎松紧要适宜，过紧会影响活动，过松会使大便外溢 |
| 6. 必要时用温水/湿巾洗净臀部，用毛巾将臀部吸干，再用上法换上清洁尿布（图6-3） | 男婴要确保阴茎指向下方，避免尿液从尿片上方漏出。检查尿布是否包扎合适，松紧适宜，大腿和腰部不能留有缝隙，造成排泄物外溢 |
| 7. 拉平衣服，整理床铺。洗手，并做好记录 | |

**考点：更换尿布法的实施**

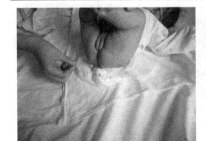

图6-1　更换尿布法（1）

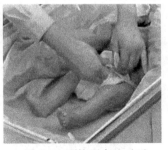

图6-2　更换尿布法（2）

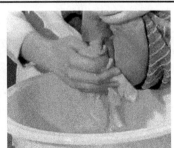

图6-3　更换尿布法（3）

# 二、臀红护理法

**案例 6-1**

患儿，女，10 个月，因腹泻、呕吐 2 天入院，诊断为小儿肠炎，查体发现肛周皮肤潮红，伴有皮疹破溃，脱皮。

**问题：** 1. 该患儿臀红属于几度？
2. 如何为该患儿进行护理？
3. 如何指导家长预防尿布皮炎？

尿布皮炎是婴儿臀部皮肤长期受尿液、粪便及漂洗不净的湿尿布刺激、摩擦或局部湿热（如用塑料膜、橡胶布等）引起皮肤潮红、破溃甚至糜烂及表皮剥脱，因此又称为臀红（图 6-4）。尿布皮炎多发生于外生殖器、会阴和臀部。病损可轻可重，容易继发感染。尿布皮炎分为轻度（局部表皮潮红）和重度，重度又分为：①重 I 度：局部皮肤潮红，伴有皮疹（图 6-5）；②重 II 度：除以上表现外，并有皮肤溃疡、脱皮（图 6-6）；③重 III 度：局部大片糜烂或表皮剥落，有时可继发细菌或真菌感染。

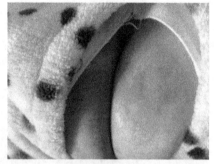

图 6-4　臀红

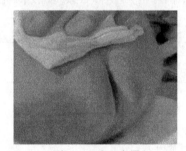

图 6-5　重 I 度臀红

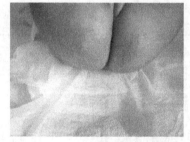

图 6-6　重 II 度臀红

**考点：臀红的分度**

**（一）目的**

保持臀部皮肤的清洁、干燥、舒适，使原有的尿布皮疹逐渐痊愈；减轻患儿疼痛，促进受损皮肤康复。

**（二）评估**

评估患儿的年龄、尿布皮炎的程度，并找出相关因素；家长对尿布皮炎知识的了解程度。

**（三）计划**

1. 操作者准备　仪表端庄，态度和蔼，洗手，戴口罩。

2. 用物准备　清洁尿布、尿布桶、脸盆内盛温开水、小毛巾、棉签、弯盘、药物（0.02%高锰酸钾溶液、茶油、3%~5%鞣酸软膏、氧化锌软膏、鱼肝油软膏、康复新溶液、硝酸咪康唑霜、莫匹罗星软膏等）、红外线灯或鹅颈灯。

3. 环境准备　室内整洁，温、湿度适宜，空气新鲜，光线充足。

**（四）实施**

尿布皮炎护理法的实施见表 6-2。

### 表6-2　尿布皮炎护理法的实施

| 操作步骤 | 注意事项 |
| --- | --- |
| 1. 备齐用物，携物至床旁，核对患儿床号、姓名、性别。向家长说明尿布皮炎护理意义、操作过程及如何配合，取得家长的配合，放下床档 | 重度尿布皮炎者所用尿布应煮沸、消毒液浸泡或阳光下暴晒，以杀灭细菌<br>注意安全 |
| 2. 轻轻掀开患儿下半身盖被，解开污湿尿布，轻提患儿双足，将尿布洁净端由上向下擦净会阴及臀部，大便时将污湿尿布对折于臀下 | 注意保暖 |
| 3. 用温水清洗会阴及臀部，并用小毛巾吸干水分，取出污湿尿布，卷折放入尿布桶内 | 清洗顺序由上向下，会阴→左侧腹股沟→右侧腹股沟→肛门周围<br>臀部清洗时禁用肥皂水，避免用小毛巾直接擦洗，可用手蘸水冲洗，然后用干毛巾轻轻吸干 |
| 4. 用清洁尿布垫在臀下，使臀部暴露于空气或阳光下，每日2～3次，每次10～20分钟 | 暴露时注意保暖，避免受凉 |
| 5. 若重度尿布皮炎者也可用红外线灯或鹅颈灯照射臀部，灯泡25～40W，灯泡距臀部患处30～40cm，每日2次，每次10～15分钟（图6-7） | 照射时应有护士守护患儿，避免烫伤；<br>若为男孩，应用尿布遮盖会阴部 |
| 6. 将蘸有油类或药膏的棉签贴在皮肤上轻轻滚动，均匀涂药，用后的棉签放入弯盘内 | 根据臀部皮肤受损程度选择油类或药膏：轻度臀红，涂茶油或鞣酸软膏；重Ⅰ、Ⅱ度尿布皮炎，涂鱼肝油软膏；重Ⅲ度尿布皮炎，涂鱼肝油软膏或康复新溶液，每日3～4次。继发感染时，可用0.02%高锰酸钾溶液冲洗吸干，然后再涂软膏；如为真菌感染，予以硝酸咪康唑霜（达克宁霜）；如为细菌感染，予以莫匹罗星软膏（百多邦软膏）等，每日2次，用至局部感染得到控制。涂抹油类或药膏时，不可在皮肤上反复涂擦，以免剧疼痛及导致脱皮 |
| 7. 为患儿包好尿布，拉平衣服，盖好盖被，提上床档 | |
| 8. 整理用物，洗手，记录 | |

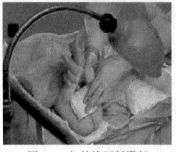

图6-7　红外线照射臀部

✎ 护考链接

A₃型题

患儿，男，1岁，因发热，腹泻3天入院。诊断为小儿肠炎，查体发现肛周皮肤潮红，伴皮疹，有少许脱皮。

1. 该患儿臀红程度为（　　）

A. 轻度　　　　　B. 重Ⅱ度　　　　　C. 重Ⅰ度

D. 重Ⅲ度　　　　E. 中度

2. 该患儿局部清洗后涂药宜选用（　　）

A. 红霉素软膏　　　　B. 鞣酸软膏　　　　C. 鱼肝油软膏

D. 硝酸咪康唑霜　　　E. 硫酸锌软膏

**分析：** 1. 臀红分为轻度（局部表皮潮红）和重度，重度又分为：①重Ⅰ度：局部皮肤潮红，伴有皮疹；②重Ⅱ度：除以上表现外，并有皮肤溃疡、脱皮；③重Ⅲ度：局部大片糜烂或表皮剥落，有时可继发细菌或真菌感染。故答案选B。

2. 臀红患儿根据臀部皮肤受损程度选择油类或药膏：轻度臀红，涂茶油或鞣酸软膏；重Ⅰ、Ⅱ度臀红，涂鱼肝油软膏；重Ⅲ度臀红，涂鱼肝油软膏或康复新溶液，每日3～4次。故答案选C。

知识链接　　　　　　　　　**尿布皮炎的预防**

为了避免尿布皮炎的发生，可采取一些预防措施：①保持臀部皮肤清洁干燥，及时更换污湿的尿布。②小儿每次大便后，需要温水洗净臀部、会阴和外生殖器，然后涂3%鞣酸软膏或消毒的植物油。③应选用质地柔软、吸水性强的棉织品作尿布。④切忌用塑料布或油布直接包裹小儿的臀部，更换尿布时，不宜包裹太紧。⑤洗涤尿布时应漂净肥皂沫。

**案例 6-1（续）**

该患儿入院第 2 天，发现臀部皮肤化脓，已继发细菌感染。

**问题：** 4. 现如何护理?

# 三、约　束　法

## （一）目的

限制患儿活动，便于诊疗及护理操作；保护意识不清或躁动不安的患儿，以免发生意外。

## （二）评估

评估患儿的病情，意识状况，配合程度，肢体活动度，约束部位皮肤状况，需要使用保护具的种类和时间。

## （三）计划

1. 操作准备　着装整洁，洗手。

2. 用物准备　①全身约束：大毛巾或床单；②手或足约束：手足约束带或棉垫、绷带，小夹板，约束手套。

3. 环境准备　室内安静、整洁，温、湿度适宜，光线充足。

## （四）实施

约束法的实施见表 6-3。

**表 6-3　约束法的实施**

| 操作步骤 | 注意事项 |
| --- | --- |
| 1. 携用物至床旁，核对患儿床号、姓名、住院号，向家长说明约束法的意义、操作过程及如何配合，取得家长的合作并签署知情同意书 | |
| 2. 全身约束法 | 注意观察生命体征，尤其是呼吸情况，保证气道通畅 |
| （1）大毛巾或被单折成与患儿肩部至踝部同等长度，再把患儿放在中间 | |
| （2）将患儿右边的被单紧包右侧上肢与躯干和下肢（踝部以上），由身体前面卷至对侧腋下，压于身后 | 包裹松紧适宜，避免过紧损伤患儿皮肤，影响血运，而过松则失去约束意义 |
| （3）将患儿左侧被单，由身体前卷至右侧压于身后，必要时用带子固定（图 6-8） | 保持患儿姿势舒适，定时给予短时的姿势改变，以减少疲劳 |
| 3. 手或足约束法 | 约束期间，随时观察局部皮肤颜色、温度，掌握血液循环情况。每 2 小时解开 1 次，并协助患儿翻身；如发现肢体苍白、麻木、冰冷时，应立即放松约束带 |
| （1）约束带法：患儿仰卧于床上，或维持一舒适的姿势。用约束带布的一端平整缠绕于手腕部或踝部，布带打结后系于床沿（图 6-9） | 结扎时松紧度适宜，以能伸进 1 到 2 指为原则。以手或足不易脱出又不影响血液循环为宜 |
| （2）夹板法：为防止关节屈曲，如手术、持续静脉输液时。选择适合患儿四肢关节的夹板。以腕部或关节部为中心，在其上下处用胶布或绷带固定 | 夹板长度应超过关节处 |
| （3）手套法：并拢五指，戴上并指手套，在腕部系好带子 | 腕部带子松紧要适宜，以免影响血液循环 |
| 4. 砂袋约束法：根据需约束部位的不同而决定砂袋的放置位置。 | |
| （1）将 2.5kg 重砂袋（用橡皮布缝制，以便消毒），套上布套 | |
| （2）固定头部，防止转动，两个砂袋呈"人"字，放在头部 | |
| （3）防止患儿踢被，可将两个砂袋分别放在患儿两肩旁的棉被处 | |
| （4）需侧卧时，将砂袋放于患儿背后，可避免其翻身 | |
| 5. 为患儿盖好盖被，整理床单位 | |
| 6. 整理用物，洗手，记录 | 准确记录并交接班，包括约束的原因、时间、约束带的数目，约束部位，约束部位皮肤状况，解除约束时间等 |

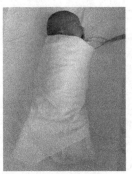
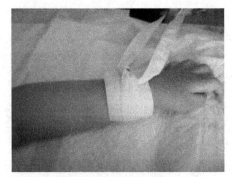

图 6-8　全身约束法　　　　　　　　图 6-9　约束带约束法

考点：约束法的注意事项

# 四、婴儿沐浴法

## 婴儿盆浴法

### （一）目的

使婴儿舒适、皮肤清洁，预防皮肤感染；促进血液循环，协助婴儿皮肤的排泄和散热，活动肌肉和肢体；观察全身情况，尤其是皮肤情况（有无皮疹、出血点、破损等）。

### （二）评估

评估婴儿的病情、皮肤，家长对沐浴的理解和认识；婴儿的月龄、合作程度及哺乳时间。

### （三）计划

1. 操作者准备　仪表端庄，修剪指甲，洗手，戴口罩。

2. 用物准备　①棉布类：婴儿尿布及衣服，大毛巾、包布、面巾各 1 块，浴巾 2 块；②护理盘：备安尔碘棉签、梳子、指甲刀、婴儿沐浴液、手消毒液，必要时备滴眼液、护臀膏、小苏打、液状石蜡等；③浴盆：内备温热水（2/3 满），洗澡时水温 38～40℃，备水时温度稍高 2℃；④其他：必要时备大单、被套、枕套、婴儿秤、水温计等。

3. 环境准备　室内安静、整洁，温、湿度适宜。

### （四）实施

婴儿盆浴法的实施见表 6-4。

表 6-4　婴儿盆浴法的实施

| 操作步骤 | 注意事项 |
| --- | --- |
| 1. 携用物至床旁，核对小儿床号、姓名、性别。向家长说明盆浴的意义、操作过程 | 婴儿盆浴于喂乳前或喂乳后 1 小时进行，以免呕吐和溢乳 |
| 2. 从下往上依次放好干净包被、衣服、尿布及浴巾于操作台上。澡盆铺好一次性浴巾。水温计测量水温 | 水温准确防烫伤 |
| 3. 脱去衣服，保留尿布，用大毛巾包裹婴儿全身 | 此时可根据需要测量体重并记录，减少暴露，动作轻快，注意保暖 |
| 4. 用单层面巾由内眦向外眦擦拭眼睛，更换面巾部位擦另一眼，然后擦耳，最后擦面部，用棉签清洁鼻孔 | 禁用婴儿沐浴液擦洗面部，注意擦洗耳后皮肤皱褶处；沐浴时，注意水温保持恒定 |
| 5. 抱起婴儿，以左手托住婴儿的枕部、腋下夹住躯干，左手拇指和中指分别向前折婴儿耳郭以堵住外耳道口（图 6-10）。将婴儿沐浴液涂于右手上，洗头、颈，然后用清水冲洗后用面巾吸干 | 防止水流入耳内、鼻腔内。对头顶部的皮脂结痂不可用力清洗，可涂消毒的植物油或液状石蜡浸润，待次日轻梳去结痂后再予洗净 |
| 6. 以左手握住婴儿左臂靠近肩处使其颈枕于护士手腕处，再以右前臂托住婴儿双腿，用右手握住婴儿左腿靠近腹股沟处使其臀部位于护士手掌上，轻放婴儿于水中（图 6-11） | 以免婴儿在盆内滑倒、碰伤、跌伤 |

续表

| 操作步骤 | 注意事项 |
|---|---|
| 7. 松开右手，用另一浴巾淋湿婴儿全身，抹婴儿沐浴液按顺序洗颈下、胸、腹、腋下、臂、手、腿、脚，随洗随用清水冲洗；右手从婴儿前方握住左肩及腋窝处，使婴儿头颈部趴在护士右前臂，左手抹婴儿沐浴液清洗后颈及背部；最后抹婴儿沐浴液清洗会阴、臀部（图6-12） | 在清洗过程中，护士左手始终将婴儿握牢，只有在洗背部时左右手交接婴儿，使其靠在护士手臂上洗净皮肤皱褶处，注意观察婴儿反应、面色、呼吸及肤色等，如发现异常情况停止沐浴，并及时报告医生 |
| 8. 洗毕，迅速将婴儿抱出，用大毛巾包裹全身将水分吸干。对全身各部位从上到下按顺序检查，根据需要做好眼部、口腔护理。脐带未脱落者，给予脐部护理；液状石蜡棉签清理外阴皮肤的胎脂；臀红者，给予臀部护理 | 将女婴阴唇分开，自上而下涂消毒液状石蜡1次。将男婴包皮向后推，用消毒液状石蜡棉签轻轻将污物擦净，再将包皮推回 |
| 9. 为婴儿更换衣服，尿布，整理床单位 | |
| 10. 整理用物，洗手，记录 | 避免交叉感染 |

考点：婴儿盆浴法的实施

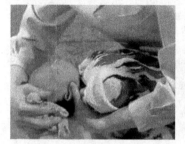
图6-10　洗婴儿头部

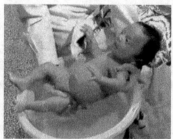
图6-11　婴儿入盆

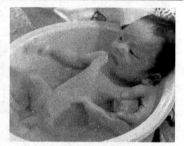
图6-12　婴儿洗身

## 🖊 护考链接

A₁ 型题

为婴儿沐浴时不正确的方法是（　　　　）

A. 水温调至37～39℃

B. 头顶部的皮脂结痂可用液状石蜡浸润，次日轻轻梳去

C. 头面部用香皂洗净，香皂沫勿进入耳、眼内

D. 注意观察全身情况

E. 注意洗净皮肤皱褶处

**分析：** 婴儿盆浴清洗面部时用单层面巾由内眦向外眦擦拭眼睛，更换面巾部位擦另一眼，然后擦耳，最后擦面部，用棉签清洁鼻孔。清洗头部时，将婴儿沐浴液涂于手上，洗头、颈，然后用清水冲洗后用面巾吸干。故答案选C。

## 婴儿淋浴法

**（一）目的**

同盆浴法。

**（二）评估**

同盆浴法。

**（三）计划**

1. 操作者准备　同盆浴法。

2. 用物准备　①棉布类：同盆浴法；②护理盘：同盆浴法；③淋浴设施；④其他：同盆浴法。

3. 环境准备　同盆浴法。

## （四）实施

婴儿淋浴法的实施见表 6-5。

表 6-5　婴儿淋浴法的实施

| 操作步骤 | 注意事项 |
|---|---|
| 1. 携用物至床旁，核对小儿床号、姓名、性别 | 于喂乳前或喂乳后 1 小时进行，以免呕吐和溢乳 |
| 2. 从下往上依次放好干净包被、衣服、尿布及浴巾于操作台上。沐浴床上铺一次性浴垫，测水温 38～40℃ | 水温准确防烫伤 |
| 3. 将新生儿裸露放于沐浴床上，擦洗双眼（由内眦向外眦），洗净面部及耳后，注意皮肤皱褶处（图 6-13） | 此时可根据需要测量体重并记录，减少暴露，动作轻快，注意保暖 |
| 4. 清洁头发，洗头时用拇指和中指将新生儿双耳郭向内盖住耳道，防止耳进水 | 淋浴时，注意水温保持恒定。洗净皮肤皱褶处，防止水流入耳内、鼻腔内 |
| 5. 温水淋湿全身，取沐浴液按颈、腋下、双上肢、手、前胸、后背、双下肢、臀部皮肤顺序涂抹，边洗边冲净浴液 | 以免婴儿碰伤、跌伤。注意观察婴儿反应、面色、呼吸及肤色等，如发现异常情况停止淋浴，并及时报告医生 |
| 6. 淋浴后将新生儿抱至治疗台上，用大毛巾按以上顺序轻柔迅速沾干全身，注意保暖 | |
| 7. 脐带未脱落者，给予脐部护理；液状石蜡棉签清理外阴皮肤的胎脂；臀红者，给予臀部护理；根据需要做好眼部、口腔护理（图 6-14） | 脐带未脱落者避免被水浸泡或污水污染，可使用脐带贴 |
| 8. 为婴儿更换衣服、尿布，整理床单位 | |
| 9. 整理用物，擦拭沐浴池、沐浴台、操作台、水龙头和磅秤等用物，做好终末处理 | 避免交叉感染 |
| 10. 洗手，记录 | |

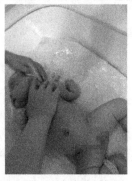
图 6-13　洗净皮肤皱褶处

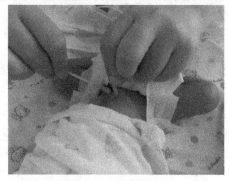
图 6-14　脐部护理

**知识链接**　　　　　　新生儿游泳法注意事项

1. 泳疗时室温 26～28℃，水温 38～40℃。

2. 检查游泳圈的安全性能，保险扣是否扣牢，是否漏气，大小是否合适。

3. 泳疗应在两次喂奶之间。

4. 过程中观察新生儿的反应及精神状态，游泳时间控制在 10 分钟。操作者与新生儿的距离在一臂之内。

5. 游泳圈应套住新生儿的颈部，检查是否垫托在预设位置。新生儿脐部贴防水护脐贴保护。

# 五、婴 儿 抚 触

婴儿抚触是通过抚触者双手对婴儿皮肤各部位进行有次序、有手法技巧的抚摸，让大量温和的良好刺激通过皮肤的感受器传到中枢神经系统，产生生理效应。通过对婴儿的抚触，达到促进血液循环、提高免疫力；促进生长发育，有利于身心健康发展；改善消化功能增进睡眠，平复焦虑情绪，减少哭泣；促进母婴感情交流，让婴儿感受到爱和关怀，培养独立自信的性格。婴儿抚触一般在每天沐浴后进行，抚触者要用爱、情、心抚触婴儿的全身皮肤，要做到手法温柔流畅，让婴儿感觉到舒适愉快。皮肤有感染及患严重疾病的婴儿不适于抚触。

## （一）目的

促进婴儿与父母的情感交流，促进神经系统的发育，提高免疫力，加快食物的消化和吸收，减少婴儿哭闹，增加睡眠。

## （二）评估

评估婴儿身体情况。

## （三）计划

1. 操作准备　着装整洁，洗手。

2. 用物准备　婴儿润肤油、清洁衣服、包被及尿布、大毛巾、平整的操作台、椅子、音乐设备。

3. 环境准备　关闭门窗，调节室温 28℃。

## （四）实施

婴儿抚触的实施见表 6-6。

**表 6-6　婴儿抚触的实施**

| 操作步骤 | 注意事项 |
| --- | --- |
| 1. 工作人员去除手表、手链，修剪指甲，洗手，温暖双手 | 根据婴儿状态决定抚触时间，避免在饥饿或进食后 1 小时内进行，最好在婴儿沐浴后进行，时间 10～15 分钟 |
| 2. 脱去婴儿衣服、尿布，将其放在操作台上，婴儿身下垫大毛巾 | 保持环境安静，可播放音乐帮助放松，注意与婴儿进行语言和目光的交流 |
| 3. 工作人员掌心倒润肤油揉搓后，对以下各部位进行按摩。动作开始要轻柔，慢慢增加力度，每个动作重复 4～6 次 | 按摩前操作者需温暖双手，将婴儿润肤油倒在掌心揉搓，按摩油避免入婴儿眼内 |
| （1）头面部：①用两手拇指指腹从眉间滑向两侧至发际。②用两手拇指从下颌中央向外侧、向上滑动成微笑状。③一手轻托婴儿头部，另一手指腹从婴儿一侧前额发际抚向枕后，避开囟门，中指停在耳后乳突处，轻轻按压，换手同法按摩另一侧 | 按摩面要广，注意用力适当，避免过轻或过重 |
| （2）胸部：操作者两手分别放在两侧肋缘，右手向上滑至婴儿右肩→复原；左手向上滑至左肩→复原，通过交叉滑动，在婴儿的胸部划成一个大的交叉 | 观察婴儿是否有不适或异常，如哭吵明显、肌张力增高，肤色改变，发生呕吐时应停止按摩。避开乳头 |
| （3）腹部：①按顺时针方向按摩腹部，避开脐部和膀胱。②从左上腹轻压按摩至左下腹，画出"I"字，反复多次。③从右上腹轻压按摩经左上腹到左下腹，画出倒置"L"，反复多次。④从右下腹轻压按摩经右上腹和左上腹至左下腹，画出倒置的"U"字，反复多次<br>用关爱的语调跟婴儿说"我爱你" | 皮肤有感染灶、肠梗阻、臂丛神经损伤急性期、骨折时禁忌按摩，避开脐部 |

续表

| 操作步骤 | 注意事项 |
| --- | --- |
| （4）四肢：①两手握住婴儿一侧胳膊，交替从上臂至手腕轻轻挤捏。②然后双手夹住婴儿的手臂，从上到下搓滚。③在确保婴儿手部不受伤害的前提下，用两手拇指的指腹从婴儿掌心按摩至手指，并捏拉每个手指。④以相同方法按摩对侧手臂及双下肢。⑤在确保脚踝不受伤害的前提下，用两手拇指的指腹从婴儿脚后跟按摩至脚趾并捏拉脚趾各关节 | |
| （5）背部：婴儿呈俯卧位，以脊柱为中线，双手分别于脊柱两侧由中央向两侧滑行，从背部上端开始逐渐下移到臀部，最后由头部沿脊柱抚触至臀部。每天按摩2～3次，每次10～15分钟 | |
| 4. 抚触后处理：为新生儿兜好尿布，穿好衣服，裹好包被送回母亲处，核对母亲及新生儿信息，整理床单位用物，洗手记录 | |

# 六、颈外静脉穿刺术

**案例6-2**

患儿，男，15个月，因发热、腹泻4日入院。诊断为小儿腹泻。医嘱予以抽血查血电解质、血常规。护士需要为患儿采集血标本。

**问题：** 如果你是该患儿的责任护士，可采用哪些部位采血？

## （一）目的

采集血标本，为诊断及治疗疾病提供依据。

## （二）评估

评估患儿的年龄、病情、意识状况及采血的目的，穿刺部位皮肤和血管情况；患儿的心理状况，合作程度。

## （三）计划

1. 操作者和助手准备　着装整洁，洗手，戴口罩。

2. 用物准备　治疗盘内有0.2%安尔碘、棉签、无菌棉球、注射器、真空采血试管、弯盘、锐器盒、手消毒液。做血培养时备酒精棉签。

3. 环境准备　室内整洁，温、度适宜，光线充足。

## （四）实施

颈外静脉穿刺术的实施见表6-7。

表6-7　颈外静脉穿刺术的实施

| 操作步骤 | 注意事项 |
| --- | --- |
| 1. 备齐用物，放于治疗台上。核对床号、姓名、检验项目，将检验条形码贴于真空采血试管。向家长说明颈外静脉穿刺的目的、方法，取得家长的合作 | 适用于6个月以上小儿或肥胖儿童。有严重心肺疾病、新生儿、一般情况不佳、病情危重和有出血倾向或凝血功能障碍者禁用 |
| 2. 按全身约束法包裹患儿，抱至治疗台上，患儿仰卧，头偏向一侧，肩齐台沿，肩下放一小枕，铺治疗巾。助手站患儿右侧，用双臂按住患儿身躯，双手扶面颊与枕部。使头颈转向穿刺对侧90°，并后仰45°，使颈外静脉充分显露穿刺处（图6-15） | 勿蒙住患儿口、鼻 |

续表

| 操作步骤 | 注意事项 |
|---|---|
| 3. 操作者站在患儿头端，选穿刺点于下颌角与锁骨上缘中点连线之上 1/3 处（图 6-16），常规消毒穿刺部位皮肤后，左手食指压迫颈外静脉近心端，拇指拉紧穿刺点下方皮肤，右手持注射器沿血液回心方向，待患儿啼哭静脉显露最清晰时于颈外静脉外缘针头与皮肤呈 30°进针，有回血后固定针头，负压真空采血，用无菌干棉球压迫进针部位拔针，继续压迫 3～5 分钟（图 6-17） | 严格执行无菌操作，防止感染。固定体位后立即操作，以防患儿头部下垂时间长而影响头部血液回流。穿刺时应注意观察患儿面色和呼吸，发现异常应立即停止采血并及时报告医生。如无回血，可将针头缓缓后退，边退边抽，抽到血后固定针头。压迫止血时用力适度，既要防止出现血肿，又要避免压迫气管，阻碍呼吸 |
| 4. 助手用手托起患儿头部，安抚患儿，检查局部无出血后送回病室。血标本送检验科检查 | |
| 5. 整理衣服和用物，洗手 | |

考点：颈外静脉穿刺术的实施及注意事项

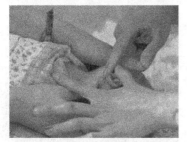

图 6-15 暴露颈外静脉穿刺处

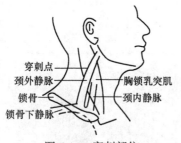

穿刺点
颈外静脉
锁骨
锁骨下静脉
胸锁乳突肌
颈内静脉

图 6-16 穿刺部位

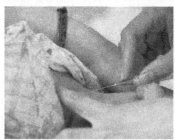

图 6-17 颈外静脉穿刺

# 七、股静脉穿刺术

## （一）目的

采集血标本，为诊断及治疗疾病提供依据。

## （二）评估

评估患儿的年龄、病情、意识状况及采血的目的；患儿的腹股沟、会阴皮肤和血管情况；患儿的心理状况及合作程度。

## （三）计划

1. 操作者和助手准备　同颈外静脉穿刺术。

2. 用物准备　同颈外静脉穿刺术。

3. 环境准备　同颈外静脉穿刺术。

## （四）实施

股静脉穿刺术的实施见表 6-8。

表 6-8　股静脉穿刺术的实施

| 操作步骤 | 注意事项 |
|---|---|
| 1. 备齐用物，放于治疗台上。核对小儿床号、姓名、检验项目。向家长说明股静脉穿刺的意义、操作过程 | 有出血倾向或凝血功能障碍者，禁用此法 |
| 2. 清洗患儿会阴及腹股沟区皮肤，更换尿布并包裹会阴部 | 以免排尿时污染穿刺点 |
| 3. 患儿仰卧，垫高穿刺侧臀部。助手站在头端约束患儿，使患儿大腿呈青蛙状，即外展、外旋、膝关节屈曲成直角，充分暴露股静脉穿刺处（图 6-18） | 助手双手分别握住患儿的双侧膝部并固定于床上，固定肢体时勿用力过猛，以防损伤组织 |
| 4. 操作者站在患儿足端，常规消毒穿刺部位皮肤及操作者左手食指 | 严格执行无菌操作，防止感染，穿刺处皮肤不得有糜烂或感染 |

续表

| 操作步骤 | 注意事项 |
|---|---|
| 5. 穿刺 | |
| （1）垂直穿刺法：操作者左手指在腹股沟中、内 1/3 交界处触到股动脉搏动点，右手持注射器沿股动脉搏动点内侧 0.3～0.5cm 处垂直刺入，边向上提针边抽回血，见回血后固定针头，抽取所需血量后拔针（图6-19） | 若穿刺失败，不宜在同侧多次穿刺，以免形成血肿；若回血呈鲜红色，表明误刺入股动脉，应立即拔出针头，用无菌纱布紧压 5～10 分钟，直到无出血为止 |
| （2）斜刺法：在腹股沟下 1～3cm 处，针头与皮肤呈 45°向股动脉搏动点内侧 0.3～0.5cm 处呈向心方向刺入（图 6-20）见回血固定，随即采血 | 针头勿向上穿刺太深，以防伤及腹腔内脏器 |
| 6. 拔针后立即用无菌干棉球加压止血 3～5 分钟。将血标本送检验科检查 | 用指腹按压于棉球上，要有一定的力度时间：静脉 3～5 分钟，动脉 5～10 分钟观察：穿刺侧肢体皮肤颜色 |
| 7. 安抚患儿，整理衣服和用物 | 保持穿刺点清洁干燥，无菌棉球覆盖 24 小时，防止大小便污染 |
| 8. 整理用物，洗手 | |

**考点：股静脉穿刺术的实施及注意事项**

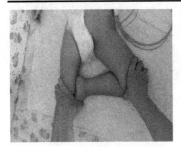
图 6-18　股静脉穿刺体位

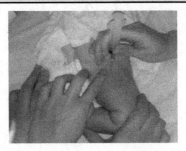
图 6-19　股静脉穿刺（垂直穿刺法）

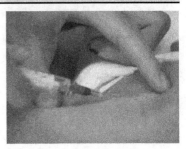
图 6-20　股静脉穿刺（斜刺法）

# 八、小儿头皮静脉输液

**案例6-3**

患儿，男，14 个月，因发热 5 天入院。诊断为急性扁桃腺炎。医生开医嘱为：0.9%氯化钠注射液（50ml），头孢曲松钠注射剂 0.8g，静脉滴注，滴速为 30 滴/分。

**问题：** 如果你是责任护士，如何为该患儿进行头皮静脉输液？

**考点：头皮静脉输液常选用的头皮静脉**

小儿头皮静脉极为丰富，分支甚多，互相沟通交错成网，且静脉浅表易见，不易滑动、便于固定，方便小儿肢体活动，不影响诊疗和护理工作。因此，婴幼儿输液多采用头皮静脉，常选用额上静脉、颞浅静脉和耳后静脉等（图6-21、图6-22）。

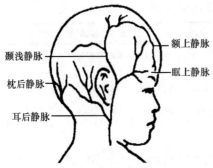
图 6-21　小儿常用头皮静脉部位

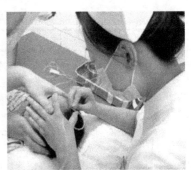
图 6-22　小儿头皮静脉穿刺图

（一）目的

使药物快速进入体内；补充水分、电解质，维持体内水电解质平衡；营养支持；补充血容量，维持血压，改善微循环。

（二）评估

评估患儿的年龄、病情、意识状况、心肺肝肾功能及合作程度；患儿的头皮静脉解剖位置和充盈程度。

（三）计划

1. 操作者和助手准备　洗手，戴口罩。

2. 用物准备　治疗盘、输液器、头皮针（一般选用 5.5 号）或者 24G 留置针、按医嘱备液体和药物、消毒液、棉签、胶布/输液贴、治疗巾、弯盘、手消毒液、输液架，根据需要配剃刀，必要时备约束、固定用品。

3. 环境准备　室内整洁，温、湿度适宜，光线充足。

（四）实施

小儿头皮静脉输液的实施见表 6-9，小儿头皮静脉和动脉的鉴别要点见表 6-10。

表 6-9　小儿头皮静脉输液的实施

| 操作步骤 | 注意事项 |
| --- | --- |
| 1. 携用物至床旁，核对小儿床号、姓名、住院号。向家长说明小儿头皮静脉输液的目的和操作过程，以取得合作 | 按医嘱配好药液，注意药物配伍禁忌 |
| 2. 检查药液（开启瓶盖），挂于输液架上（禁止重新放回治疗车或盘内），打开输液器，插入瓶塞至针头根部。排气一次成功，对光检查输液管有无气泡，备好胶布 | 根据药品说明书选择合适的输液器 |
| 3. 将枕头放置床沿，患儿取仰卧或侧卧位，枕上垫治疗巾，助手固定其肢体和头部 | 一人操作时全身约束法约束患儿 |
| 4. 操作者站于患儿头端，仔细选择静脉（图 6-21），必要时剃去局部头发，安尔碘消毒皮肤两遍，待干 | 严格执行查对制度和无菌技术操作原则，选择静脉时尽量避开骨隆突处 |
| 5. 再次查对，操作者以左手拇指、食指分别固定静脉两端皮肤，右手持针沿静脉向心方向进针，当针头刺入静脉时阻力减小，有落空感同时有回血，再进针少许。松开输液器调节夹，如无异常，妥善固定针头及输液器（图 6-22） | 穿刺中注意患儿面色和呼吸等，注意区分头皮动静脉。如回血为鲜红色血，或推注少量液体时皮肤变白则提示已穿刺头皮动脉，立即拔针。血管细小或充盈不全常无回血，可用注射器轻轻抽吸，也可推入极少量液体，如局部无隆起，推之畅通无阻，即证实穿刺成功。输注两种不同药物间有配伍禁忌时，在前一种药物输注结束后，应冲洗导管或更换输液器，再接下一种药物继续输注 |
| 6. 调节滴速，再次核对，交代患儿家长注意事项 | 根据药物说明书或医嘱调节输液滴速。加强输液巡视，如液体滴速、输注通畅性、局部肿胀及输液反应等。超过 24 小时输液者，应更换输液装置 |
| 7. 整理用物，洗手，记录。输液完毕，轻轻取下胶布，关闭调节器，拔出针头，用无菌棉签压迫 | |

考点：头皮静脉输液的实施及注意事项

表 6-10　小儿头皮静脉和动脉的鉴别要点

| 项目 | 头皮静脉 | 头皮动脉 |
| --- | --- | --- |
| 外观 | 浅蓝色，啼哭时充血明显，树枝状 | 浅红色，啼哭时充血不明显，弯曲状 |
| 搏动 | 无 | 有 |
| 管壁 | 薄，易被压瘪 | 厚，不易被压瘪 |
| 活动度 | 不易滑动 | 易滑动 |
| 血流方向 | 向心 | 离心 |
| 推注时状态 | 阻力小 | 阻力大，注射药物时局部皮肤呈树枝状苍白，患儿可出现痛苦状或尖叫 |

# 九、光照疗法

患儿，男，足月儿，4 日龄，因皮肤黄染 2 日入院。诊断为新生儿高胆红素血症。现医生开出医嘱为：蓝光治疗（双面蓝光箱）。

**问题：** 1. 你作为该患儿责任护士，如何为患儿进行蓝光治疗的护理？

光照疗法可使血中的未结合胆红素氧化分解为水溶性异构体，随胆汁、尿液排出体外，适用于高胆红素血症、新生儿溶血、胆红素代谢先天障碍等，可减轻黄疸的程度。

**考点：蓝光治疗的适应证**

## （一）目的

治疗新生儿高胆红素血症，降低血清胆红素浓度。

## （二）评估

评估患儿的胎龄（早产儿、足月儿）、病情、皮肤情况、黄疸的程度及范围、胆红素检查结果；光疗箱等设备是否清洁、安全，性能是否良好。

## （三）计划

1. 操作者准备　着装整洁，洗手。

2. 用物准备

**考点：光疗时，灯管与患儿皮肤的距离**

（1）光疗箱：一般采用波长 427～470nm，强度：20W 或 40W 的蓝色荧光灯，有单面光疗箱和双面光疗箱 2 种，双面光优于单面光，灯管与患儿皮肤的距离为 33～50cm（图 6-23，图 6-24）。

（2）遮光眼罩。

（3）其他用物：尿布、会阴遮盖物、体温计、干湿温度计、工作人员使用的墨镜等。

3. 环境准备　室内安静、整洁，温、湿度适宜。

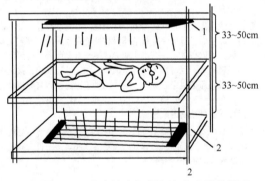

图 6-23　蓝光治疗灯管与患儿皮肤的距离

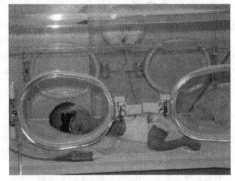

图 6-24　新生儿蓝光箱

患儿蓝光治疗第 2 日，出现解黄绿色稀便，共 7 次，查体发现前胸皮肤出现红斑，以及散在分布的红色小丘疹。

**问题：** 2. 作为值班护士，出现以上情况，你如何护理？

## （四）实施

光照疗法的实施见表 6-11。

表 6-11　光照疗法的实施

| 操作步骤 | 注意事项 |
| --- | --- |
| 1. 携用物至床旁，核对患儿，向家长解释蓝光疗法的目的、操作过程，取得合作 | |
| 2. 清洁光疗箱，特别注意清除灯管及反射板的灰尘，箱内湿化器加水至 2/3 满 | 灯管使用 300 小时后光能量输出减弱 20%，900 小时后减弱 35%，因此灯管使用 1000 小时必须更换新灯管 |
| 3. 备好光疗箱，检查各项仪表是否正常。预热使箱温升至 28～32℃，相对湿度为 55%～65%，冬季温度保持在 30℃，夏季保持在 28℃ | |
| 4. 患儿入箱前裸露，清洁皮肤，剪指甲，戴眼罩，男婴遮盖会阴，测体温、体重并记录，记录入箱时间及灯管开启时间 | 禁忌在皮肤上涂粉和油类；光疗时，应当随时观察患儿眼罩、会阴遮盖物有无脱落，注意皮肤有无破损 |
| 5. 患儿入箱后，单面疗法每 2 小时翻身一次，每 2 小时测体温一次，根据体温调节箱温。观察患儿精神反应、呼吸、脉搏、皮肤完整性、四肢肌张力有无变化及黄疸进展程度并记录 | 如体温高于 37.8℃ 或者低于 35℃，应暂时停止光疗，灯管与患儿的距离需遵照设备说明调节 |
| 6. 光照过程中患儿出现烦躁、嗜睡、高热、皮疹、呕吐、拒奶、腹泻及脱水等症状时，及时与医师联系，妥善处理 | 应使患儿皮肤均匀受光，并尽量使身体广泛照射，禁止在箱上放置杂物，以免遮挡光线。保持灯管及反射板的清洁，每日擦拭，防止灰尘影响光照强度。夏季为避免箱温过高，光疗箱最好放于空调病室内 |
| 7. 严密观察病情，光疗前后及期间要检测血清胆红素浓度变化，以判断疗效。光照时可能出现轻度腹泻、排深绿色稀便泡沫多、尿液深黄色、一过性皮疹等不良反应，但可随病情好转而消失，一般不需处理 | 光疗不良反应有发热、腹泻、皮疹、维生素 $B_2$ 缺乏、低血钙、贫血、青铜症等，注意监护患儿在光疗中的不良反应 |
| 8. 为患儿进行检查、治疗、护理时可戴墨镜，并严格进行交接班 | 以免刺激护士的视网膜 |
| 9. 出箱前，先将包裹衣服预热，再为患儿穿好，切断电源，除去护眼罩，抱回病床 | |
| 10. 整理用物，洗手，记录 | 记录光疗停止时间和患儿呼吸、脉搏、体温及黄疸消退情况。倾倒湿化器内的水，做好光疗箱的清洗、消毒工作，光疗箱应置放在干净、温湿度变化较小、无阳光直射的场所 |

**考点**：光照疗法的实施

✎ **护考链接**

$A_2$ 型题

患儿 3 日龄，生后 24 小时内出现黄疸，进行性加重，在蓝光疗法中，下列哪项措施是错误的（　　）

A. 灯管与患儿皮肤的距离为 33～50cm

B. 将患儿脱光衣服，系好尿布，戴好护眼罩置入箱中

C. 箱内温湿度相对恒定，使体温稳定于 36～37℃

D. 进行过程中暂时限制液体供给

E. 严密观察病情，注意副作用

**分析**：光疗过程中由于不显性失水增多，为防止脱水，应保证液体的入量。故答案选 D。

# 十、保暖箱使用法

**案例 6-5**

患儿，男，体重 1500g，因早产生后 20 分钟入院。诊断为早产低出生体重儿。现医生开出医嘱：置新生儿保暖箱。

**问题**：1. 你作为值班护士，设置箱温为多少度？

2. 入箱前如何准备？

3. 入箱后如何观察病情变化？

4. 如何予以保温箱护理？

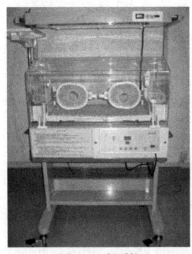

图 6-25　保暖箱

### （一）目的
使患儿体温保持稳定，提高未成熟儿的成活率。

### （二）评估
评估新生儿的胎龄、日龄、生命体征及一般情况，有无并发症；保暖箱是否清洁，温、湿度是否适宜，性能是否完好。

### （三）计划
1. 操作者准备　仪表端庄，洗手。
2. 用物准备　预先清洁消毒的保暖箱（图 6-25）、干湿度计。
3. 环境准备　室内整洁，调节室温 24～26℃，以减少辐射热的损失，湿度适宜。

### （四）实施
保暖箱使用的实施见表 6-12。

表 6-12　保暖箱使用的实施

| 操作步骤 | 注意事项 |
| --- | --- |
| 1. 核对患儿，向家长解释保暖箱使用的目的、操作过程，取得配合 | |
| 2. 将无菌蒸馏水加入保暖箱水槽中至水位指示线，检查各项仪表显示是否正常。暖箱湿度保持在 55%～65% | 保暖箱的清洁消毒：<br>（1）使用期间每日用消毒液擦拭保暖箱外面，内面用清水擦拭；定期行细菌培养，若培养出致病菌应将保暖箱移出病室彻底消毒，防止交叉感染。<br>（2）湿化器水箱内水每日更换 1 次，以免细菌滋生；机箱下面的空气净化垫每月清洗 1 次，若已破损则应更换 |
| 3. 接通电源，预热箱温。箱温根据患儿体重、出生日龄而定（表 6-13）。调整湿度控制旋钮，使箱内湿度维持在 55%～65% | 保暖箱不宜放置在阳光直射、有对流风及取暖设备附近，以免影响箱内温度的控制 |
| 4. 箱温达到预设温度，核对患儿身份后入箱，将温度探头用胶布固定至患儿腹部较平坦处，设定所需的皮肤温度（范围 36.0～36.5℃） | 硬肿症患儿预热 26℃，以后每小时提高 1℃，直至所需温度；患儿侧卧或仰卧，测温器贴于腹部肝区；若俯卧位应贴于背部 |
| 5. 婴儿刚入温箱最初 2 小时，应 30～60 分钟测体温一次，体温稳定后每 4 小时测一次，记录箱温和患儿体温 | 注意保持体温在 36～37℃，若体温有上升或下降时，应调整保温箱的温度设定 |
| 6. 各项治疗、护理尽量在暖箱内集中进行，避免过多搬动刺激患儿，如须将患儿抱出暖箱做治疗护理时，应注意保暖 | 长期使用暖箱的患儿，每周更换一次暖箱并进行彻底消毒。使用过程中定期进行细菌学监测。停用温箱终末清洁消毒处理 |
| 7. 密切观察患儿生命体征变化，注意面色、呼吸、心率、体温等。密切观察箱温和使用情况，发现问题及时妥善处理 | 如箱温报警应及时查找原因，妥善处理，严禁骤然提高箱温，以免患儿体温上升造成不良后果 |
| 8. 停止使用暖箱，关闭电源。清洁皮肤，更换清洁衣服，兜好尿布，用棉被包裹出保暖箱 | 患儿出保暖箱条件：<br>（1）患儿体重达 2000g 或以上，体温正常。<br>（2）在不加热的保暖箱内，室温维持在 24～26℃时，患儿能保持正常体温。<br>（3）患儿在保暖箱内生活了 1 个月以上，体重虽不到 2000g，但一般情况良好 |
| 9. 整理用物，洗手、记录 | |

考点：保暖箱使用的实施及注意事项

✎ **护考链接**

$A_2$ 型题

孕 28 周患儿，出生体重 1000g，生后 6 日，反应差，哭声低，小腿及大腿出现硬肿，测体温 33℃，遵医嘱该患儿置暖箱，下列护理措施哪项正确（　　）

A. 保温箱温度为 32℃，湿度 55%～65%　　B. 需要治疗时将患儿移出暖箱外进行

C. 预热 26℃，以后每小时提高 1℃　　D. 氧气浓度越高越有利于患儿

E. 使用期间者每周清洁消毒 1 次

**分析：** 寒冷损伤综合征患儿，体温 33℃护理时将患儿置于暖箱中：保温箱温度 32℃、湿度保持在 55%～65%。故答案选 A。

> 🖥 **案例 6-5（续）**
>
> 患儿入暖箱后，第 3 日出现发热，体温为 37.8℃。
> **问题：** 5. 你是值班护士，如何护理？

**表 6-13　不同出生体重早产儿保暖箱温度湿度参数**

| 出生体重 （kg） | 保暖箱温度 | | | | 相对湿度 |
|---|---|---|---|---|---|
| | 35℃ | 34℃ | 33℃ | 32℃ | |
| 1.0～1.4 | 初生 10 日内 | 10 日以后 | 3 周后 | 5 周后 | |
| 1.5～1.9 | — | 初生 10 内 | 10 日后 | 4 周后 | 55%～65% |
| 2.0～2.4 | — | 初生 2 日内 | 2 日后 | 3 周后 | |
| >2.5 | — | — | 初生 2 日内 | 2 日后 | |

# 十一、远红外辐射床使用法

## （一）目的

1. 专用于新生儿、早产儿、病危儿的护理保暖。

2. 监控护理过程中婴儿体表温度。

3. 便于病情观察。

## （二）评估

评估患儿孕周、出生体重、日龄、生命体征、一般情况，有无并发症。辐射床性能及是否处于备用状态。

## （三）计划

1. 操作者准备　仪表端庄，洗手。

2. 用物准备　预先清洁消毒的辐射床（图 6-26）、婴儿单衣、包布、尿裤、手消液、聚氯乙烯（PVC）保鲜膜。

3. 环境准备　室内整洁，温湿度适宜。

## （四）实施

远红外辐射床使用的实施见表 6-14。

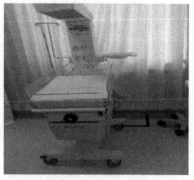

图 6-26　远红外辐射床

表6-14　远红外辐射床使用的实施

| 操作步骤 | 注意事项 |
| --- | --- |
| 1. 携用物至床旁，核对患儿，向家长解释辐射床使用的目的、操作过程，取得配合 | 告知家长不要随意调节设置温度 |
| 2. 调节室温 | 辐射台应避免阳光直射，冬季避开热源及冷空气对流；使用辐射台的室温不宜过低 |
| 3. 接通电源，打开电源开关。检查各项仪表显示是否正常 | 每日清洁辐射台 |
| 4. 再次核对患儿 | |
| 5. 更换纸尿裤、着单衣后置于辐射台 | |
| 6. 将肤温探头金属面贴在皮肤上，固定 | 检查肤温探头的位置，避免皮肤压伤 |
| 7. 保鲜膜贴于辐射台四周 | 辐射台四周挡板拉起固定好，保证安全 |
| 8. 加强巡视，定时测量体温，注意保持体温在36～37℃，根据体温设置好皮肤温度，必要时调节室温，做好记录 | 治疗护理应集中进行，注意保暖，密切观察生命体征的变化，检查辐射台，如出现异常，及时处理 |
| 9. 整理床单位，患儿取舒适体位 | |

**考点：辐射台的使用流程及注意事项**

## ⚑ 小　结

一般护理的操作有约束法、更换尿布法、尿布皮炎护理法、婴儿盆浴等，应熟悉其目的、掌握实施步骤及注意事项；协助检查诊断的操作有颈外静脉穿刺术和股静脉穿刺术，应了解其目的，掌握操作要领及注意事项；治疗的操作有小儿头皮静脉输液法，光照疗法保暖箱的使用法，是儿科常用的操作技术，应熟悉其目的，熟练掌握操作步骤及注意事项。

## 自测题

A₁型题

1. 股静脉穿刺注意事项不包括（　　）

A. 严格执行无菌操作规程，防止感染

B. 有出血倾向者，不宜用此法

C. 穿刺失败不宜在同侧进行多次穿刺

D. 如穿刺回血为鲜红色，则系动脉血，应立即拔出针头，按压5～10分钟

E. 有凝血功能障碍者，宜用此法

2. 下列关于小儿约束法的说法，错误的是（　　）

A. 结扎或包裹紧会影响患儿血运

B. 结扎或包裹过紧会损伤患儿皮肤

C. 结扎或包裹宜宽松，使患儿舒适

D. 需观察约束部位的皮肤温度、色泽

E. 保证患儿舒适姿势，并定时更换体位

3. 使用暖箱的适应证中哪项错误（　　）

A. 出生体重低于2kg

B. 早产儿

C. 体温低于正常的新生儿

D. 冬季出生的新生儿

E. 新生儿硬肿症

4. 为了准确测量婴幼儿的体重，下列哪项不妥（　　）

A. 喂乳前测量

B. 必须在安静时测量

C. 便后测量

D. 尿布铺在称盘上指针调到零点

E. 脱去婴儿衣服测量

A₂型题

5. 患儿，男，4个月，因患肺炎住院，住院期间，护士为该患儿盆浴，为防水进入耳朵的方法是（　　）

A. 左手托住小儿头颈部

B. 用左手拇指及中指将双耳郭压住耳孔

C. 水温维持在 20～25℃

D. 洗澡时戴防水耳塞

E. 洗澡前用棉球塞耳孔

6. 患儿，男，3 个月，因患肺炎住院，住院期间，护士为患儿更换尿布，下列操作中不妥的是（　　）

A. 暴露下半身，解开污湿的尿布

B. 尿布洁净的上端由后向前擦净会阴部

C. 尿布宜选择质地柔软的棉织品

D. 尿布大小应适宜

E. 更换时动作应轻、快

7. 患儿，女，6 个月，因患"婴儿腹泻并轻度脱水"，医生开出医嘱静脉输液，护士常选用下列哪条头皮静脉（　　）

A. 额上静脉　　B. 颞浅静脉、耳后静脉

C. 眶上静脉　　D. 枕后静脉

E. 以上都正确

8. 患儿，因早产生后 15 分钟入院。胎龄 33 周，出生体重为 1.6kg。诊断为早产低出生体重儿。予以置保温箱，设置保温箱的温度及湿度分别是（　　）

A. 32℃，55%～65%

B. 34℃，50%～60%

C. 34℃，55%～65%

D. 30℃，40%～65%

E. 35℃，50%～65%

A₃/A₄型题

（9、10 题共用题干）

患儿，男，1 岁，因发热，腹泻 3 日入院。诊断为小儿腹泻，查体发现肛周皮肤潮红，伴皮疹，有少许脱皮。

9. 臀红程度为（　　）

A. 轻度　　　　　　B. 重Ⅱ度

C. 重Ⅰ度　　　　　D. 重Ⅲ度

E. 中度

10. 此患儿的护理措施中哪项不妥（　　）

A. 每次大便后用温水洗净臀部

B. 洗后用小毛巾吸干水分

C. 可用鹅颈灯照射臀部

D. 鹅颈灯照射时间为 30 分钟

E. 鹅颈灯照射后可涂鱼肝油软膏

（11、12 题共用题干）

患儿，4 日龄，足月儿，因皮肤黄染 2 日入院，诊断为新生儿高胆红素血症，医生开出医嘱予以蓝光治疗。

11. 患儿准备入光疗箱时，以下哪项做法是错误的（　　）

A. 患儿入箱前须进行皮肤清洁

B. 可在皮肤上涂油膏保护皮肤

C. 剪短指甲，防止抓破皮肤

D. 脱去患儿的衣裤，全身裸露

E. 佩戴遮光眼罩、尿布遮挡会阴部

12. 患儿入院第 2 日，在蓝光治疗过程中，出现轻度腹泻，大便 3～4 次/日，为深绿色稀便，泡沫多。护士应采取的措施是（　　）

A. 立即报告医生给药止泻

B. 多喝水，以补充液体丢失

C. 立即停止光疗

D. 加强腹部保暖

E. 告诉家属，此为正常反应

（任　燕）

# 第7章 新生儿及患病新生儿的护理

新生儿时期是人一生中最重要的时期。此期婴儿离开母体转为宫外生活，需完成多方面的生理调整，以适应复杂多变的外界环境。国际上常以新生儿死亡率和围生期死亡率作为衡量一个国家卫生保健水平的标准之一。因此，护理人员应掌握新生儿医学的相关知识，对新生儿生理和疾病的特点给予正确的评估和护理，促进新生儿健康成长。

## 第1节 新生儿概述

考点：新生儿、围生期的概念

（一）新生儿的概念

新生儿指的是胎儿娩出母体并自脐带结扎起，至出生后满28日的婴儿。我国定义的围生期是指自妊娠28周至生后7日，包括产前、产时和产后的一个特定时期。围生期的婴儿称围生儿。此阶段的婴儿正经历着从宫内向宫外环境的转换，发病率及死亡率均很高。

（二）新生儿的分类

1. 根据胎龄分类

（1）足月儿：指胎龄满37周至未满42周的新生儿。

（2）早产儿：指胎龄未满37周的新生儿。

（3）过期产儿：指胎龄满42周以上的新生儿。

2. 根据出生体重分类

（1）正常出生体重儿：指出生体重为2500～4000g的新生儿。

（2）低出生体重儿：指出生体重不足2500g的新生儿，其中出生体重不足1500g者又称极低出生体重儿；出生体重不足1000g者又称超低出生体重儿。低出生体重儿以早产儿多见，也可见于足月或小于胎龄儿。

（3）巨大儿：指出生体重超过4000g的新生儿，包括正常和有疾病者。

3. 根据出生体重和胎龄关系分类

（1）适于胎龄儿：指出生体重在同龄胎儿平均体重第10～90百分位的新生儿。

（2）小于胎龄儿：指出生体重在同龄胎儿平均体重第10百分位以下的新生儿。我国习惯将胎龄已足月但体重在2500g以下的新生儿称足月小样儿，是小于胎龄儿中最常见的一种，多由于宫内发育迟缓引起。

（3）大于胎龄儿：指出生体重在同龄胎儿平均体重第90百分位以上的新生儿（图7-1）。

4. 高危儿 指已发生或可能发生危重疾病而需要特殊监护的新生儿。包括以下几种情况：

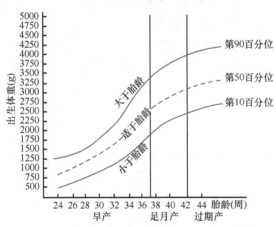

图7-1 新生儿胎龄与出生体重的百分位曲线

（1）母亲有异常妊娠史的新生儿：母亲有糖尿病、先兆子痫、子痫、妊娠高血压疾病、感染、慢性心肾等疾病；母亲有酗酒、吸烟、吸毒等不良嗜好；母亲为 Rh 阴性血型，既往有死胎、死产史等。

（2）母亲有异常分娩史的新生儿：母亲年龄＞40 岁或＜16 岁；妊娠期有阴道流血、胎盘早剥、羊膜早破、前置胎盘等；各种难产、急产、手术产、产程延长、分娩过程中使用镇静和止痛药物史等。

（3）出生时异常的新生儿：出生时窒息（Apgar 评分＜7 分）；产伤、早产儿、多胎儿、小于胎龄儿、巨大儿；有疾病、宫内感染或先天畸形等。

**考点：** 正常出生体重儿、低出生体重儿、巨大儿、适于胎龄儿、小于胎龄儿、大于胎龄儿的概念

### ✐ 护考链接

$A_1$ 型题

属于正常足月儿的一项是（　　　）

A. 胎龄＜37 周　　　　　B. 体重在 2500～4000g　　　C. 身高＜47cm

D. 器官功能未成熟　　　E. 有高危因素的活产婴儿

**分析：** 正常足月儿是指出生时胎龄满 37～42 周、体重在 2500～4000g、身长超过 47cm、无畸形和疾病的活产婴儿。故答案选 B。

## 第 2 节　正常足月新生儿的特点及护理

### 案例 7-1

　　产科病房里一位年轻的妈妈妊娠 39 周，顺产娩出一个男婴，第一次当妈妈既激动又慌张，对病房护士说：我孩子出生的情况算正常吗?护士查阅该产妇分娩的病历后告知婴儿妈妈：男婴出生体重 3900g，身长 54cm。娩出后哭声响亮，Apgar 评分 9 分（正常是 8～10 分），属于正常新生儿，请放心。

**问题：** 护士如何判断新生儿是正常新生儿的?

（一）正常足月儿的特点

正常足月儿是指出生时胎龄满 37～42 周、体重在 2500～4000g、身长超过 47cm、无畸形和疾病的活产婴儿。

1. 外观特点　正常足月新生儿（图 7-2）与早产儿（图 7-3）在外观上各具特点（表 7-1）。

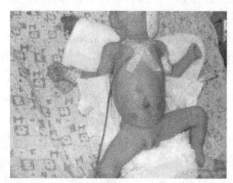

图 7-2　足月儿

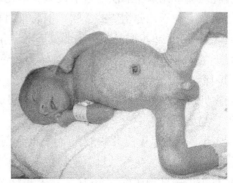

图 7-3　早产儿

表 7-1　足月儿与早产儿外观特点比较

| 外观 | 正常足月儿 | 早产儿 |
|---|---|---|
| 哭声 | 响亮 | 低弱 |
| 四肢肌张力 | 四肢屈曲 | 低下 |
| 皮肤 | 毳毛少，胎脂多，皮下脂肪丰满 | 毳毛多，胎脂少，皮下脂肪少 |
| 毛发 | 头发分条清楚易梳理 | 头发细而卷不易梳理 |
| 耳廓 | 软骨发育良好 | 缺乏软骨 |
| 指甲 | 达到指端 | 未达指端 |
| 乳腺 | 乳晕清楚，结节>4mm | 乳晕不清，结节<4mm |
| 跖纹 | 遍布足底 | 足底纹少 |
| 外生殖器 | 男婴阴囊皱褶多，睾丸已降 | 男婴阴囊皱褶少，睾丸未降 |
|  | 女婴大阴唇完全遮盖小阴唇 | 女婴大阴唇不能遮盖小阴唇 |

**考点**：正常足月儿的概念、早产儿与正常足月儿的外观比较

### 护考链接

$A_2$ 型题

患儿，男，孕 35 周出生。出生体重 1800g，生后 1 日，吸吮欠佳。睾丸未降，皮肤毳毛多。判断该儿应为（　　）

A. 足月儿　　　　　　B. 早产儿　　　　　　C. 超低体重儿

D. 足月小样儿　　　　E. 正常体重儿

**分析**：胎龄不足 37 周，体重小于 2500g，属于早产儿。吸吮欠佳。睾丸未降，皮肤毳毛多均为早产儿的特点。故答案选 B。

2. 各系统特点

**考点**：新生儿呼吸的频率和类型

（1）呼吸系统：新生儿由于胸腔较小，肋间肌较薄弱，呼吸中枢发育不成熟，新生儿呼吸节律常不规则，呼吸较浅，频率较快，为 40～45 次/分。由于新生儿呼吸运动主要靠横膈的升降，故以腹式呼吸为主。新生儿呼吸管腔狭窄，黏膜柔嫩，血管丰富，故易发生气道阻塞而导致呼吸困难。

（2）循环系统：新生儿心率波动范围较大，120～140 次/分。血压平均为 70/50mmHg。因新生儿时期血流多分布于躯干和内脏，四肢少，故四肢易出现发绀及冷凉。

（3）消化系统：新生儿吞咽功能已经完善，胃呈水平位，贲门松弛，幽门相对较紧张，故易发生溢乳。新生儿消化酶缺乏且活性差，消化能力较差。新生儿消化道面积相对较大，管壁薄，通透性高，有利于营养物质的吸收，但感染时也使有害物质吸收入血增多，引起全身中毒症状。新生儿生后 10～12 小时开始排出胎粪，胎粪呈墨绿色、黏稠、无味，由胎儿的肠道分泌物、胆汁和吞下的羊水所组成。生后 3～4 日转为黄色粪便。若超过 24 小时仍无胎粪排出，应检查是否有肛门闭锁。

**考点**：新生儿胎粪排出的时间和性状；排尿的时间

新生儿肝葡糖醛酸转移酶的活力较低，多数新生儿出现生理性黄疸，同时对某些药物解毒能力低下，易出现药物中毒。

（4）泌尿系统：新生儿一般在生后 24 小时内排尿，若生后超过 48 小时仍无尿，需要寻找原因，排除先天畸形。生后数日，液体摄入量少，每日排尿仅 4～5 次，1 周以后，进水量增多，膀胱容量小，每日排尿可达 20 次。新生儿肾功能差，故易出现水、电解质及酸碱平衡紊乱。

（5）血液系统：新生儿血容量平均为 85ml/kg。出生时血液中红细胞数和血红蛋白量较高，

以后逐渐下降。血红蛋白中胎儿血红蛋白约占 70%，后渐被成人血红蛋白取代。白细胞总数较高，出生后第 3 日开始下降。

（6）神经系统：新生儿脑相对较大，占体重的 10%～20%（成人仅 2%），大脑皮质兴奋性低，睡眠时间长。脊髓相对较长，其末端约在 3、4 腰椎水平，故腰穿在第 4、5 腰椎间隙为宜。出生时新生儿已具有原始反射，如觅食反射、吸吮反射、拥抱反射、握持反射和交叉伸腿反射等。正常情况下，生后数月这些反射自然消失，若新生儿期反射消失或生后数月仍存在，常提示有神经系统疾病。由于锥体束发育不成熟，新生儿巴宾斯基征、凯尔尼格征可呈弱阳性。

（7）免疫系统：新生儿免疫功能不成熟，非特异性免疫能力差，如皮肤、黏膜薄嫩，屏障功能差；血脑屏障不完善，易发生脑膜炎；胃酸少，杀菌能力弱，易发生消化道感染；有断脐的伤口等使新生儿易出现皮肤感染甚至发生败血症。特异性免疫能力不足，但可从母体获得 IgG，故新生儿对麻疹、白喉等传染病具有免疫力，母乳中有 sIgA 可使母乳喂养儿呼吸道和消化道有一定抵抗力。

（8）体温调节：新生儿体温调节中枢发育不完善，体表面积相对较大，皮下脂肪较薄，容易散热；且寒冷时主要依靠棕色脂肪产热，产热量相对不足，易出现体温下降，因此体温受环境温度影响较大，易随环境温度的变化而变化。寒冷时如果不及时保温，可发生低体温、寒冷损伤综合征；如环境温度高、进水少及散热不足，可使体温增高，发生脱水热。

由于出生后环境温度较宫内低，新生儿出生后 1 小时内体温可降 2.5℃，如环境温度适中，体温逐渐回升。"适中温度"又称中性温度，是指使机体代谢、氧及能量消耗最低并能维持正常机体温度最适宜的环境温度，一般为 22～24℃。新生儿适中温度与胎龄、日龄、体重有关。

（二）新生儿特殊生理状态

1. 生理性体重下降　新生儿出生数日内，因进食少、水分丢失、胎粪排出，出现体重下降，在生后 3～4 日达最低点，下降范围为 3%～9%，一般不超过 10%，10 日左右恢复到出生时体重。

2. 生理性黄疸　由于新生儿胆红素代谢特点，使出生后 2～3 日出现黄疸，4～5 日达到高峰，7～14 日自然消退（早产儿可延迟至 3～4 周），血清胆红素<221μmol/L（早产儿<257μmol/L），一般状况良好。

3. 乳腺肿大和假月经　新生儿生后 3～5 日可出现乳腺肿大，2～3 周内消退。部分女婴生后 5～7 日阴道流出少量血性分泌物，可持续一周，称假月经。上述两种现象均是受来自母体的雌激素影响所致。乳房肿胀时，切勿用力挤压，以防感染。

4. 马牙和"螳螂嘴"　新生儿上颚中线和齿龈切缘上常有白色小斑点，是上皮细胞堆积或黏液腺分泌物积留所致，俗称"马牙"，于生后数周至数月消失。新生儿两侧面颊部各有一突起的脂肪垫，俗称"螳螂嘴"，对吸吮有利，不应挑割，以免发生感染。

5. 新生儿红斑、粟粒疹　生后 1～2 日，在头部、躯干及四肢常出现大小不等的多形性斑丘疹，称为"新生儿红斑"，1～2 日后自然消失。因皮脂腺潴留，在鼻尖、鼻翼两侧形成小米粒大小、黄白色皮疹，称"新生儿粟粒疹"，可自行消退，不必处理。

（三）正常足月儿的护理

1. 护理评估　评估新生儿父母的健康状况、家族的特殊病史；产妇的既往妊娠史、分娩史；本次妊娠及分娩过程中的母婴情况；新生儿出生后的一般状况及寒冷、饥饿、不适等表现。

2. 护理诊断/问题

（1）有窒息的危险　与羊水吸入或溢乳、呕吐有关。

（2）有体温失调的危险　与体温调节中枢发育不完善有关。

（3）有感染的危险　与免疫功能不成熟、皮肤黏膜屏障功能差有关。

3．护理措施

（1）保护呼吸道通畅

1）新生儿娩出后、开始呼吸前，即应迅速清除口、鼻腔的黏液及羊水，防止引起吸入性肺炎或窒息。

2）经常检查鼻孔是否通畅，清除鼻孔内分泌物，避免物品阻挡新生儿口、鼻或压迫其胸部，保持呼吸通畅。

3）喂乳后应竖抱婴儿轻拍背部，帮助排出空气，然后取右侧卧位，以防止溢乳和呕吐引起窒息。

考点：足月儿居室的室温和湿度

（2）维持体温稳定

1）病室条件：新生儿居室需备有空调和空气净化装置，室温保持在22～24℃，相对湿度在55%～65%。

2）加强保暖：新生儿娩出后立即擦干身体，用温暖柔软的毛毯包裹，因地制宜采取保暖措施，如戴绒布帽、母体胸前怀抱和"袋鼠"怀抱、热水袋、婴儿暖箱和远红外辐射床等。接触新生儿的手、仪器、物品也应保持温暖，定时监测新生儿的体温，每4～6小时测一次。

（3）预防感染

1）严格执行消毒隔离制度：环境清洁以湿式扫除为宜，每天用紫外线进行空气消毒一次，每次30分钟。新生儿应与感染性患儿分室居住。护理人员入室前更换清洁衣、帽及鞋，接触每个新生儿前、后必须严格洗手，避免交叉感染，并严格遵守无菌操作。护理人员若患感染性疾病时暂不接触新生儿。

考点：新生儿脐带脱落的时间及脐部护理的方法

2）保持脐部清洁干燥：新生儿娩出后无菌结扎脐带，每天检查有无渗血及污染，保持清洁干燥，防止脐炎。脐带残端一般在生后3～7日脱落，脱落后脐窝有分泌物者先用3%过氧化氢清洗，再用0.2%～0.5%的碘伏消毒，注意保持干燥；若有肉芽组织形成可用5%～10%的硝酸银局部烧灼。

3）做好皮肤黏膜护理：新生儿出生后可用消毒植物油拭去皮肤皱褶处过多的胎脂，体温稳定后每天沐浴1次，沐浴时室温维持在26～28℃，水温保持在38～40℃。勤换尿布，每次大便后用温水清洗臀部及会阴并擦干，以防发生尿布皮炎。口腔清洁时可喂温开水清洗，不宜擦拭，所有哺喂用具用后煮沸消毒。衣服宜选棉制品，应柔软、透气、不褪色，款式应宽松、无扣及易穿脱，衣服应勤换，洗涤后在阳光下曝晒或用开水煮沸消毒。尿布应柔软，吸湿性强，清洗后也应煮沸消毒。

4）预防接种：及时接种乙肝疫苗和卡介苗。

4．健康教育

（1）提倡母乳喂养和母婴同室，采用录像和示范等多种方式，教会父母新生儿的日常护理方法，如保暖、沐浴、穿衣、更换尿布、脐部护理、测量体重等，并能及时发现和处理异常情况。

（2）指导合理喂养

1）喂养：正常足月儿提倡早哺乳，生后30分钟内即可让母亲怀抱婴儿吸吮母乳，以促进母亲乳汁分泌，鼓励按需哺乳。不能母乳喂养者先试喂5%～10%葡萄糖溶液，无异常者可给配方乳，每3～4小时一次，乳具专用并严格消毒，奶流速度以连续滴入为宜。

2）观察：喂乳时婴儿吸吮有力、安静、无呼吸困难及躁动，喂乳后婴儿有满足感或安然入睡，无呕吐、腹胀及腹泻等，说明供给的营养能满足机体需要。每天测体重1次，体重应每天增加15～30g，体重是反映小儿营养的可靠指标，要确保测量值精确。

（3）新生儿筛查：护理人员应了解对新生儿进行筛查的相关疾病，如先天性甲状腺功能减低症、苯丙酮尿症和半乳糖症等，以便对可疑者进行筛查。

**知识链接**　　　　　　　　　　　　　　　　新生儿疾病筛查

新生儿疾病筛查指通过血液检查对某些危害严重的先天性代谢疾病及内分泌疾病进行群体过筛，使它们在临床症状尚未表现之前或表现轻微而生化、激素等变化已较明显时得以早期诊断、早期治疗，避免患儿不可逆的生长及智能发育的落后。新生儿疾病筛查在我国起始于1981年，重点筛查病为苯丙酮尿症（PKU）和先天性甲状腺功能减低症。目前筛查工作正迅速发展，已逐步与国际接轨，筛查覆盖面正逐步扩大。一般采取脐血或足跟血的纸片进行，在新生儿出生24小时后至28天内可及时发现遗传代谢病。

# 第3节　早产儿的特点及护理

**案例7-2**

一男婴，孕36周出生。出生体重2000g，生后1日，吸吮欠佳。睾丸未降，皮肤毳毛多。

**问题：** 1. 判断该新生儿类别。

2. 如何护理?

## （一）早产儿的特点

1. **概念**　早产儿又称未成熟儿，是指出生时胎龄未满37周、出生体重不足2500g、身长不足47cm的活产婴儿。

2. **外观特点**　见表7-1：足月儿与早产儿外观特点比较。

3. **各系统特点**

（1）呼吸系统：早产儿呼吸中枢及呼吸器官发育都不成熟，肺泡数量不足，呼吸肌软弱无力，呼吸浅快而不规则，容易发生呼吸暂停；呼吸暂停指呼吸停止的时间超过15秒或20秒，伴有心跳减慢<100次/分、发绀及肌张力减退；早产儿由于肺泡表面活性物质缺乏，易发生肺透明膜病；早产儿咳嗽反射很差，呼吸道分泌物不能及时清除，更易发生窒息及吸入性肺炎。

**考点：** 早产儿呼吸系统的病变

（2）循环系统：早产儿心率较足月儿快，血压较足月儿低，动脉导管未闭的发生率较高。因毛细血管脆弱，缺氧时易致出血。

（3）消化系统：早产儿吸吮及吞咽能力差，容易呛乳而引起乳汁吸入性肺炎。各种消化酶分泌不足，尤其是胆酸的分泌量少，故对脂肪的消化吸收较差。此外因胎粪形成较少及肠蠕动弱，胎粪排出常延迟；肝功能不成熟，生理性黄疸程度重，持续时间长，易引起胆红素脑病。肝糖原储存少，且肝合成蛋白质的能力差，易发生低血糖和低蛋白血症。肝内维生素K依赖凝血因子合成少，易发生出血症。

（4）泌尿系统：早产儿肾浓缩功能更差，肾小管对醛固酮反应低下，排钠分数高，如不注意补钠，易出现低钠血症；葡萄糖阈值低，易发生糖尿；肾小管排酸能力差，普通牛乳喂养时可因蛋白质含量高，使内源性氢离子增加，易引起晚期代谢性酸中毒，因此早产儿应采用人乳或早产儿配方乳喂养。

（5）血液系统：早产儿红细胞生成素水平低下，先天性铁储存少，易发生贫血。维生素K

储存不足，致凝血因子合成少，易发生出血症，特别是肺出血和颅内出血。

（6）神经系统：神经系统成熟度与胎龄关系密切，胎龄越小各种反射越差。早产儿易发生缺氧，导致缺血缺氧性脑病及颅内出血。

（7）免疫系统：早产儿皮肤娇嫩，屏障功能弱，体液及细胞免疫功能均很不完善，IgG 和补体水平较足月儿更低，极易发生各种感染。

（8）体温调节：体温调节能力差，棕色脂肪少，产热量更低，寒冷时更易发生低体温而致寒冷损伤综合征。汗腺发育不成熟，出汗功能不全，环境温度过高或过度保暖，容易发生体温过高。

（二）早产儿的护理

1．护理评估　早产儿各系统功能均不完善，易出现体温改变、不规则间歇呼吸、感染或出血等，胎龄越小，体重越低，患病率及死亡率越高，故应注意评估早产儿出生时胎龄及体重情况、生存环境和护理质量等。

2．护理诊断/问题

（1）体温过低　与体温调节能力差有关。

（2）营养失调：低于机体需要量　与吸吮、吞咽、消化、吸收功能差有关。

（3）自主呼吸障碍　与呼吸系统发育不完善有关。

（4）有感染的危险　与抵抗力弱、皮肤黏膜屏障功能差、脐部为开放性伤口有关。

3．护理措施

（1）注意保暖：适中的环境温度能使早产儿维持理想的体温，保持室内温度在 24～26℃，晨间护理时提高到 27～28℃，相对湿度在 55%～65%，室内应空气新鲜，备有空调、空气净化装置、婴儿暖箱、远红外辐射床等。体重低于 2000g 者应尽早置于暖箱内保暖，根据出生体重和日龄来调节箱温（表 7-2），待体重增至 2000g 以上，体温稳定，吸吮良好，呼吸正常，即可出暖箱。体重超过 2000g 者在箱外保暖，可通过戴帽、母怀抱、热水袋等维持体温恒定。各种护理应集中进行，尽量缩短操作时间，若需抢救应在远红外辐射床保暖下进行。要观察体温的变化，如发现异常，及时通知医生。

**考点：早产儿的保暖方法**

（2）喂养：尽早喂养，以防低血糖。早产儿生长发育快，所需营养多，正确的喂养比足月儿更重要。根据早产儿具体情况，选择直接哺喂母乳、乳瓶、滴管、胃管喂养或静脉等不同的补充营养方式，保证营养供给。一般在生后 2～4 小时喂 10% 葡萄糖溶液 2ml/kg，无呕吐者可在 6～8 小时喂母乳，无法母乳喂养者以早产儿配方乳为宜。喂乳量及间隔时间根据出生体重和耐受力而定（表 7-3），以不发生胃潴留及呕吐为标准。详细记录 24 小时出入量，每日晨起空腹测量体重，以便适时调整喂养方案。由于早产儿缺乏维生素 K 依赖凝血因子，出生后应肌内注射维生素 K，连用 3 日，预防出血症。生后 2 周开始补充维生素 D，预防佝偻病。

表 7-2　不同出生体重和日龄的早产儿暖箱温、湿度参考数值

| 初生体重（g） | 适中温度 | | | | 相对湿度 |
| --- | --- | --- | --- | --- | --- |
| | 35℃ | 34℃ | 33℃ | 32℃ | |
| 1000 | 初生 10 日内 | 10 日后 | 3 周内 | 5 周后 | 55%～65% |
| 1500 | — | 初生 10 日内 | 10 天后 | 4 周后 | 55%～65% |
| 2000 | — | 初生 2 日内 | 2 日后 | 3 周后 | 55%～65% |
| 2500 | | | 初生 2 日内 | 2 日后 | 55%～65% |

表 7-3 早产儿喂乳量与时间间隔

| 初生体重（g） | ＜1000 | 1000～1499 | 1500～1999 | 2000～2499 |
| --- | --- | --- | --- | --- |
| 开始量（ml） | 1～2 | 3～4 | 5～10 | 10～15 |
| 每天隔次增加量（ml） | 1 | 2 | 5～10 | 10～15 |
| 哺乳间隔时间（小时） | 1 | 2 | 2～3 | 3 |

（3）保持呼吸道通畅：早产儿仰卧时可在肩下放置小软枕，以保持呼吸道通畅。如果出现呼吸暂停，可采取拍打足底、托背、放置水囊床垫等方法，帮助恢复有效的自主呼吸，必要时可按医嘱给予静脉滴注氨茶碱或机械正压通气。出现发绀、呼吸急促、呼吸暂停是吸氧的指征，一般主张间断低流量给氧，吸氧浓度常为 30%～40%，经皮血氧饱和度维持在 85%～93% 为宜，切忌氧浓度过高或长时间吸氧，以免损伤婴儿的眼及肺。

考点：早产儿吸氧的注意事项

**知识链接**

**早产儿高浓度吸氧的恶果**

正常新生儿眼底血管已接近成人，未成熟儿出生后，视网膜发育尚未完善，中央存在过大的无血管区，正常情况下该血管需继续生长，并分化为毛细血管，这些血管对高浓度氧气和缺氧的刺激都极为敏感，可形成血管闭塞和收缩，当刺激消失后，此血管异常增生最终导致失明，据世界卫生组织统计，早产儿长时间高浓度吸氧，已成为高收入国家儿童致盲的首位原因。

（4）防止感染：因早产儿抵抗力弱，应加强口腔、皮肤及脐部的护理，脐部未脱落者可采用分段沐浴，沐浴后用碘伏消毒脐部，保持脐部清洁干燥。每日口腔护理 1～2 次。早产儿室内空气最好净化，工作人员要强化洗手意识，每次接触早产儿前后要洗手或用快速消毒剂擦拭手部，严格控制参观和示教人数，室内物品定期更换、消毒，防止交叉感染。

4．健康教育

（1）因早产儿异常情况多，病情变化快，除监测生命体征外，还应密切观察进食情况、精神反应、反射、大小便、面色等情况，定时巡视，并做好记录；特别指导家长注意保暖，加强体温监测。

（2）尽力帮助早产儿父母克服自责和沮丧的心理，尽早建立积极的心态面对早产儿。可在提供消毒隔离的措施下，鼓励父母探视并参与照顾早产儿，如拥抱、喂奶、与早产儿说话等；教会父母保暖、喂养、抱持、穿衣、沐浴等日常护理方法；出院后定期随访，检查眼底，排查后遗症，并进行生长发育监测。

# 第4节 患病新生儿的护理

**案例 7-3**

患儿，男，32 周，出生时 Apgar 评分 1 分钟与 5 分钟分别为 6 分、8 分，体重 1.8kg，在产房经窒息复苏后转入相关科室，观察患儿口吐白沫，口唇发绀，呻吟。

**问题：**请你提出患儿存在的护理问题及措施。

## 一、新生儿窒息

（一）概述

1．概念 新生儿窒息是胎儿因缺氧发生宫内窘迫或娩出过程中引起的呼吸、循环障碍，以致生后不能建立正常的自主呼吸而导致低氧血症和混合性酸中毒的缺氧状态。本病是新生儿伤残和死亡的重要原因之一。国内发病率为 5%～10%。

2．病因与发病机制　凡能造成胎儿或新生儿缺氧的因素均可引起窒息。

（1）母亲因素：全身疾病如糖尿病、心脏病、呼吸功能不全、严重贫血；妊娠高血压综合征；孕母吸毒、吸烟或被动吸烟；孕母年龄＞35 岁或＜16 岁，多胎妊娠等。

（2）胎盘因素：前置胎盘、胎盘早剥和胎盘老化等。

（3）脐带因素：脐带受压、脱垂、绕颈、打结、过短和牵拉等。

（4）胎儿因素：①早产儿、小于胎龄儿、巨大儿等；②畸形，如后鼻孔闭锁、喉蹼、肺膨胀不全、先天性心脏病；③胎粪吸入致呼吸道阻塞等；④宫内感染所致神经系统受损等。

（5）分娩因素：①高位产钳、难产、胎头吸引不顺利、臀位；②产程中麻醉药、镇痛药及催产药使用不当等。

窒息的本质是缺氧，缺氧可导致细胞代谢障碍、功能和结构异常，甚至死亡，是细胞损伤从可逆到不可逆的演变过程。不同细胞对缺氧的易感性各异，以脑细胞最敏感，其次是心肌、肝和肾上腺细胞，而纤维、上皮及骨骼肌细胞的耐受性较高。复苏后，由于血流再灌注，导致这些器官血流增加，出现细胞内钙超载和氧自由基增加，从而引起细胞的进一步损伤。

（二）护理评估

1．健康史　评估孕母有无全身性疾病；有无妊娠高血压，胎盘、脐带有无异常；评估胎儿情况，有无畸形、有无胎粪或羊水吸入等；了解分娩过程，是顺产还是难产，是否使用过高位产钳、胎头吸引；了解生后 Apgar 评分及窒息程度等。

2．身体状况

（1）胎儿缺氧：早期胎动增加，胎心率≥160 次/分；晚期为胎动减少或消失，胎心率＜100 次/分，羊水混有胎粪。

（2）窒息程度判定：Apgar 评分是评价出生窒息程度经典而简易的方法。内容包括：皮肤颜色、心率、对刺激的反应、肌张力和呼吸。每项 0～2 分，总共 10 分（表 7-4）。8～10 分为正常，4～7 分为轻度窒息（又称青紫窒息），0～3 分为重度窒息（又称苍白窒息）。生后 1 分钟评分反映窒息严重程度，5 分钟及 10 分钟评分有助于判断抢救效果及预后。

表 7-4　新生儿 Apgar 评分标准

| 体征 | 评分标准 | | | 生后评分 | |
| --- | --- | --- | --- | --- | --- |
| | 0 | 1 | 2 | 1 分钟 | 5 分钟 |
| 皮肤颜色 | 青紫或苍白 | 身体红，四肢青紫 | 全身红 | | |
| 心率（次/分） | 无 | ＜100 | ＞100 | | |
| 弹足底或插鼻管反应 | 无反应 | 有些动作如皱眉 | 哭，喷嚏 | | |
| 肌张力 | 松弛 | 四肢略屈曲 | 四肢活动 | | |
| 呼吸 | 无 | 慢，不规则 | 正常，哭声响 | | |

考点：新生儿 Apgar 评分标准

✏ **护考链接**

A₁型题

与新生儿 Apgar 评分标准无关的是（　　）

A. 体温　　　　　　B. 心率　　　　　　C. 呼吸

D. 肌张力　　　　　E. 皮肤颜色

**分析：**新生儿 Apgar 评分标准包括心率、呼吸、肌张力、皮肤颜色及弹足底或插鼻管反应。故答案选 A。

（3）并发症：缺血缺氧可造成多器官损伤，窒息程度不同，发生器官损害的种类及程度各异。①神经系统：缺氧缺血性脑病和颅内出血；②呼吸系统：羊水或胎粪吸入综合征、呼吸窘迫综合征及肺出血等；③心血管系统：缺氧缺血性心肌损害，严重者引起心力衰竭、心源性休克；④泌尿系统：肾功能不全或衰竭及肾静脉血栓形成等；⑤代谢方面：常见低血糖，电解质紊乱如低钙血症和低钠血症等；⑥消化系统：应激性溃疡和坏死性小肠结肠炎等。缺氧还导致肝葡糖醛酸转移酶活力降低，酸中毒更可抑制胆红素与白蛋白结合而使黄疸加重。

3. 心理-社会状况　由于患儿病情较重、疾病的发展和预后的不确定性等因素，会使家长产生悲伤、恐惧、自责、焦虑等心理，故应重点评估家长对本病的治疗态度及经济承受能力。

4. 辅助检查　对宫内缺氧胎儿，可通过羊膜镜了解羊水胎粪污染程度或胎头露出宫口时取头皮血进行血气分析，以估计宫内缺氧程度，从而决定娩出后的抢救措施；生后应监测动脉血气、血糖、电解质、血尿素氮和肌酐等生化指标。

（三）治疗要点

本病治疗以预防为主，一旦发生及时复苏，必须分秒必争，参加复苏的人员必须熟悉病史和抢救程序，准备好各种器械设备和药品，采用国际公认的 ABCDE 复苏方案。①A（airway）：清理呼吸道；②B（breathing）：建立呼吸；③C（circulation）：恢复循环；④D（drugs）：药物治疗；⑤E（evaluation）：评价。A、B、C 最为重要，其中 A 是根本，B 是关键，评估贯穿于整个复苏过程中。

（四）护理诊断/问题

1. 自主呼吸障碍　与呼吸道存在羊水、黏液或胎粪有关。

2. 有受伤的危险　与抢救操作、脑部缺氧等多器官损伤有关。

3. 体温过低　与缺氧、环境温度低有关。

4. 恐惧（家长）　与新生儿病情危重及预后不良有关。

（五）护理措施

1. 积极配合医生按"ABCDE"程序进行复苏

（1）清理呼吸道（A）：胎头娩出后即可采用挤压法清除口、鼻、咽部的黏液及羊水，胎儿娩出断脐后，继续用吸管吸出口腔、咽部的黏液和羊水，因鼻腔较敏感，受刺激后易触发呼吸，故应先吸口腔，后吸鼻腔，必要时用气管插管吸取，动作宜轻柔，避免负压过大而损伤气道黏膜。

（2）建立呼吸（B）：包括触觉刺激和正压通气。①触觉刺激：拍打足底 1～2 次或沿长轴快速摩擦腰背皮肤 1～2 次。如出现正常呼吸，心率>100 次/分，肤色红润可继续观察。②正压通气：触觉刺激后无规律呼吸建立或心率<100 次/分，应用面罩和复苏气囊进行正压通气，面罩应密闭遮盖下巴尖端、口鼻，但不盖住眼睛；通气频率 40～60 次/分，吸呼比 1:2，压力 20～40cmH$_2$O（2.0～3.9kPa），以可见胸廓起伏适中和听诊呼吸音正常为宜。正压通气 30 秒后，如果心率<60 次/分或心率在 60～80 次/分不再增加，需进行下一步胸外心脏按压。

（3）恢复循环（C）：胸外心脏按压，在继续正压通气的条件下，同时进行胸外心脏按压。用双拇指或中食指按压胸骨体下 1/3 处，频率为 90 次/分（每按压 3 次，正压通气 1 次），按压深度为胸廓下陷 1～2cm。

（4）药物治疗（D）：建立有效静脉通路，保证药物应用。经过胸外心脏按压 30 秒后，心率仍然<80 次/分，应立即给予 1:10 000 肾上腺素 0.1～0.3ml/kg，静脉或气管内注入，必要时 3～5 分钟重复 1 次。无效者可酌情用 5% 碳酸氢钠纠正酸中毒，用全血、白蛋白、生理盐水等扩充血容量。应用上述药物后，仍有循环不良者可加用多巴胺。母亲产前 4 小时内用过吗啡类麻醉或

考点：新生儿窒息的主要护理问题及复苏方案

镇痛药的新生儿，应给予纳洛酮，静脉或气管内注入。

（5）评价（E）：复苏过程中要每30秒评估患儿的情况，评估的主要内容是呼吸、心率、血氧饱和度等，以确定进一步采取的抢救方法。

2. 保暖　整个复苏过程中必须注意保暖，应在30～32℃的辐射台上进行抢救，胎儿娩出后应该立即揩干体表的羊水及血迹，减少散热，在适宜的温度中新生儿的新陈代谢及耗氧量最低，有利于患儿的复苏。

3. 复苏后的监护　密切监护患儿体温、呼吸、心率、血压、尿量、肤色、血氧饱和度、血糖和电解质，以及窒息后多器官受损的情况等。

4. 家庭支持　给患儿家长提供情感支持，消除其恐惧心理，耐心解答患儿病情和预后，得到最佳配合。指导家长对患儿进行康复干预，促进患儿早日康复。

（六）健康教育

1. 重在预防　加强围产期保健，及时发现并处理高危妊娠；加强胎儿监护，避免宫内胎儿缺氧；帮助孕母正确选择复苏能力较强的医院。

2. 向患儿家长耐心讲解本病的严重性、护理方法及可能出现的后遗症，以取得家长的配合。

3. 指导家长对可能留有后遗症者，及早进行高压氧舱的治疗及康复训练，以促进患儿脑功能的恢复，减少后遗症，并坚持定期随访。

# 二、新生儿缺氧缺血性脑病

## 案例 7-4

患儿，男，足月，自然分娩，娩出时脐带绕颈一周，Apgar 评分 1 分钟与 5 分钟分别为 3 分、7 分。体检：小儿激惹，拥抱反射稍活跃，肌张力正常。

**问题：** 1. 最可能的医疗诊断是什么？
　　　　2. 存在哪些护理问题？
　　　　3. 如何进行护理？

考点：新生儿缺氧缺血性脑病的概念

（一）概述

1. 概念　新生儿缺氧缺血性脑病是指在围生期因各种原因引起缺氧和脑血流量减少或暂停而导致的新生儿脑损伤。本病是新生儿窒息后的严重并发症。本病病情重，病死率高，存活者常有脑瘫、智力低下、癫痫、耳聋、视力障碍等后遗症。早产儿发生率明显高于足月儿。

2. 病因及发病机制

（1）缺氧因素：凡能引起新生儿窒息的因素都可导致本病，如围生期窒息、反复呼吸暂停、严重的呼吸系统疾病、右向左分流型先天性心脏病等。其中围生期窒息是主要原因。

（2）缺血因素：严重的心动过缓或心脏停搏、重度心力衰竭或周围循环衰竭。

1）脑血流改变：窒息早期，体内血液重新分布，脑血流量明显增加。随着缺氧时间延长，心功能受损导致血压下降，使脑血流减少。足月儿的易损区在大脑矢状旁区的脑组织；早产儿的易损区位于脑室周围的白质区。如窒息为急性完全性，脑损伤则可发生在脑干、丘脑、小脑等代谢最旺盛的部位。

2）脑组织生化代谢改变：脑组织能量主要来源于葡萄糖的氧化过程，缺氧时无氧糖酵解增加、乳酸堆积导致低血糖和代谢性酸中毒，ATP 产生减少，细胞膜上钠-钾泵、钙泵功能不足，钠离子、钙离子进入到细胞内，使细胞肿胀引起脑水肿。

✎ **护考链接**

**（二）护理评估**

1. 健康史　评估患儿有无围产期窒息、反复呼吸暂停、严重的呼吸系统疾病、心脏疾患等。

2. 身体状况　大多数患儿有明显宫内窘迫史或产时窒息史。常表现为意识改变、肌张力及原始反射改变、惊厥、脑水肿、颅内压增高等神经系统症状，严重者可伴有脑干功能障碍。惊厥常发生在出生后 12～24 小时，脑水肿则在 36～72 小时最明显。临床根据病情不同分为轻、中、重三度（表 7-5）。

表 7-5　新生儿缺氧缺血性脑病的临床分度

| 临床表现 | 分度 | | |
| --- | --- | --- | --- |
| | 轻度 | 中度 | 重度 |
| 意识 | 过度兴奋 | 嗜睡、迟钝 | 昏迷 |
| 肌张力 | 正常 | 减低 | 松软 |
| 拥抱反射 | 稍活跃 | 减弱 | 消失 |
| 吸吮反射 | 正常 | 减弱 | 消失 |
| 惊厥 | 无 | 常有 | 多见，频繁 |
| 中枢性呼吸衰竭 | 无 | 无或轻 | 常有 |
| 瞳孔改变 | 无 | 缩小，对光放应迟钝 | 不对称或扩大、对光反应消失 |
| 前囟张力 | 正常 | 稍饱满 | 饱满、紧张 |
| 病程及预后 | 兴奋症状 24 小时内明显，3 日内逐渐消失，预后良好 | 症状多在 1 周左右消失，10 日内没消失，可能有后遗症 | 病死率高，多在 1 周内死亡，存活者多有后遗症 |

3. 心理-社会状况　本病治疗效果不明显，且治疗费用高，发生致残率及病死率较高，因此，患儿家长可能会产生焦虑和恐惧心理，部分经济困难的家长还会选择放弃治疗，甚至遗弃患儿。

4. 辅助检查

（1）影像学检查：头颅 B 超对脑室及其周围出血具有较高的特异性；头颅 CT 检查有助于了解脑水肿的范围、颅内出血的类型。

（2）脑电图：可客观反映脑损害严重程度、判断预后，并有助于惊厥的诊断。

（3）血生化检查：血清肌酸激酶同工酶升高，此酶是反映脑组织受损伤程度的特异酶。

**（三）治疗要点**

本病以支持疗法、控制惊厥、治疗脑水肿为主。治疗重点是三项支持疗法和三项对症处理。

1. 三项支持疗法

（1）供氧，改善通气换气功能，使血气和 pH 保持在正常范围。

（2）维持血压，保证各脏器的血液灌注，可用多巴胺和多巴酚丁胺各 5～10μg/（kg·min），连续静脉滴注。

（3）维持血糖在正常高值（5.0mmol/L），以保证神经细胞代谢所需。

2．三项对症处理

（1）控制惊厥：首选苯巴比妥钠，20mg/kg，于 15～30 分钟静脉滴入；若不能控制惊厥，1 小时后可加用 10mg/kg，12～24 小时后给予维持量，每日 3～5mg/kg。肝功能不全者改用苯妥英钠，顽固性抽搐可加入地西泮或水合氯醛。

**考点：三项支持和三项对症处理**

（2）治疗脑水肿：首先限制液量，按 60～80ml/kg。颅内压增高者先用呋塞米 1mg/kg 静脉注射，也可用 20%甘露醇 0.5～1g/kg 静脉注射，根据病情 6～8 小时 1 次，逐渐延长时间，3～5 天停用。

（3）消除脑干症状：可静脉注射纳洛酮 0.01～0.03mg/（kg·次），6～8 小时 1 次。

（四）护理诊断/问题

1．低效性呼吸形态　与缺氧缺血致呼吸中枢受损害有关。

2．潜在并发症：颅内压增高、颅内出血、呼吸衰竭。

3．营养失调：低于机体需要量　与摄食中枢受损，不能进食或减少有关。

4．有失用性综合征的危险　与缺氧缺血导致的后遗症有关。

（五）护理措施

1．给氧　及时清除呼吸道分泌物，保持呼吸道通畅，根据患儿缺氧情况，可给予鼻导管或头罩吸氧，认真填写好各种记录。缺氧严重者可考虑气管插管及机械辅助通气。

2．预防并发症　严密监护患儿的神志、肌张力、囟门张力、瞳孔等，注意观察患儿的体温、呼吸、心率、血压、尿量和窒息后多器官损害的情况等。遵医嘱应用好各种药物并观察治疗。

3．加强营养　保证足够的热量供给，不能经口喂养者，可鼻饲或静脉营养。

4．早期康复干预，尽量避免失用性综合征的发生，有功能障碍者，应使肢体固定在功能位。早期进行动作训练和感官刺激，促进脑功能的恢复。

5．心理护理　安慰家长，耐心细致地解答患儿病情，减轻家长的恐惧心理。争取家长配合，告知早期进行健康干预的重要性，增强家长的信心，促进患儿早日康复，减少残障发生。

（六）健康教育

1．预防重于治疗　加强孕产期宣传和保健，指导产妇定期进行产前检查，早期发现并处理高危妊娠；积极抢救治疗窒息新生儿，减少脑细胞损伤。

2．向患儿家长耐心细致地解答病情，介绍疾病的发生发展、治疗和护理，减轻家长的恐惧心理。

3．恢复期指导家长掌握康复训练的方法，坚持有效的功能训练并定期随访。

# 三、新生儿颅内出血

**案例7-5**

　　一早产儿，2 日龄，出生时有窒息，烦躁不安，溢奶，哭声高尖，肢体痉挛，36 小时后嗜睡，肌肉松弛，体温及血常规正常。

**问题：**1．此患儿最可能诊断是什么？

2．存在哪些护理问题？

3．如何完成相应的护理？

（一）概述

1. 概念 新生儿颅内出血是新生儿时期最严重的脑损伤性疾病。出血量少者多可痊愈，出血量大者病死率高，幸存者常留有脑性瘫痪、运动和智能障碍、癫痫等神经系统后遗症。早产儿发病率较高，预后较差。

2. 病因与发病机制

（1）缺氧：32周以下的早产儿，因脑内毛细血管发育不成熟、脆弱，缺氧缺血可以直接损伤毛细血管内皮细胞，导致脑血管破裂、出血。

（2）产伤：因头盆不称、胎儿过大、急产、难产等，用高位产钳、胎头吸引器助产，造成头部挤压、撕裂等产伤致颅内出血，以足月儿多见。

（3）其他：快速输注高渗性液体、血压波动过大、机械通气不当、酸中毒等也可发生颅内出血。

（二）护理评估

1. 健康史 了解患儿有无早产、窒息和产伤史，有无给新生儿快速输注高渗液体或机械通气不当病史等。

2. 身体状况 颅内出血的症状和体征主要与出血部位及出血量有关，一般于出生后1～2日起病，常见表现有：

（1）意识改变：早期、出血量少时表现为兴奋状态，易激惹、烦躁不安等；晚期、出血量大时表现为抑制状态，反应低下、嗜睡、昏迷。

（2）眼部表现：双目凝视、斜视、眼球上转困难、眼震颤、双瞳孔不等大、对光反射差等。

（3）颅内压增高：前囟隆起、呕吐、脑性尖叫、惊厥等。

（4）呼吸改变：呼吸增快或减慢、不规则或暂停等。

（5）肌张力改变：早期增高，以后减弱或消失。

（6）其他：出现黄疸和贫血等。

考点：新生儿颅内出血的主要表现

3. 心理-社会状况 由于家长没有心理准备，且对本病的严重程度、病程进展及预后感到迷茫，会表现出焦虑、悲伤、恐惧甚至愤怒等。对孩子存活后遗留的神经系统后遗症，表现出的厌恶甚至遗弃，会带来一些社会性问题。

4. 辅助检查

（1）脑脊液检查：镜下可见皱缩红细胞有助于诊断，但检查正常者不能排除本病，病情危重者不宜进行此项检查。

（2）头颅CT和B超检查：可精确判断出血部位和范围，估计出血量，有助于判断预后。

（三）治疗要点

1. 镇静、止惊 选用苯巴比妥或地西泮等。

2. 止血 选用维生素 $K_1$、酚磺乙胺、巴曲酶等。

3. 降低颅内压 选用呋塞米（速尿），每次 0.5～1mg/kg，每日 2～3 次静脉注射。有脑疝时用小剂量甘露醇，每次 0.25～0.5g/kg，每 6～8 小时静脉注射 1 次。

4. 应用脑代谢激活剂 出血停止后，可给胞磷胆碱 0.1g/次，加入 5%～10%的葡萄糖液中静脉滴注，每日 1 次，10～14 日为 1 个疗程。

考点：治疗颅内压升高常用的药物

5. 治疗并发症 脑积水时应用乙酰唑胺可减少脑脊液的产生，每日 50～100mg/kg，分 3～4 次口服；根据病情需要可进行侧脑室穿刺引流。

**新生儿颅内出血为什么要慎用甘露醇**

新生儿颅内出血,由于颅内压增高,对出血部位反而起到了压迫止血的作用。由于甘露醇降颅压快,有可能会使颅内被出血形成的血肿已压迫止血的血管重新出血,从而加重颅内出血。所以新生儿颅内出血、在没有脑病征象前,首选地塞米松降颅压,只有可能发生脑疝时才首选甘露醇降颅压。

（四）护理诊断/问题

1. 潜在并发症:颅内压升高。
2. 有窒息危险　与惊厥、昏迷有关。
3. 营养失调:低于机体需要量　与意识障碍不能进食有关。

（五）护理措施

1. 降低颅内压

（1）缓解颅内高压:头肩部抬高15°～30°,凡需头偏向一侧时,整个身体也取同向侧位,使头部始终处于正中位。按医嘱应用降颅内压药物,同时注意配伍禁忌和观察药物疗效。静脉穿刺最好选用留置针,减少反复穿刺,防止加重颅内出血。

（2）密切观察病情:15～30分钟巡视病房一次,注意生命体征、神志、瞳孔、肌张力、前囟等改变,注意有无惊厥、脑性尖叫等,定期测量头围,及时记录阳性体征并报告医生。

2. 纠正缺氧

（1）保持呼吸道通畅:及时清除呼吸道分泌物,避免外在因素如奶瓶、被子遮盖等压迫患儿,引起窒息。

（2）合理用氧:根据缺氧程度选择不同的用氧方式和浓度,防止氧浓度过高或用氧时间过长引起的氧中毒,呼吸衰竭或严重的呼吸暂停时需气管插管、机械通气,维持$PaO_2$在60～80mmHg,并做好相应护理。

3. 防止窒息的发生

（1）保持安静,减少一切不必要的刺激。喂乳时不宜抱喂,尽量减少对患儿的移动和刺激。一切必要的护理操作尽量集中进行,做到轻、稳、准。

（2）惊厥发作时不要搬运,应及时抢救,立即松解患儿衣扣,头偏向一侧,及时清除呼吸道分泌物,保持呼吸道通畅。病情危重昏迷时,应适当暂停喂奶,以防呕吐或溢乳而致窒息。

**考点:新生儿颅内出血的主要护理措施**

（3）按医嘱应用止惊药物,以解除肌肉痉挛,观察用药后的反应并记录。

4. 补充营养　根据病情选择不同的喂养方式,保证能量和水分供给。病重者可适当推迟喂乳时间,必要时可通过静脉补充营养,速度宜慢,因快速输液可增加脑血管内压力,加重颅内出血。

✎ 护考链接

$A_1$型题

对新生儿颅内出血的护理,下列哪项是错误的（　　　）

A. 保持安静,避免各种惊扰　　　　　　B. 头肩部抬高15°～30°,减轻脑水肿

C. 注意保暖,必要时给氧　　　　　　　D. 经常翻身,防止肺淤血

E. 喂乳时,不要抱起患儿

**分析:** 颅内出血新生儿护理头肩部抬高15°～30°可缓解颅内高压,注意保暖,必要时给氧,保持安静,减少一切不必要的刺激。喂乳时不宜抱喂,尽量减少对患儿对移动和刺激。一切必要的护理操作尽量集中进行,做到轻、稳、准。故答案选D。

（六）健康教育

1. 向家长讲解患儿病情、治疗效果及可能的预后，给予相应的心理支持和安慰，减轻紧张情绪。

2. 如有后遗症，尽早指导家长带患儿进行功能训练和智力开发，对瘫痪患儿进行皮肤护理及肢体运动功能的训练，鼓励坚持治疗，并进行定期随访。

# 四、新生儿黄疸

**案例 7-6**

一患儿，4 日龄，足月顺产，生后 21 小时出现黄疸，迅速加重，一般状态尚好。血清胆红素 298μmol/L，母血 O 型，子血 A 型，抗体释放试验阳性。

**问题**：1. 此患儿医疗诊断最大可能是什么？

2. 该如何护理？

（一）概述

1. **概念** 新生儿黄疸是新生儿时期由于胆红素在体内积聚过多而引起皮肤、黏膜、巩膜等部位黄染为特征的病症，可分为生理性黄疸和病理性黄疸两大类。

新生儿胆红素生成较多，而摄取、结合、排泄胆红素的能力仅为成人的 1%～2%，极易出现生理性黄疸，一般在生后 2～3 日出现，4～5 日最明显，10～14 日消退，除皮肤及巩膜黄染外，小儿一般状态良好，无其他临床表现，肝功能正常。病理性黄疸可导致胆红素脑病而引起死亡或严重后遗症，本节主要介绍病理性黄疸。

**考点**：新生儿黄疸的概念、生理性黄疸的时间

2. **病因及发病机制**

（1）感染性因素：①新生儿肝炎：大多由巨细胞病毒或乙型肝炎病毒通过胎盘传给胎儿或产程中被感染；②新生儿败血症及其他感染：因细菌毒素侵入加快红细胞破坏及损害肝细胞所致。

（2）非感染性因素：①新生儿溶血：因母、子 ABO 血型不合者最多见（多为母亲 O 型，婴儿 A 型或 B 型），其次是 Rh 血型不合，主要是由于母体存在着与胎儿血型不相容的血型抗体，经胎盘进入胎儿血循环后，引起红细胞破坏，出现溶血；②先天性胆管阻塞：如先天性胆道闭锁和胆总管囊肿，使胆管阻塞，胆红素排泄障碍；③母乳性黄疸：病因不清，可能与母乳内 β-葡糖醛酸糖苷酶活性高，引起胆红素的肠肝循环增加有关；④其他：遗传性疾病，如红细胞葡萄糖6-磷酸脱氢酶（G-6-PD）缺乏症；药物性黄疸，由磺胺药、维生素 $K_3$、毛花苷 C 等所致；缺氧、低血糖、酸中毒等均可引起病理性黄疸。

（二）护理评估

1. **健康史** 了解患儿母亲是否有肝炎病史。询问患儿健康史，是否有新生儿溶血病、新生儿败血症、先天性胆管阻塞、缺氧、酸中毒及低血糖等情况。了解黄疸出现时间、大便颜色、病情进展情况等。

2. **身体状况**

（1）生理性黄疸：①一般情况良好，肝功能正常；②大部分足月儿在生后 2～3 日出现黄疸，4～5 日最明显，10～14 日消退；早产儿在生后 3～5 日出现黄疸，5～7 日最明显，可延迟至 3～4 周消退；③血清胆红素上限标准为：足月儿＜221μmol/L 和早产儿＜257μmol/L，临床发现较小的早产儿即使胆红素＜171μmol/L 也可能发生胆红素脑病，因此，采用日龄或小时龄胆红素值进

行评估，目前已被多数学者所接受。

（2）病理性黄疸：①黄疸出现早：生后1日内出现黄疸；②黄疸程度重：血清胆红素足月儿＞221μmol/L，早产儿＞257μmol/L；③黄疸进展快：血清胆红素每日上升超过85μmol/L；④黄疸持久不退或退而复现：足月儿超过2周，早产儿超过4周；⑤血清直接胆红素＞34μmol/L。

（3）严重表现：当患儿血清胆红素＞342μmol/L时，游离的间接胆红素可通过血脑屏障，造成基底核等处的神经细胞变性坏死，出现中枢神经系统症状，发生胆红素脑病（核黄疸），表现为吸吮无力、嗜睡、肌张力减退，12～24小时之后，出现脑性尖叫、双眼凝视、惊厥，多数患儿因呼吸衰竭或弥散性血管内凝血（DIC）死亡，存活者多留有运动障碍、智力落后、听力障碍等神经系统后遗症。

**考点：核黄疸的概念**

（4）不同原因所致黄疸的特点

1）新生儿溶血病：生后1日内出现黄疸，并进行性加重，伴不同程度的贫血及肝脾肿大。

2）新生儿肝炎：生后2～3周出现黄疸，并且逐渐加重，伴有厌食、体重不增、大便色淡及肝脾肿大。

3）新生儿败血症：表现为黄疸迅速加重或退而复现，伴全身中毒症状及感染病灶。

4）先天性胆管阻塞：生后1～3周出现黄疸，进行性加重，皮肤呈黄绿色，大便呈灰白色，肝脏进行性增大、边缘光滑、质硬。

3. 心理-社会状况　评估患儿家长对新生儿黄疸有关知识的了解情况，因相关知识缺乏会产生恐惧，或在早期忽视病情。

4. 辅助检查

（1）血清胆红素浓度测定：总胆红素足月儿＞221μmol/L，早产儿＞257μmol/L；直接和间接胆红素的检查对病因诊断有意义。

（2）血常规：新生儿溶血病时红细胞及血红蛋白降低、网织红细胞增加。

（3）血型测定：新生儿溶血病时可见母婴ABO或Rh血型不合。

（三）治疗要点

1. 生理性黄疸不需治疗，加强保暖，及时合理喂养，促进粪便排出。病理性黄疸祛除病因，积极治疗原发病。

2. 光照疗法　简称光疗，是降低血清未结合胆红素简单而有效的方法。

3. 药物治疗　输入血浆每次10～20ml/kg或白蛋白1g/kg，促进未结合胆红素转化成结合胆红素，减少胆红素脑病的发生。使用肝酶诱导剂，常用苯巴比妥5mg/kg，分2～3次口服，共4～5日。

4. 换血疗法　对于Rh溶血和严重的ABO溶血，换出部分血中游离抗体和致敏红细胞，减轻溶血，防止发生胆红素脑病。

（四）护理诊断/问题

1. 潜在并发症：胆红素脑病。

2. 知识缺乏：缺乏有关新生儿黄疸的相关知识。

（五）护理措施

1. 观察病情　注意皮肤、巩膜、大小便的色泽变化和神经系统的表现，观察生命体征的变化、黄疸的消退情况，注意有无胆红素脑病的早期征象，如精神反应差、吸吮无力、肌张力减退及呼吸暂停和心动过缓等，发现后及时报告医生。

2. 加强保暖 置患儿于适中温度下，维持体温稳定。因为低体温时游离脂肪酸浓度升高，与间接胆红素争夺清蛋白，可使血清间接胆红素水平升高，有造成脑损害的危险。

3. 调整喂养 提早喂养可刺激肠蠕动，有利于排胎粪，同时能避免低血糖及建立肠道正常菌群，减少肠肝循环。若为母乳性黄疸，可隔次母乳喂养，待黄疸好转后，逐步过渡到正常母乳喂养；若黄疸较重，可暂停母乳3～5日，待黄疸消退后再继续母乳喂养。

4. 蓝光照射 间接胆红素在波长425～475nm的蓝光照射下可转变成水溶性异构体，经胆汁、尿液排出。持续或间断照射12～24小时，血清胆红素小于171μmol/L时可停止光疗。照射过程中保证患儿水分和营养物质的补充，以防发生脱水。照射后患儿可出现一过性皮疹和绿色稀薄大便等，属正常反应。

5. 合理用药 给予肝酶诱导剂如苯巴比妥、尼可刹米，可增加葡糖醛酸转移酶的生成和肝摄取间接胆红素的能力。输血浆和清蛋白增加间接胆红素与清蛋白的结合，防止发生胆红素脑病。

6. 换血治疗 护士应做好换血前的准备、术中配合及换血后护理等。换血量一般为患儿全血量的2倍，多选用脐静脉或其他较大静脉进行。

（六）健康教育

向患儿家长讲解本病的常见原因，如何观察黄疸程度，治疗效果及预后，减轻家长焦虑恐惧的心理，以取得家长的配合。对有神经系统后遗症者，指导家长早期进行功能锻炼。

**考点：**新生儿黄疸的主要护理措施

# 五、新生儿寒冷损伤综合征

> **案例 7-7**
>
> 一早产儿，3日龄，体温34.5℃，哭声低微，吮乳欠佳，皮肤轻度黄染，两小腿外侧硬肿明显，心肺正常，血清胆红素205μmol/L。初步诊断为新生儿寒冷损伤综合征。
>
> **问题：** 1. 此患儿护理问题是什么？
>
> 　　　　2. 应采取哪些护理措施？

（一）概述

1. 概念 新生儿寒冷损伤综合征是在受寒等情况下，引起的低体温和多器官功能的损伤，重症者可发生皮肤和皮下脂肪变硬与水肿，又称新生儿硬肿症。

2. 病因与发病机制 由于新生儿体温调节中枢发育不成熟，体表面积相对较大，皮下脂肪层薄，易散热；新生儿受寒时主要靠棕色脂肪产热，缺乏寒战等物理产热方式，而早产儿棕色脂肪储存量少，产热能力差；新生儿皮下脂肪中饱和脂肪酸多，其熔点高，体温低时易凝固出现皮肤变硬；重症感染、心力衰竭、休克等导致能量代谢紊乱，出现低体温和皮肤硬肿。

**考点：**新生儿寒冷损伤综合征的概念及主要病因

低体温持续存在，使局部血液循环减慢，引起组织缺氧和代谢性酸中毒，导致毛细血管壁通透性增加，出现水肿，严重时可发生多器官功能损害。

（二）护理评估

1. 健康史 评估患儿胎龄、体重、喂养及保暖等情况；评估患儿出生史，有无早产、窒息、胎膜早破、脐部感染及保温不当史；评估患儿体温、食欲、反应、皮肤及尿量等情况。

2．身体状况

（1）低体温：表现为全身及四肢冰凉，肛温常降至 35℃ 以下，重症低于 30℃。患儿出现反应低下、食欲差及拒乳、哭声低弱、心音低钝、心率减慢、尿少等情况。

（2）硬肿：由皮脂硬化和水肿形成，常发生在全身皮下脂肪积聚的部位，其特点为皮肤发冷、变硬、水肿，呈暗红色，硬肿发生顺序是：小腿→大腿外侧→整个下肢→臀部→面颊→上肢→躯干。

（3）多器官功能损害：患儿一般反应差，少吃、少哭、心率及呼吸变慢、少尿或无尿。严重时可出现休克、DIC 和急性肾衰竭等多器官功能损害，临终前往往有肺、消化道出血。

3．心理社会状况　家长因对本病病因、护理、预后等知识的缺乏，常出现内疚、焦虑和恐惧等心理反应。

4．辅助检查　血常规可判断有无感染。动脉血气分析确定有无酸中毒。血电解质、尿素氮、肌酐检查判断有无肾衰竭。血小板计数、凝血时间及纤维蛋白原测定等确定有无 DIC。

**考点：** 新生儿硬肿症的临床特点，硬肿发生的顺序

✎ **护考链接**

$A_1$ 型题

新生儿寒冷损伤综合征皮肤硬肿症状发生的顺序是（　　　）

A．四肢、臀部、躯干、面颊、腹部　　　　B．下肢、臀部、面颊、上肢、躯干

C．下肢、上肢、臀部、躯干、面颊　　　　D．腹部、躯干、臀部、四肢、面颊

E．下肢、臀部、躯干、上肢、面颊

**分析：** 新生儿寒冷损伤综合征皮肤硬肿发生的顺序是小腿→大腿外侧→整个下肢→臀部→面颊→上肢→躯干。故答案选 B。

（三）治疗要点

1．复温　是治疗的关键，复温原则是逐渐复温，循序渐进。

2．支持治疗　根据情况选择经口喂养或静脉营养，充足的能量有利于体温的恢复。需严格控制输液量与速度。

3．合理选用抗生素　有感染者根据血培养和药敏结果选择敏感药物。

4．及时处理并发症　如肺出血、微循环障碍、肾衰竭和 DIC。

（四）护理诊断/问题

1．体温过低　与体温调节功能低下及受寒、早产、感染、窒息等有关。

2．皮肤完整性受损　与皮肤硬化、水肿、局部血流障碍有关。

3．营养失调：低于机体需要量　与能量摄入不足有关。

4．有感染的危险　与机体免疫功能低下有关。

5．潜在并发症：肺出血、DIC、休克。

6．知识缺乏：家长缺乏正确保暖及育儿知识。

（五）护理措施

1．复温、消除硬肿

（1）肛温＞30℃，将患儿置于 30℃ 暖箱中，逐渐调整到 30～34℃ 的范围，6～12 小时使体温恢复正常。

（2）肛温＜30℃，将患儿置于比体温高 1～2℃ 的暖箱中，每小时升高箱温 0.5～1℃，最高

不超过 34℃，12～24 小时使体温恢复正常。

（3）也可采用温水浴、母怀抱、热水袋、热炕及电热毯等方法复温，注意避免烫伤。

（4）复温过程中，随时观察患儿生命体征、尿量、温箱的温度及湿度，并监测血糖、电解质及肾功能。

2. 合理喂养　根据患儿的吸吮、吞咽及消化能力，选择适宜的营养供给方式，保证能量和水分的供给。有明显心、肾功能损害者应严格控制输液量及输液速度。供给的能量和液体需加温至 35℃左右。

3. 防止感染　低体温可致机体免疫力下降，发生感染，而感染又可使硬肿加重，故应积极预防感染：①实行保护性隔离；②做好病室暖箱内的清洁消毒；③加强皮肤护理，经常更换体位，防止肺炎发生；④严格遵守无菌操作规程，避免医源性感染。

4. 密切观察病情　注意监测生命体征、硬肿范围、尿量、有无 DIC、肺出血、休克等症候，备好抢救药品和设备如氧气、吸引器、呼吸器等，如发现患儿面色突然青紫、呼吸增快、肺部啰音增多，可能为肺出血，及时报告医生，进行有效的抢救。

**考点：**新生儿寒冷损伤综合征的复温原则及措施

（六）健康教育

向家长介绍寒冷损伤综合征的相关知识，指导家长对患儿加强护理，并耐心解答家长提出的问题。鼓励母乳喂养，提供新生儿保暖、预防感染等知识，从而避免本病的发生。

# 六、新生儿脐炎

**案例 7-8**

一男婴，足月顺产，生后 11 日，母乳喂养，食欲减退 2 日。体检：小儿脐轮红，有脓性分泌物，量多且有臭味，呼吸 40 次/分，心率 135 次/分，血白细胞 $12×10^9$/L，中性粒细胞 0.6。

**问题：** 1. 最可能的医疗诊断是什么？
2. 如何对此患儿进行护理？

（一）概述

1. 概念　新生儿脐炎是指断脐残端的细菌性感染。以金黄色葡萄球菌感染最常见，其次是大肠埃希菌、铜绿假单胞菌、溶血性链球菌等。

**考点：**新生儿脐炎的概念

**知识链接**　　　　　　　　　　　新生儿败血症

新生儿败血症是指病原体侵入新生儿血液循环，并在其中生长、繁殖、产生毒素而造成的全身性反应。发病率及病死率高，尤其是早产儿。本病的致病菌以葡萄球菌最多见，其次为大肠埃希菌，近年来条件致病菌、厌氧菌和真菌感染有增多趋势。感染途径分为产前感染、产时感染和产后感染，产后感染是主要感染途径。临床表现为早期症状、体征不典型，主要表现有黄疸、出血倾向、休克、肝（脾）大，易合并化脓性脑膜炎、肺炎、中毒性肠麻痹等。治疗原则是给予有效的抗生素，清除局部病灶，对症、支持治疗。主要护理措施是维持正常体温、清除局部病灶、保证营养供给和密切观察病情。

（二）护理评估

1. 健康史　了解患儿出生时的情况，选择出生的地点，出生后脐带的处理情况。

2. 身体状况　轻者脐残端及脐周围皮肤红肿（图 7-4），伴少许溢液或脓性分泌物。严重者

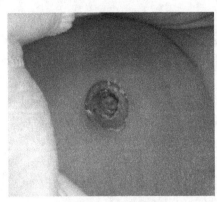

图 7-4　新生儿脐炎

脐部及脐周红肿且发硬，轻压脐周，有脓性分泌物流出并有臭味。炎症向周围组织扩散可形成蜂窝织炎，如感染经血管蔓延可引起败血症，感染扩散至邻近腹膜可导致腹膜炎等疾病。

3. 心理-社会状况　家长因对本病的发生发展、护理、预后等知识的缺乏，常出现紧张、焦虑等心理反应。

4. 辅助检查　血常规白细胞总数及粒细胞均升高，脐部有炎症者可取创面分泌物做细菌培养和药敏试验，疑有败血症时可行血培养检查。

（三）治疗要点

（1）药物治疗：轻微者去除局部结痂，使用 3%过氧化氢及 75%乙醇清洗，每日 2～3 次；严重者采用静脉注射，给予足量的广谱抗生素如青霉素，或根据细菌敏感试验结果选用有效的抗生素。

（2）脓肿未形成时局部涂抹金黄膏，如有脓肿形成，则需切开引流。

（四）护理诊断/问题

1. 皮肤完整性受损　与脐部感染有关。

2. 潜在并发症：蜂窝织炎、败血症、脓毒血症、腹膜炎等。

（五）护理措施

1. 患儿入院后在脐部护理或使用抗生素前采集脐部分泌物做培养和药敏试验，同时采集血培养标本。

**考点：脐部护理措施**

2. 脐部的护理　保持脐部清洁干燥，要勤换尿布，避免尿液污染脐部，沐浴后及时做脐部护理。局部有脓性分泌物时，轻症者可用3%过氧化氢清洗后用碘伏或安尔碘消毒，每日 2 次，从脐的根部由内向外环形彻底清洗消毒。重症者加用抗生素溶液局部湿敷，可用红霉素或头孢唑林钠。如有脓肿形成，需切开引流。

3. 监测病情　观察体温；观察脐部红肿、脓性分泌物好转与进展情况；若出现体温异常、少吃、少哭、少动等可能是败血症，腹胀、腹肌紧张、腹部触痛可能是腹膜炎，应及时通知医生做好处理。

（六）健康教育

耐心向家长介绍疾病的治疗、护理过程，减轻家长的紧张、恐惧心理。指导家长掌握脐部护理的正确方法，避免尿布污染脐部，尿布前端勿覆盖脐部，及时更换污染的尿布。教会家长如何观察病情。

**知识链接**

### 新生儿破伤风

新生儿破伤风又称"四六风""脐风""七日风"等，系由破伤风梭状杆菌侵入脐部，产生毒素而引起以牙关紧闭和全身肌肉强直性痉挛为特征的急性严重感染性疾病。随着我国城乡新法接生技术的应用和推广，本病的发病率已经明显降低。但在偏远山区、农村及由私人接生者仍可发生。控制痉挛、预防感染、保证营养是治疗本病的三大要点；护理过程中应将患儿置于安静、避光的环境，尽量减少刺激以减少痉挛发作；大力推广新法接生，新生儿出生后，脐带必须严格处理。严格执行无菌操作可预防新生儿破伤风的发生。

# 七、新生儿低血糖症

**案例7-9**

一早产男婴，3日龄，出生1日后出现嗜睡，哭声低微，四肢欠暖。查体：体温35℃，心率156次/分，呼吸49次/分。

**问题：**还需要做哪些护理评估？

## （一）概述

1. **概念** 无论出生体重、胎龄和日龄如何，凡是全血血糖＜2.2mmol/L（40mg/dl）均考虑新生儿低血糖症。常发生于早产儿、足月小样儿、糖尿病母亲的婴儿。临床上可以分为暂时性低血糖（持续时间短，不超过新生儿期）和持续性低血糖（持续到婴儿或儿童期）两类。由于新生儿脑细胞代谢需要大量糖，血糖过低可导致脑细胞不可逆的损伤。

**考点：**新生儿低血糖的血糖值

2. **病因与发病机制**

（1）葡萄糖储存不足：早产儿和小于胎龄儿肝糖原储备不足是引起低血糖的主要原因。新生儿患病时易发生缺氧、酸中毒、低体温和低血压，使儿茶酚胺分泌增加，并出现无氧代谢，加速糖的消耗，使血糖降低。

（2）葡萄糖利用增加：糖尿病母亲的新生儿胰岛细胞增生，胰岛素分泌过多，常在出生后4～6小时发生低血糖，可持续至生后48小时。

（3）糖原分解障碍：糖原贮积症患儿和小于胎龄儿可能由于糖原分解减少而发生低血糖。

## （二）护理评估

1. **健康史** 评估患儿胎龄、体重、喂养及保暖等情况；评估出生时和出生后是否有窒息、受寒、感染等因素存在，了解患儿母亲有无糖尿病、妊娠高血压病史。

2. **身体状况** 大部分为无症状性低血糖，尤其多见于早产儿和小于胎龄儿。少数可在生后数小时至一周内出现嗜睡、拒乳、震颤、呼吸暂停、阵发性青紫、昏迷、眼球异常转动、心动过速、有时多汗、苍白和体温不升。也有表现为激惹、兴奋和惊厥者，以微小型和局限型惊厥为多见。

3. **心理-社会状况** 家长因对本病病因、发病机制、护理、预后等知识的缺乏，常出现内疚、焦虑和恐惧等心理反应。

4. **辅助检查**

（1）血糖监测：是确诊和早期发现本病的主要手段，对有可能发生低血糖者应于生后第3、6、12、24小时监测血糖。

（2）持续低血糖者：应酌情选测血胰岛素、胰高血糖素、生长激素等。

（3）其他检查：根据需要可查血型、血红蛋白、血钙、血镁、尿常规与酮体，呼吸暂停、惊厥为主要表现时需与低钙血症、颅内出血等相鉴别。

## （三）治疗要点

1. **预防低血糖** 对可能发生低血糖者从生后1小时即开始喂葡萄糖溶液，尽早开奶。

2. **补充葡萄糖** 对症状性低血糖患儿，立即用25%葡萄糖2～4ml/kg，按1ml/min的速度静脉滴注，随后继续滴入10%葡萄糖溶液。如血糖已＞2.2mmol/L 1～2日，则改为5%葡萄糖溶液滴入，以后逐渐停止。

3. 在血糖稳定以前，每日至少测血糖1次。如用上述方法补充葡萄糖后，仍不能维持血糖正常水平者，可加用氢化可的松 5～10mg/kg，或泼尼松 1mg/kg，至症状消失、血糖恢复后 24～48 小时停止，一般用数日至 1 周。

4. 使用胰高血糖素　0.1～0.3mg/kg 肌内注射，必要时 6 小时后重复应用。

5. 对于慢性难处理的低血糖症可用肾上腺素、二氮嗪和生长激素。

**（四）护理诊断/问题**

1. 潜在并发症：呼吸暂停、惊厥。

2. 营养失调：低于机体需要量　与储存不足、葡糖糖利用增加有关。

**（五）护理措施**

1. 鼓励尽早喂养，对有新生儿低血糖风险的患儿从生后 1 小时即开始喂 10%葡萄糖溶液，每次 5～10ml/kg，每小时 1 次，连续 3～4 次；生后 2～3 小时提早喂奶；早产儿或窒息儿尽快建立静脉通道，保证葡萄糖输入。

2. 定期监测血糖，根据血糖测定结果及时调整葡萄糖输入的量和速度。

3. 密切观察病情变化，发现呼吸暂停和惊厥等并发症，及时处理。

**（六）健康教育**

告知家长新生儿出生后尽早喂养，保证能量供给；向家长解释病因与预后，了解低血糖发生时的表现，提供新生儿保暖、喂养、预防感染等知识，从而避免本病的发生。定期门诊复查。

# 八、新生儿低钙血症

**案例7-10**

　　一足月女婴，生后 11 日，出现烦躁不安，四肢肌肉抽动及震颤、持续 1～2 分钟。查体：一般情况尚可，神经反射正常。

　　**问题**：该患儿还需做哪些方面的护理评估？

**（一）概述**

1. 概念　新生儿低血钙是指血清总钙量<1.75mmol/L（7mg/dl）或血清游离钙低于 0.9mmol/L（3.5mg/dl）。新生儿低血钙是新生儿惊厥的常见原因之一。

考点：新生儿低血钙的概念

2. 病因与发病机制　妊娠晚期母血甲状腺激素水平高，使胎儿和新生儿甲状旁腺功能暂时受到抑制，出生后，母体供钙停止，由于甲状旁腺暂时的生理性功能低下，骨质钙不能入血，导致低血钙。

（1）早期低血钙：发生在出生后 3 日内，多见于早产儿、小于胎龄儿、颅内出血、窒息、败血症、低血糖等。

（2）晚期低血钙：发生在出生 3 日后，多见于牛乳喂养的足月儿、人工喂养儿。因牛奶、代乳品和谷类食品中含磷量较高（牛奶中钙∶磷＝1.35∶1），导致血磷过高，血钙沉积于骨，出现低血钙。

（3）出生 3 周后出现低血钙：维生素 D 缺乏或先天性甲状旁腺功能低下的婴儿容易发生，并且低血钙持续的时间较长或反复发作。

**（二）护理评估**

1. 健康史　评估患儿的喂养史，有无早产，是否牛乳喂养；询问产前孕母是否患糖尿病、甲状腺功能亢进等疾病，询问产前孕母的饮食情况，有无钙及维生素 D 不足。评估患儿是否窒息、颅内出血、败血症、低血糖等。

2. 身体状况　主要症状是神经、肌肉兴奋性增高，表现为烦躁不安、肌肉抽动及震颤等，在抽搐发作的同时还会出现不同程度的呼吸改变、心跳加快、面色发绀等，严重时喉肌痉挛、呼吸暂停。发作间期神志清楚，一般情况好。

3. 心理-社会状况　评估家长对本病的了解程度，病情严重时常出现紧张、焦虑和恐惧等心理反应。

4. 辅助检查　血清总钙<1.75mmol/L，血清游离钙<0.9mmol/L，碱性磷酸酶多正常。必要时还应测母亲血钙、磷和 PTH 水平。心电图 QT 间期延长（早产儿>0.2 秒，足月儿>0.19 秒）提示低钙血症。

（三）治疗要点

1. 应用钙剂治疗　出现惊厥或其他明显神经肌肉兴奋症状时，用 10%葡萄糖酸钙每次 2ml/kg，以 5%葡萄糖液稀释 1 倍缓慢静脉注射（1ml/min）。必要时可间隔 6～8 小时再给药 1 次，惊厥停止后改为口服乳酸钙或葡萄糖酸钙 1g/d。但若早产儿血钙<1.5mmol/L（6mg/dl），足月儿血钙<1.8mmol/L（7.0mg/dl），虽无症状亦需静脉补钙。

2. 适当给予镇静剂　若症状在短时期内不能缓解，应同时给予镇静剂。

3. 甲状旁腺功能低下时，需长期口服钙剂，同时用大量维生素 $D_3$（10 000～25 000IU/d）。

（四）护理诊断/问题

1. 有窒息的危险　与惊厥、喉痉挛有关。

2. 知识缺乏　与家长缺乏相关知识有关。

（五）护理措施

1. 合理使用钙剂　10%葡萄糖酸钙静脉注射或滴注时均要用 5%～10%葡萄糖溶液稀释至少 1 倍，稀释后药物注射速度不超过 1ml/min。在治疗过程中需注意心率，如在 80 次/分以下则停止注射。要防止药物溢出血管外，以免发生组织坏死。一旦发生药物外溢，应立即拔针停止注射，局部用 25%～50%硫酸镁湿敷。口服葡萄糖酸钙时，应在两次喂奶间给药，禁忌与牛奶搅拌在一起，以免影响吸收。

2. 严密观察病情变化，备好抢救物品及器械，避免不必要操作，防止惊厥和喉痉挛的发生。

3. 提倡母乳喂养或母乳化奶粉喂养，保持适宜的钙磷比例，防止低钙血症发生。

（六）健康教育

向家长解释病因及预后，介绍育儿知识，提倡母乳喂养，合理搭配营养素，多晒太阳，减少低钙血症的发生。

**考点：使用钙剂的注意事项**

小　　结

新生儿期是小儿的一个特殊时期，易发生新生儿窒息及窒息后并发症、感染、黄疸、体温不升、硬肿症等疾病，先天畸形也在此期多见。新生儿疾病的病种、病因、发病率、临床表现、治疗及护理均有其特殊性，如新生儿患感染性疾病时，临床症状不典型，多以全身症状为主，若不注意日常观察则会因延误诊断而使病死率及致残率大大提高；新生儿黄疸病因繁多，须依据黄疸出现的时间、范围、程度、色泽、伴随症状及体征等，结合必要的辅助检查，明确病因诊断，针对病因治疗是关键，同时应加强对症治疗和护理观察，预防胆红素脑病；新生儿窒息可导致多种并发症，是造成新生儿死亡和致残的重要原因。所以，必须熟悉新生儿及早产儿的特点，掌握新生儿窒息的复苏方案及新生儿常见疾病的临床特点与治疗原则，加强新生儿保健与护理，合理喂养，注意保暖，预防感染，重视健康教育，做好预防接种及新生儿筛查工作，防治后遗症，以提高新生儿的成活率，保证新生儿生存质量，为小儿的健康成长打下良好的基础。

## 自测题

$A_1$ 型题

1. 新生儿期是指（　　）
A. 从脐带结扎到整 28 日
B. 从脐带结扎到整 30 日
C. 从脐带结扎到整 1 个月
D. 从胎儿娩出到整 28 日
E. 从胎儿娩出到整 1 个月

2. 我国围生期是指（　　）
A. 从妊娠 28 周至出生 3 日
B. 从妊娠 25 周至出生 7 日
C. 从妊娠 20 周至出生 30 日
D. 从妊娠 28 周至出生 2 周
E. 从妊娠 28 周至出生 7 日

3. 小于胎龄儿是指（　　）
A. 出生体重小于 2500g
B. 出生体重小于同胎龄儿平均体重第 50 百分位
C. 出生体重小于同胎龄儿平均体重第 10 百分位
D. 出生体重小于同胎龄儿平均体重第 90 百分位
E. 足月儿出生体重小于 3000g

4. 新生儿 Apgar 评分体征中哪项是无关的（　　）
A. 皮肤颜色
B. 心率和呼吸次数
C. 弹足底反应
D. 肌张力
E. 出生体重

5. 新生儿肺透明膜病的病因中最重要因素是（　　）
A. 剖宫产和异常分娩
B. 孕母患糖尿病
C. 肺表面活性物质缺乏
D. 肺内液体过多
E. 肺炎

6. 新生儿硬肿症受累部位最先出现于（　　）
A. 面颊部
B. 上肢
C. 臀部
D. 躯干部
E. 小腿及大腿外侧

$A_2$ 型题

7. 足月儿母乳喂养，生后 6 日巩膜、皮肤黄染，胃纳良好，血清胆红素 205μmol/L（12mg/dl），你认为应先采用何种疗法（　　）
A. 光照疗法
B. 换血疗法
C. 输血浆
D. 苯巴比妥
E. 暂停止母乳 24～72 小时后复查血清胆红素

8. 新生儿生后 1 分钟检查，四肢青紫，心率 110 次/分，弹足底有皱眉动作，四肢略屈曲，呼吸不规则，其 Apgar 评分应为（　　）
A. 2 分
B. 3 分
C. 4 分
D. 5 分
E. 6 分

9. 10 个月男婴，血常规示白细胞计数 $10 \times 10^9$ /L，中性粒细胞占 0.6，淋巴细胞占 0.35，单核细胞占 0.02，以下哪一个结论是正确的（　　）
A. 总数不正常，分类正常
B. 总数正常，分类不正常
C. 总数、分类均正常
D. 总数、分类均不正常
E. 总数偏高，淋巴细胞偏低

10. 男婴，胎龄 291 日，出生体重 3850g，其体重位于同胎龄标准体重的第 80 百分位，下列诊断哪项是正确而全面的（　　）
A. 过期产儿，巨大儿
B. 过期产儿，大于适龄儿
C. 足月儿，适于胎龄儿
D. 足月儿，大于胎龄儿
E. 足月儿，巨大儿

11. 男婴，娩出 1 分钟时，心率为 104 次/分，呼吸不规则而且慢，四肢活动好，青紫，弹足底有反应，躯干皮肤粉红，1 分钟 Apgar 评分可评为（　　）

A. 9 分　　　　B. 8 分

C. 7 分　　　　D. 6 分

E. 5 分

12. 女婴，胎龄 256 日，生后第二日，家长见他每隔 15～20 秒后有 5～8 秒"不呼吸"，但无皮肤颜色及心率改变。应作何处理（　　）

A. 给氨茶碱　　B. 供氧

C. 给咖啡因　　D. 向家长解释

E. 持续气道正压通气

13. 患儿出生一日，足月顺产，24 小时内出现黄疸，嗜睡，吸吮无力，肝脾肿大较轻。该患儿拟采用光照疗法光照，需多长时间可使血清胆红素下降（　　）

A. 6～8 小时　　B. 8～12 小时

C. 12～24 小时　　D. 16～28 小时

E. 18～30 小时

14. 患儿，男，孕 36 周出生。出生体重 2000g，生后 1 日，吸吮欠佳。睾丸未降，皮肤毳毛多。判断该儿应为（　　）

A. 足月儿　　B. 早产儿

C. 超低体重儿　　D. 足月小样儿

E. 正常体重儿

15. 患儿，男，孕 36 周出生。出生体重 2000g，生后 1 日，吸吮欠佳。睾丸未降，皮肤毳毛多。该患儿拟补给液体，其需要量为（　　）

A. 第一天补液量 50～70ml/kg

B. 第一天补液量 60～80ml/kg

C. 第一天补液量 70～90ml/kg

D. 第一天补液量 80～100ml/kg

E. 第一天补液量 90～110ml/kg

16. 患儿，男，孕 35 周出生。出生体重 2000g，生后 20 小时，吸吮欠佳。睾丸未降，皮肤毳毛多。该患儿如出现黄疸，可持续多久消退（　　）

A. 5～7 日消退　　B. 7～10 日消退

C. 1～2 周消退　　D. 2～3 周消退

E. 4 周消退

17. 患儿，男，出生时 Apgar 评分 4 分，生后 2 日，嗜睡，肌张力减退，瞳孔缩小，时而出现惊厥，头颅 CT 扫描，可见右叶有低密度影。该患儿临床诊断最可能为（　　）

A. 新生儿窒息

B. 新生儿缺氧缺血性脑病

C. 新生儿蛛网膜下腔出血

D. 新生儿硬膜下出血

E. 核黄疸

18. 患儿，男，出生时 Apgar 评分 4 分，生后 2 日，嗜睡，肌张力减退，瞳孔缩小，时而出现惊厥，头颅 CT 扫描，可见右叶有低密度影。控制该患儿的惊厥，应首选什么药物（　　）

A. 地西泮肌内注射　　B. 水合氯醛灌肠

C. 甘露醇　　D. 苯巴比妥钠

E. 利尿剂

19. 患儿，男，出生时 Apgar 评分 4 分，生后 2 日，嗜睡，肌张力减退，瞳孔缩小，时而出现惊厥，头颅 CT 扫描，可见右叶有低密度影。该患儿的支持疗法应采取哪些措施，除了（　　）

A. 供氧

B. 纠正酸中毒

C. 纠正低血糖

D. 静脉滴注地塞米松

E. 补液

20. 女婴，出生体重 3200g，足月顺产。生后第 7 日黄疸加重。无热，进乳后有时呕吐，大便浅黄，尿色深黄，肝于肋下可触及 3.0cm，3 周后黄疸仅略有减轻。母亲病史中应注意的线索是（　　）

A. 母孕的胎次与产次

B. 既往妊娠的流产史或活产儿的黄疸史

C. 孕期感染史

D. 妊娠晚期高血压和水肿情况

E. 孕期营养情况

21. 女婴，出生体重 3200g，足月顺产。生后第 7 日黄疸加重。无热，进乳后有时呕吐，大便浅黄，尿色深黄，肝于肋下可触及 3.0cm，3 周后黄疸仅略有减轻。对此患儿，临床诊断首先应考虑（　　）

A. 母乳性黄疸　　B. 新生儿溶血症

C. 生理性黄疸　　D. 新生儿肝炎

E. 胆道闭锁

22. 女婴，出生体重 3200g，足月顺产。生后第 7 日黄疸加重。无热，进乳后有时呕吐，大便浅黄，尿色深黄，肝于肋下可触及 3.0cm，3 周后黄疸仅略有减轻。首先考虑要作的一项实验室检查是（　　　）

　　A. 血常规，网织红细胞计数

　　B. 腹部 B 超

　　C. 血培养

　　D. 母、女血型鉴定

　　E. 血清转氨酶测定

23. 女婴，足月顺产，出生体重 3200g，生后 48 小时，血清总胆红素 297.5μmol/L。在检查黄疸的原因时，首选的治疗方法是（　　　）

　　A. 光照疗法　　　　B. 换血

　　C. 口服苯巴比妥　　D. 输注白蛋白

　　E. 输血浆

24. 男婴，足月，有宫内窘迫史，羊水 II 度污染，经产钳助产娩出。生后 1 分钟四肢青紫，心率每分钟 95 次，刺激时皱眉，呼吸浅弱，肌张力低，下列哪项措施不正确（　　　）

　　A. 擦干，保暖

　　B. 吸出污染的羊水，保持呼吸道通畅

　　C. 给氧

　　D. 注射山梗茶碱刺激呼吸

　　E. 若心率每分钟<60 次，进行胸外心脏按摩

A₃/A₄ 型题

（25～26 题共用题干）

一足月新生儿顺产出生后，心率 90 次/分，呼吸尚可，四肢活动少略屈曲，刺激喉部有少许皱眉动作，四肢发绀躯干红。出生后第 2 日出现下颌抖动及四肢小抽动，间歇发作，伴颜面发绀，无气促、口吐泡沫，无发热，查体：易激惹，哭声高尖，前囟张力高，瞳孔对光反射弱，四肢肌张力高。

25. 此患儿可能患有（　　　）

　　A. 颅内感染

　　B. 颅内肿瘤

　　C. 新生儿缺氧缺血性脑病

　　D. 新生儿低钙惊厥

E. 新生儿破伤风

26. 对于此患儿的急救，最恰当的是（　　　）

　　A. 镇静剂

　　B. 脱水剂

　　C. 补钙

　　D. 肌内注射破伤风抗毒素

　　E. 广谱抗生素

（27～28 题共用题干）

一新生儿，产钳出生，生后第 2 日嗜睡，拒奶，阵发性发绀与呼吸暂停，肌张力低下，脑脊液检查有大量红细胞。

27. 最可能的出血部位是（　　　）

　　A. 硬膜下出血

　　B. 蛛网膜下腔出血

　　C. 脑室管膜下出血

　　D. 小脑幕下出血

　　E. 脑实质出血

28. 体检发现前囟饱满，呼吸浅，不规则，脑脊液检查压力高，应首选何药治疗（　　　）

　　A. 静脉注射 50%葡萄糖

　　B. 静脉注射呋塞米（速尿）

　　C. 静脉注射大剂量 20%甘露醇

　　D. 静脉注射 10%葡萄糖酸钙

　　E. 静脉注射 50%甘油

A₄ 型题

（29～32 题共用题干）

患儿，女，足月顺产。生后第 4 日出现面部皮肤发黄，精神食欲尚好。体温 36.7℃，血常规示白细胞计数 $12×10^9$/L，中性粒细胞 0.65，血清胆红素 144μmol/L。

29. 该患儿最可能的病情是（　　　）

　　A. 新生儿生理性黄疸

　　B. 新生儿病理性黄疸

　　C. 新生儿败血症

　　D. 新生儿胆红素脑病

　　E. 新生儿颅内出血

30. 针对该患儿的护理措施中，下列错误的一项是（　　　）

　　A. 加强保暖

B. 合理喂养

C. 密切观察病情

D. 按医嘱进行光照疗法

E. 按医静脉滴注抗生素

31. 患儿生后第 5 日，皮肤、巩膜明显黄染，嗜睡，吸吮反射减弱，肌张力降低，拥抱反射消失，血清胆红素升至 428μmol/L。此时最可能发生的情况是（　　）

A. 新生儿胆红素脑病早期

B. 新生儿胆红素脑病恢复期

C. 新生儿颅内出血早期

D. 新生儿低血糖

E. 新生儿败血症

32. 针对上述情况，下列护理措施中错误的一项是（　　）

A. 密切观察病情发展

B. 按医嘱继续进行光照疗法

C. 按医嘱给患儿输注清蛋白

D. 做好预防脱水的护理

E. 按医嘱立即进行换血疗法

（田金娥）

# 第8章 营养代谢内分泌疾病患儿的护理

**引言**

各种营养素的供给不足都会引起疾病，你见过身材弱小经常感冒、腹泻的小儿吗？你听过鸡胸、"O"形腿、佝偻病手镯、脚镯吗？你想知道这些病的原因和预防吗？通过本章的学习，相信你一定会弄明白的。

## 第1节 蛋白质-能量营养不良

**案例8-1**

患儿，男，2岁，体重8kg，生后牛乳喂养，近半年来反复腹泻，食欲差。查体：面色苍白，皮肤弹性差，四肢、面部皮下脂肪减少，腹部皮下脂肪0.3cm，肌肉松弛。临床诊断：营养不良。

**问题：** 1. 患儿营养不良的程度如何？
    2. 患儿营养不良的主要原因是什么？

（一）概述

1. 概念 营养不良是由于各种原因所致能量和（或）蛋白质缺乏的一种慢性营养缺乏症。临床主要以体重不增、下降、皮下脂肪减少和皮下水肿为特征，严重者常伴有各系统器官不同程度的功能紊乱。多见于3岁以下的婴幼儿。

2. 病因

（1）摄入不足：喂养不当是我国小儿营养不良的主要原因。如婴儿因母乳不足或人工喂养调配过稀、又未及时添加辅食或骤然断奶造成消化功能紊乱，长期以粥、米粉等淀粉类食物为主，缺乏蛋白质和脂肪；年长儿多由于不良的饮食习惯如长期挑食、偏食、厌食、零食过多等引起。

（2）消化吸收障碍：消化系统解剖或功能的异常，如先天性消化道畸形、慢性腹泻、过敏性肠炎、肠吸收不良综合征等，均可影响食物的消化和吸收。

（3）需要量增加：早产儿、双胎儿生长发育过快；急、慢性传染病后的恢复期均可因需要量增多而造成营养相对不足。

**考点：婴儿营养不良最常见的病因**

（4）消耗过多：糖尿病、大量蛋白尿、长期发热、烧伤、甲状腺功能亢进、恶性肿瘤等均可使蛋白质消耗或丢失增多。

（二）护理评估

1. 健康史 评估患儿的喂养史、饮食习惯和生长发育情况，注意有无喂养不当、母乳不足史；有无消化系统解剖或功能异常及急、慢性疾病史；是否为双胎、早产等。

2. 身体状况

（1）体重改变：体重不增为营养不良的早期表现，继之体重下降，出现消瘦，身高增加缓慢。

（2）皮下脂肪减少：腹部皮下脂肪层厚度是判断营养不良程度的重要指标之一。皮下脂肪减少首先累及腹部，其次为躯干、臀部、四肢，最后是面颊。严重者皮下脂肪完全消失，患儿皮包骨头样（图8-1），出现"舟状腹"（图8-2），额部出现皱褶，两颊下陷，颧骨凸出，貌似老人状。

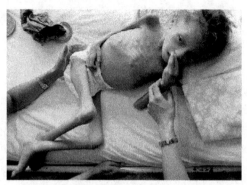

图 8-1 皮下脂肪减少

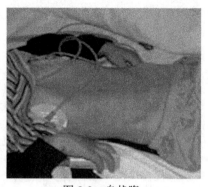

图 8-2 舟状腹

考点：营养不良最早的临床表现和皮下脂肪消减的顺序

（3）其他状况：病程初期，精神状态正常，重症者可有精神委靡、对外界反应差，皮肤苍白、干燥无弹性，肌肉萎缩，各系统器官功能低下：消化吸收功能低下而出现食欲低下、腹泻；循环功能低下而出现体温降低、心率减慢、血压下降等。

**护考链接**

$A_1$ 型题

营养不良患儿皮下脂肪消减的顺序是（　　　）

A. 臀部→躯干→腹部→面颊
B. 腹部→躯干→臀部→四肢→面颊
C. 躯干→臀部→四肢→腹部→面颊
D. 面颊→腹部→躯干→四肢
E. 四肢→躯干→腹部→面颊

**分析：**营养不良患儿皮下脂肪消减的顺序：首先累及腹部，其次为躯干、臀部、四肢，最后是面颊。故答案选 B。

（4）并发症：常见的并发症有营养性贫血，最常见的为营养性缺铁性贫血，约 75% 的患儿伴有锌缺乏；多种维生素和微量元素缺乏，以维生素 A、维生素 D 缺乏最常见；因免疫功能低下，易患感染性疾病，如呼吸道感染、中耳炎、尿路感染等；还可并发自发性低血糖，患儿可突然出现面色苍白、神志不清、呼吸暂停、脉搏缓慢、体温不升，若不及时治疗可致死亡。

根据临床表现不同，营养不良可分为三度（表 8-1）。

表 8-1 营养不良的分度

| | 轻度 | 中度 | 重度 |
|---|---|---|---|
| 体重低于正常均值 | 15%～25% | 25%～40% | 大于 40% |
| 腹壁皮下脂肪厚度 | 0.4～0.8cm | 小于 0.4cm | 消失 |
| 精神状况 | 正常 | 烦躁不安 | 委靡、呆滞，烦躁与抑郁交替 |
| 身（高）长 | 正常 | 低于正常 | 明显低于正常 |
| 消瘦 | 不明显 | 明显 | 皮包骨头样 |
| 皮肤 | 正常或稍苍白 | 苍白、干燥、弹性差 | 明显苍白、多皱纹、无弹性 |
| 肌张力及肌肉情况 | 基本正常 | 降低、肌肉松弛 | 明显降低、肌肉萎缩 |

考点：营养不良患儿不同程度的临床表现

**知识链接**　　　　　　如何测量腹壁皮下脂肪厚度

在腹部脐旁乳头线上，以拇指和食指相距 3cm 处与皮肤表面垂直呈 90°，将皮脂层捏起，然后量其上缘厚度。

$A_2$ 型题

患儿，女，8个月。先天性幽门梗阻，出生以来喂养困难，现体重6.4kg，判断其营养不良程度为（　　）

A. 无营养不良　　　　　　　B. 轻度营养不良　　　　　C. 中度营养不良

D. 重度营养不良　　　　　　E. 极重度营养不良

**分析：** 8月龄小儿标准体重为（6+8×0.25）kg，而患儿实际体重仅6.4kg，体重下降20%。体重低于正常均值：15%～25%为轻度营养不良，25%～40%为中度营养不良，大于40%为重度营养不良。故答案选B。

3. 心理-社会状况　家长不了解营养不良的病程和病情而产生焦虑，因缺乏营养、喂养知识及经济状况差而产生歉疚感。

4. 辅助检查　最突出的表现是血清白蛋白浓度降低，但不够灵敏；胰岛素样生长因子1（IGF-Ⅰ）因其反应灵敏，且受其他因素影响较小，故IGF-1水平下降被认为是早期诊断营养不良的较好指标。血清胆固醇、各种电解质浓度可下降；血清淀粉酶、碱性磷酸酶等活力下降；牛磺酸和必需氨基酸浓度降低。

（三）治疗要点

本病应尽早发现，早期治疗。采取综合治疗措施，祛除病因，调整饮食，促进消化和改善代谢功能，治疗并发症。

（四）护理诊断/问题

1. 营养失调：低于机体需要量　与能量、蛋白质摄入不足和（或）需要、消耗过多有关。

2. 有感染的危险　与机体抵抗力低下有关。

3. 生长发育迟缓　与营养物质缺乏，不能满足生长发育的需要有关。

4. 潜在并发症：低血糖、营养性贫血和多种维生素缺乏。

（五）护理措施

1. 饮食护理　调整饮食，遵循由少到多、由稀到稠、循序渐进、逐步补充的原则，同时根据患儿营养不良的程度、消化能力和对食物的耐受情况来调整饮食的量及种类。

（1）能量供给：①轻度营养不良患儿，在原有膳食基础上，逐渐增加蛋白质和热能。开始每日250～330kJ/kg（60～80kcal/kg），以后逐渐递增。②中、重度营养不良患儿，对食物耐受性差，能量供给从每日165～230kJ/kg（45～55kcal/kg）开始，逐步少量增加，如消化吸收能力较好，可逐渐增加到500～727kJ/kg（120～170kcal/kg），待体重接近正常后，恢复至正常需要量。

**考点：** 不同程度营养不良患儿每日供给的热量

（2）食物调整：选择易消化吸收又富含高热能、高蛋白质与高维生素食物。婴儿以乳类为最好，重度营养不良患儿可短期采用稀释牛奶、酸奶、脱脂奶或高蛋白配方奶。较大婴儿还可添加米面制品、蛋类、鱼、肝、瘦肉、豆制品等食物。

（3）喂养方式：对还能母乳喂养的，尽量母乳喂养；对于食欲很差、吞咽困难、吸吮力弱者可用鼻胃管喂养；病情严重或完全不能进食者，遵医嘱给予静脉高营养液。待吸吮和吞咽功能增强后改用滴管或奶瓶喂哺。

2. 促进消化、改善食欲　遵医嘱给予各种消化酶和B族维生素口服，以助消化；给予蛋白同化类固醇制剂如苯丙酸诺龙肌内注射，以促进蛋白质的合成和增进食欲；对食欲较差的患儿可给予胰岛素注射降低血糖，增加饥饿感，提高食欲；给予锌制剂，可提高味觉敏感度、增加食欲。

3. 预防感染

（1）预防呼吸道感染：保持居室空气新鲜，阳光充足，温湿度适宜，定时紫外线消毒，避免去人群密集的公共场所。

（2）预防消化道感染：注意饮食卫生，食具要经常消毒，养成饭前便后洗手的良好卫生习惯，做好口腔护理。

（3）预防皮肤感染：经常洗澡，保持皮肤清洁，勤换衣服，勤晒被褥，重症患儿要勤翻身，床铺平整松软，骨突出部位垫海绵或气圈，防止皮肤受损。

4. 观察病情，防止发生并发症　重度营养不良患儿在夜间或清晨时容易发生低血糖而出现面色苍白、出冷汗、脉搏缓慢、神志不清、呼吸暂停等。一旦发现立即报告医生，并准备好 25%～50% 葡萄糖溶液，积极配合医生抢救。对维生素 A 缺乏引起夜盲症、角膜炎者，局部可用生理盐水湿润角膜及涂抗生素眼膏，同时口服或注射维生素 A 制剂。治疗和护理开始后应每日记录进食情况，定期测体重、身长（高）及皮下脂肪厚度，以判断治疗效果。

## （六）健康指导

向患儿及家长解释营养不良的原因，介绍科学喂养知识，鼓励母乳喂养，对母乳不足或不宜母乳喂养者加强哺乳指导；纠正小儿的不良饮食习惯；合理安排生活作息时间，坚持户外活动，保证充足睡眠；预防感染，做好消毒隔离，按时进行预防接种；先天畸形患儿应及时手术治疗，做好生长发育监测。

# 第 2 节　小儿肥胖症

## （一）概述

1. 概念　肥胖症是由于长期能量摄入超过人体的消耗，使体内脂肪过度积聚，体重超过一定范围的一种营养障碍性疾病。体重超过同性别、同身高正常小儿体重均值的 20% 即称肥胖，近年来，儿童肥胖的发病率在我国呈逐年上升的趋势。肥胖症可发生在小儿的任何年龄，但最常见于婴儿期、5～6 岁及青春期。肥胖不仅影响小儿的健康，还将成为成年期高血压、糖尿病、冠心病、胆石症、痛风等疾病的诱因，因此小儿肥胖症应引起足够的重视。

2. 病因

（1）单纯性肥胖：占肥胖症的 95%～97%，不伴有明显的神经、内分泌和遗传代谢性疾病，其主要病因是能量摄入过多、活动量过少及遗传因素，肥胖双亲的后代发生肥胖者高达 70%～80%。另外进食过快或饱食中枢和饥饿中枢调节失衡以致多食，精神创伤和心理因素等导致小儿过食也会引起肥胖。

（2）继发性肥胖：有 3%～5% 的肥胖症小儿继发于各种内分泌代谢病和遗传综合征，他们不仅体脂分布特殊，且常伴有肢体或智能异常。

肥胖的主要病理改变为脂肪细胞数目增多或体积增大。出生前 3 个月、生后第 1 年和 11～13 岁三个阶段发生肥胖时，以脂肪细胞数量增多为主，治疗困难且易复发；其他时期发生的肥胖仅有脂肪细胞体积增大，治疗效果较好。

## （二）护理评估

1. 健康史　评估患儿有无喜食甜食、油炸食物等高能量饮食的习惯，有无家族肥胖史及患儿平时活动情况。

2. 身体状况　患儿食欲旺盛且喜食甜食和高脂肪食物，不爱活动，运动时笨拙，明显肥胖儿童常有疲劳感，用力时出现气短或腿痛。严重肥胖者由于脂肪过度堆积限制了胸廓扩展和膈肌运动，使肺换气量减少，引起缺氧、发绀、气急、红细胞增多，严重时心脏扩大、充血性心力衰竭甚至死亡，称肥胖-换氧不良综合征。

体检可见患儿皮下脂肪丰满而分布均匀，尤以面颊、肩部、腹部为甚（图8-3、图8-4），严重肥胖者可因皮下脂肪过多，胸腹、臀部及大腿皮肤出现白纹或紫纹。女孩胸部脂肪过多，应与乳房发育鉴别；男孩大腿内侧和会阴部脂肪过多，可造成阴茎隐匿在脂肪组织中而被误诊为阴茎发育不良。由于患儿性发育较早，故身高最终低于正常小儿。

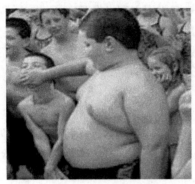
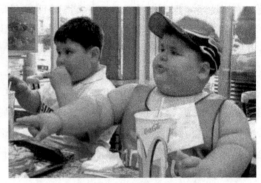

图8-3　腹部肥胖　　　　　　　　　图8-4　肥胖患儿

小儿体重超过同性别、同身高正常均值10%～19%为超重；超过20%以上者可诊断为肥胖症；在20%～29%者为轻度肥胖；30%～49%者为中度肥胖；超过50%者则为重度肥胖。

3. 心理-社会状况　患儿体态肥胖，怕被别人讥笑而不愿与其他小儿交往，常有孤僻、自卑、胆怯、对抗等心理障碍。家长对本病缺乏认识，患儿年龄较小时不重视，随着年龄的增长而逐渐出现焦虑。

4. 辅助检查　肥胖儿大多血清三酰甘油、胆固醇、脂蛋白增高。常有高胰岛素血症，血液中生长激素水平降低。超声波检查常有脂肪肝。

（三）治疗要点

本病一般不用药物治疗。采取控制饮食、增加活动、消除心理障碍的综合措施。其中，饮食疗法和运动疗法是最重要的两项措施。外科手术并发症严重，不宜用于儿童。

（四）护理诊断/问题

1. 营养失调：高于机体需要量　与过食高热量食物和（或）活动过少有关。

2. 自我形象紊乱　与肥胖导致自身形体变化有关。

（五）护理措施

1. 维持营养平衡

（1）调整饮食：兼顾患儿基本营养需要和生长发育所需，限制每日摄入的能量，使其低于机体消耗的总能量。多选择高蛋白、低脂肪、低糖类的食物，保证膳食中微量元素的供给。鼓励患儿多吃体积大、饱腹感明显而热量低的蔬菜、水果。进餐时宜细嚼慢咽、晚餐不可过饱、不吃宵夜和零食。

（2）增加运动：鼓励患儿选择喜欢和有效的且易于坚持的运动，如晨间跑步、游泳、散步、踢球、做操等，每日坚持运动至少30分钟，以运动后轻松愉快、不感到疲劳为宜。

2. 帮助缓解心理压力　引导患儿正确认识身体形态的改变，帮助其建立信心，消除自卑心理；鼓励多参加正常的社会交往，改变其孤僻心理，帮助小儿建立健康的生活方式。

（六）健康教育

1. 孕母在妊娠后期适当减少能量尤其是脂肪类食物摄入，以防止胎儿体重增加过多。

2. 强调肥胖小儿体重减轻是一个长期过程，指导家长经常鼓励患儿树立信心，坚持饮食和运动治疗。

3. 告诫家长不能采用药物疗法、禁食疗法和手术疗法治疗小儿肥胖症。

4. 培养小儿良好的饮食习惯，不偏食高能量的食物。

# 第3节 维生素D缺乏性佝偻病

**案例8-2**

患儿，男，9个月，人工喂养，未加辅食。近2个月来经常夜间惊醒，哭闹，常摇头擦枕，枕后秃发，至今尚未出牙，面色苍白，消瘦，有明显鸡胸。

**问题：**此患儿还需做哪些护理评估？

（一）概述

1. **概念** 是由于小儿体内维生素D缺乏导致钙、磷代谢失常，造成以骨骼病变为特征的全身慢性营养性疾病。主要见于2岁以下的婴幼儿，北方发病率高于南方，是我国儿童保健重点防治的"四病之一"。

**知识链接** **维生素D的来源与作用**

1. **来源** ①内源性维生素D：皮肤中7-脱氢胆固醇在日光中经紫外线照射后生成维生素$D_3$（胆骨化醇），是人类维生素D的主要来源；②外源性维生素D：包括维生素$D_2$和维生素$D_3$，主要从食物中摄取，如蛋黄、海鱼和肝类等；胎儿可通过胎盘从母体中获得。

2. **生理功能** ①促进肠道对钙磷的吸收；②增加肾小管对钙、磷的重吸收，特别是磷的重吸收，提高血磷浓度有利于骨的钙化；③促进血中的钙与磷在骨中沉着，形成新骨；④促进旧骨骨盐溶解，增加血钙、血磷浓度。

2. 病因

（1）日光照射不足：是主要发病因素。紫外线不能穿过普通玻璃，大气污染可吸收部分紫外线，如小儿缺乏户外活动，或居住在高层建筑群区、多烟雾、尘埃区，缺乏紫外线照射，或居住在北方寒冷地区，日照时间短，紫外线弱，均可使内源性维生素D生成不足。

（2）围生期维生素D不足：母亲妊娠期患严重营养不良、肝肾疾病、慢性腹泻及早产、双胎均可致婴儿体内维生素D储存不足。

（3）摄入不足：母乳或牛乳含维生素D的量均较少，不能满足婴儿生长发育所需，如果不及时补充易缺乏。

（4）生长速度过快：骨骼的生长速度与维生素D和钙的需要量成正比，早产儿、双胎儿出生时体内维生素D储备量不足，出生后生长发育快，若维生素D供给不足，极易患佝偻病。

（5）疾病影响或药物作用：胃肠道疾病影响维生素D、钙、磷的吸收利用；肝、肾严重损害影响维生素D的羟化作用；苯妥英钠、苯巴比妥、糖皮质激素类药物，可干扰维生素D的代谢及对钙的转运，均可导致佝偻病的发生。

考点：维生素D缺乏性佝偻病患儿最常见的病因

✏ **护考链接**

A₁ 型题

下列哪项是维生素 D 缺乏性佝偻病的最主要原因（　　　）

A. 日光照射不足　　　　B. 维生素　　　　C. 婴儿尤其未成熟儿

D. 摄入不足　　　　E. 肝、肾功能严重受损　　　　F. 生长发育过快

**分析：** 日光照射不足是维生素 D 缺乏性佝偻病患儿发病的主要因素。故答案选 A。

3. 发病机制　本病发病机制见图 8-5。

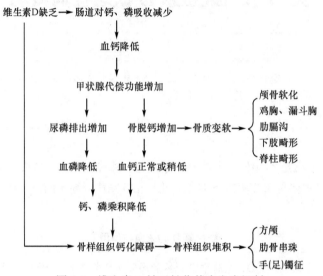

图 8-5　维生素 D 缺乏性佝偻病发病机制

（二）护理评估

1. 健康史　评估患儿母亲孕期健康状况；询问患儿户外活动、居住情况；患儿的喂养方式及添加含维生素 D 和钙剂等辅食情况；是否双胎、早产；有无胃肠、肝、肾等疾病及应用抗惊厥等药物史。

2. 身体状况

（1）初期（活动早期）：多见于 6 个月内，特别是 3 个月以内的小婴儿。主要表现为神经兴奋性增高，如易激惹、烦躁、睡眠不安、夜惊、多汗（与室温无关）等，常摇头擦枕致枕后脱发形成"枕秃"（图 8-6）。

（2）激期（活动期）：多见于 3 个月至 2 岁的婴幼儿。

1）神经、精神症状更明显。

2）骨骼改变

A. 头部：颅骨软化见于 6 个月以内患儿，即用手指轻压颞骨或枕骨中央，可感觉颅骨内陷，重者可出现乒乓球样感觉；方颅见于 7~8 个月患儿，即额骨和顶骨双侧骨样组织增生呈对称性隆起，严重时呈鞍状（图 8-7）；前囟过大或闭合延迟；出牙延迟，牙釉质缺乏，易患龋齿。

B. 胸部：胸廓畸形多见于 1 岁左右。肋骨串珠：指肋骨与肋软骨交界处骨骺端因骨样组织堆积而膨大呈钝圆形隆起，上下排列如串珠样，以第 7~10 肋最明显（图 8-8）；郝氏沟或肋膈沟：膈肌附

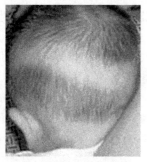

图 8-6　枕秃

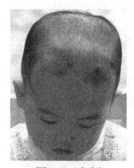

图 8-7　方颅

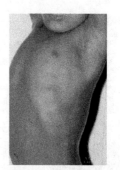

图 8-8　串珠胸

着部位的肋骨长期受膈肌牵拉而内陷，形成一条沿肋骨走向的横沟（图 8-9）；鸡胸或漏斗胸：肋骨与胸骨相连处软化内陷，致胸骨柄前突，形成"鸡胸"（图 8-10）；如胸骨剑突部向内凹陷，可形成"漏斗胸"（图 8-11）。这些胸廓畸形严重时可影响呼吸功能，导致并发呼吸道感染，甚至肺不张。

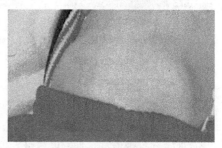

图 8-9　郝氏沟

C．四肢：骨样组织堆积在患儿手腕、足踝部，形成钝圆形环状隆起，称为佝偻病手镯征或足镯征（图 8-12），多见于 6 个月以上；由于骨质软化和肌肉关节松弛，小儿双下肢在开始站立与行走后因负重可出现弯曲而形成严重膝内翻（"O"形腿）（图 8-13）或膝外翻（"X"形腿）（图 8-14），有时有"K"形样下肢畸形。多见于 1 岁以上。

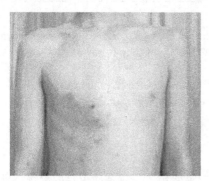

图 8-10　鸡胸

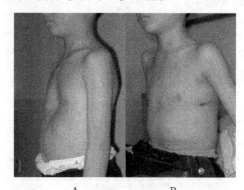

A　　　　　　B

图 8-11　漏斗胸

A．术前；B．术后

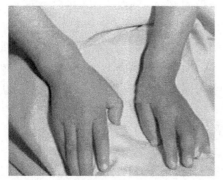

图 8-12　手镯

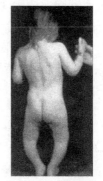

图 8-13　膝内翻

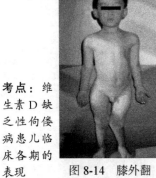

图 8-14　膝外翻

　　D．其他：过早或持久坐位小儿有脊柱后突或侧弯畸形，骨盆形成三角骨盆或扁平骨盆（可致女婴成年后难产）。

　　3）运动功能发育迟缓：由于低血磷致肌肉糖代谢障碍，使患儿肌张力低下，韧带松弛，表现为头颈软弱无力，坐、立、行等运动功能落后。腹肌张力低下，呈蛙腹状。

　　4）神经、精神发育迟缓：主要表现为条件反射形成缓慢，患儿表情淡漠，语言发育迟缓。免疫功能低下，易合并感染。

　　（3）恢复期：各项症状逐渐好转。

　　（4）后遗症期：多见于 2 岁以上小儿，除遗留不同程度的骨骼畸形，或运动功能障碍外，其余均正常。

　　3．心理-社会状况　年长儿因出现骨骼畸形，对自身形象和运动能力的认识及与同龄儿产生的差异，可引起自卑等不良心理活动，影响其心理健康及社会交往。患儿家长因担心遗留骨骼畸形而产生焦虑或歉疚感。

　　4．辅助检查　初期无明显骨骼改变，钙磷乘积稍低；激期患儿血钙降低，血磷明显降低，钙磷乘积明显降低，碱性磷酸酶增高，X 线检查见长骨钙化带消失，干骺端呈毛刷样、杯口样改变，骨骺软骨带增宽，骨密度减低，可有骨干弯曲畸形或青枝骨折；恢复期血清钙、磷逐渐恢复正常，碱性磷酸酶开始下降，骨骼 X 线逐渐恢复正常；后遗症期仅见不同程度的骨骼畸形。

**案例 8-3**

　　患儿，男，10 月龄。因"哭闹、多汗 1 个月"入院。查体：体温 37℃，呼吸 34 次/分，脉搏 110 次/分，体重 8.8kg，身长 68cm。神志清，肝在右肋缘下 1cm，质软，肌张力低。血生化：血钙 2.0mmol/L，血磷 0.9mmol/L，碱性磷酸酶增高。骨 X 线：干骺端增宽，临时钙化带消失，呈杯口样改变。

**问题：** 1. 患儿的临床诊断是什么？
　　　　2. 患儿应实施哪些护理措施？
　　　　3. 患儿出院后应进行哪些健康教育？

　　（三）治疗要点

　　治疗目的在于控制病情活动，防止骨骼畸形。

　　1．一般疗法　加强护理，合理饮食，及时添加含维生素 D、钙和磷丰富的食物，增加日光照射时间，尽量少站立和行走，避免下肢骨骼畸形，并预防感染。

　　2．维生素 D 疗法　一般采用口服法，激期可每日口服维生素 D 2000～4000IU，连用一个月后改为预防量，每日 400IU。重症及不能口服者可一次肌内注射维生素 D 15 万～30 万 IU，3 个月后改为预防量口服。

　　3．其他治疗　维生素 D 治疗同时服用适量的钙剂，常用的钙剂有葡萄糖酸钙、活性钙等，剂量为每日 1～3g；同时调节膳食结构，增加膳食钙的摄入。维生素 D 缺乏性佝偻病多伴有锌、铁等微量元素的降低，及时适量补充微量元素，有利于儿童骨骼健康成长，也是防治佝偻病的重要措施之一。

　　4．手术治疗　严重骨骼畸形者，需外科手术矫治。

　　（四）护理诊断/问题

　　1．营养失调：低于机体需要量　与日光照射不足和维生素 D 摄入不足有关。

　　2．有感染的危险　与免疫功能低下有关。

3. 潜在并发症：维生素 D 中毒。

4. 知识缺乏：患儿家长缺乏佝偻病的预防和护理知识。

## （五）护理措施

1. 户外活动　指导家长带患儿进行户外活动，冬季也要注意保证每日 1～2 小时。冬季室内活动要开窗，让紫外线能够透过。夏季可在树荫或在阴凉处活动，避免阳光直射，在不影响保暖的情况下，尽量多暴露皮肤，日照时间可逐渐延长。

**知识链接**　　　　　　　　你知道如何晒太阳吗？

　　预防小儿佝偻病，最好的"药物"是晒太阳。晒太阳应打开窗户或到户外去，让阳光照在身上。即使将婴儿全身紧裹衣服，只要暴露面部，每天晒太阳 1～2 小时，也可产生 400IU 维生素 D（即预防剂量的维生素 D）。母亲在孕期及哺乳期多晒太阳，对保障婴幼儿维生素 D 的供给和防治佝偻病也大有好处。

2. 补充维生素 D

（1）增加富含维生素 D、钙、磷的食物：母乳、肝、蛋黄、蘑菇等。

（2）遵医嘱给予维生素 D 制剂：常用浓缩鱼肝油滴剂口服，可将其直接滴于舌上服用，以保证药物剂量。注意事项：①剂量大时宜选用单纯维生素 D 制剂，因浓缩鱼肝油中还含维生素 A，服用量大时会发生维生素 A 中毒；②3 个月以下伴手足搐搦症病史的患儿，在使用大剂量维生素 D 前 2～3 日先服用钙剂，以防发生低钙抽搐；③若注射用药，因维生素 D 是油剂，宜选用较粗的针头，深部肌内注射，以保证药物充分吸收；④在服用单纯维生素 D 制剂过程中应观察有无维生素 D 中毒的表现，如出现厌食、恶心、烦躁不安、体重下降和顽固性便秘等表现，应立即停药，报告医生。

**知识链接**　　　　　　　　维生素 D 中毒影响小儿智力

　　一般正常小儿每日 2000IU/kg，连服数周或数日即可发生中毒。中毒症状多在用药后 1～3 个月出现，最早症状为厌食、恶心、烦躁不安、低热，继而出现呕吐、体重减轻、精神不振、顽固便秘、嗜睡、表情淡漠、年长儿诉头痛，重症可出现惊厥、血压升高、心律不齐、烦渴、尿频、夜尿，甚至脱水酸中毒。治疗应立即停用维生素 D 和钙剂，加速钙的排泄。注意保持水、电解质平衡。预防：要严格掌握维生素 D 的用量，必要时先检查血清钙、磷、碱性磷酸酶，再决定是否要用维生素 D。

3. 预防骨骼畸形和骨折　患儿衣着应柔软、宽松，避免过早、过久的坐、立、行，以免发生骨骼畸形，护理操作时应避免重压和强力牵拉。

4. 预防感染　保持居室空气清新，阳光充足，温、湿度适宜，避免去人群密集的地方，以防发生交叉感染。

## （六）健康教育

1. 向患儿家长讲解日常预防及保健知识　讲解如何预防骨骼畸形和骨折；勤换内衣，保持皮肤干燥清洁；指导户外活动及服用维生素 D 时的注意事项。

2. 向家长示范骨骼畸形的矫正方法　如胸廓畸形，可做俯卧位抬头展胸运动；下肢畸形可施行肌肉按摩："O"形腿按摩外侧肌群，"X"形腿按摩内侧肌群，以增加肌张力。严重畸形者可手术矫正。

3. 佝偻病的预防

（1）加强孕期保健：鼓励孕妇多进行户外活动，多晒太阳，补充富含维生素 D 和钙、磷的食物。

考点：维生素D缺乏性佝偻病患儿的预防措施

（2）鼓励母乳喂养，及时添加辅食：足月儿出生后2周开始补充预防量维生素D，每日400～800IU，可连续服用至2岁。早产儿、低出生体重儿、双胎儿生后2周开始补充维生素D，每日800～1000IU，3个月后改为预防量，每日400～800IU。

（3）多带小儿进行户外活动：一般出生后2～3周即可抱到户外晒太阳，平均每日户外活动应在1小时以上。

# 第4节　维生素D缺乏性手足搐搦症

## 案例8-4

患儿，男，10个月，因惊厥2次来医院就诊。昨日起突然发生惊厥，表现为两眼上翻，肢体抽搐，意识不清，每次发生持续10秒左右而自然缓解，抽搐停止后一切活动如常。检查：体温37℃，可见方颅、枕秃，余无特殊发现。初步诊断为维生素D缺乏性手足搐搦症。

**问题：**怎样对家长进行健康教育？

（一）概述

1. 概念　维生素D缺乏性手足搐搦症又称佝偻病性低钙惊厥，是由于维生素D缺乏导致血钙降低，而出现惊厥、手足抽搐或喉痉挛等神经肌肉兴奋性增高的症状，多见于6个月以内的小婴儿。

2. 病因　血清钙离子降低是引起惊厥、喉痉挛、手足抽搐的直接原因。

考点：维生素D缺乏性手足搐搦症的主要原因

3. 诱发血钙降低的因素　①维生素D缺乏致肠道对钙、磷的吸收减少，血钙、血磷降低，此时甲状旁腺反应低下，骨钙不能及时游离入血，致使血钙继续降低；②春季开始接受日光照射骤然增多或接受大剂量维生素D治疗时，骨骼加速钙化，使大量钙沉积于骨，而肠道吸收钙相对不足，导致血钙降低；③发热、感染、饥饿时，组织细胞分解释放磷，血磷增加，致使血钙下降。

（二）护理评估

1. 健康史　评估患儿有无维生素D缺乏的病史，患儿近期是否接受日光照射较多或补充大量维生素D，有无发热、感染、饥饿等病史。

2. 身体状况　主要表现为惊厥、手足抽搐、喉痉挛，伴佝偻病活动期表现。

（1）典型发作：血清钙<1.75mmol/L。

1）惊厥：最常见，多见于婴儿期。患儿突然发生四肢抽动，两眼上翻，面肌颤动，神志不清，短者数秒，长者数分钟以上，持续久者可有发绀。发作停止后意识恢复，精神委靡而入睡，醒后活泼如常。发作次数可数日1次或1日数次甚至数十次，一般不发热。发作轻时仅有短暂的眼球上窜或面肌抽动，神志清楚。

2）手足抽搐：多见于较大的婴幼儿。发作时手足肌肉痉挛呈弓状，手腕屈曲，四指并拢伸直，拇指内收贴紧掌心，强直痉挛，俗称"助产士手"；踝关节伸直，足趾同时弯曲向下，俗称"芭蕾舞足"。发作停止后活动自如（图8-15）。

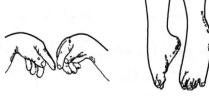

图8-15　手足抽搐

3）喉痉挛：主要见于2岁以下小儿。表现为喉部肌肉、声门突发痉挛，出现呼吸困难，吸气时喉鸣，易发生窒息而致死。

（2）隐性体征：血清钙多在1.75～1.88mmol/L。无典型症状，但可通过刺激神经肌肉引出下列体征：①面神经征：以手指尖或叩诊锤轻击患儿颧弓与口角间的面颊，引起眼睑和口角抽动者为阳性。新生儿可呈假阳性。②陶瑟征：以血压计袖带包裹上臂打气后，使血压维持在收缩压与舒张压之间，5 分钟之内该手出现痉挛状为阳性。③腓反射：以叩诊锤叩击膝下外侧腓神经处，引起足向外侧收缩者为阳性。

考点：维生素 D 缺乏性手足搐搦症的临床表现

3. 心理-社会状况　患儿家长缺乏本病病因、急救、护理、预后等知识，常出现焦虑、恐惧和内疚等心理反应。

✏️ **护考链接**

$A_1$ 型题

以下哪项不是维生素 D 缺乏性手足搐搦症的特点（　　）

A. 惊厥　　　　　　　　B. 手足搐搦　　　　　　C. 喉痉挛

D. 血清钙降低　　　　　E. 骨骼畸形

**分析：** 维生素 D 缺乏性手足搐搦症患儿的临床表现为惊厥、手足抽搐、喉痉挛、血清钙降低。故答案选 E。

4. 辅助检查　血清总钙低于 1.88mmol/L，离子钙低于 1.0mmol/L。

（三）治疗要点

1. 急救处理　立即吸氧，保持呼吸道通畅，迅速控制惊厥或喉痉挛。地西泮每次 0.1～0.3mg/kg 静脉或肌内注射，或用 10% 水合氯醛每次 40～50mg/kg 灌肠。

2. 补充钙剂　用 10% 葡萄糖酸钙 5～10ml 加入 10%～25% 葡萄糖溶液 10～20ml 缓慢注射（10 分钟以上）或静脉滴注，惊厥反复发作时可每日注射 2～3 次，惊厥停止后可改口服钙剂。

3. 补充维生素 D 制剂　症状控制后遵医嘱补充维生素 D。

（四）护理诊断/问题

1. 有窒息的危险　与惊厥、喉痉挛有关。

2. 有受伤的危险　与惊厥有关。

3. 营养失调：低于机体需要量　与维生素 D 缺乏有关。

4. 知识缺乏：家长缺乏相关预防和护理知识。

（五）护理措施

1. 防止窒息

（1）惊厥发作时，首先应就地抢救，防止窒息。室内宜安静，避免大声呼叫及摇晃小儿，松解衣领，取平卧位，头偏向一侧以免误吸造成窒息，在缺乏医疗条件或医生到来之前可按压或针刺人中、十宣穴等制止惊厥。

（2）出现喉痉挛时，应立即将患儿舌体拉出口外，保证呼吸道通畅，按医嘱给氧。对已出牙的小儿，应在上、下臼齿间放置牙垫，避免舌被咬伤。做好气管插管或气管切开的术前准备，必要时协助医生行气管插管或气管切开。

（3）惊厥控制后，若有缺氧征兆，可给予吸氧。

2. 用药护理　遵医嘱立即使用镇静剂、钙剂，静脉使用镇静剂速度不宜过快，以免引起呼吸抑制。静脉注射钙剂时速度不能过快，以防血钙骤升发生心搏骤停，同时防止钙剂外渗，以免造成局部组织坏死。

3. 防止受伤　惊厥发作时避免紧抱、摇晃或抱起患儿疾跑就医，防止加重抽搐，造成机体缺氧引起脑损伤，不要对患儿肢体强加约束，勿强力撬开患儿紧咬的牙关，以免造成损伤。

（六）健康教育

对于有低钙惊厥史的患儿要注意多晒太阳，提供富含维生素 D 的食物。向家长介绍本病的病因及预后，减轻家长心理压力，以配合治疗和护理。教会家长在患儿惊厥发作时的正确处置方法，使患儿平卧，松开衣领，颈部伸直，头后仰，保持呼吸道通畅，同时通知医护人员。指导家长按医嘱给患儿补充维生素 D 和钙剂。

# 第5节　儿童糖尿病

## 案例 8-5

患儿，女，8 岁，尿糖＋＋。空腹血糖 8.8mmol/L，随机血糖 12.1mmol/L，诊断为糖尿病。

问题：1. 请问如何对患儿进行饮食指导？

2. 患儿突然出现恶心，呕吐，呼吸深长，呼气中有烂苹果味，血压下降，最可能的诊断是什么？应如何处理？

（一）概述

1. 概念　糖尿病是由于胰岛素分泌绝对或相对分泌不足所致的糖、脂肪、蛋白质代谢紊乱症，分为原发性和继发性两类。原发性糖尿病主要分为：①1 型糖尿病又称为胰岛素依赖型糖尿病（IDDM），98%的儿童期糖尿病属此类型；②2 型糖尿病亦称非胰岛素依赖型糖尿病（NIDDM），儿童期发病率甚少，但近年来，儿童肥胖症明显增多，于 15 岁前发病者有增加趋势；③青年成熟期发病型糖尿病（MODY），非常罕见。本节主要叙述儿童期 1 型糖尿病。

2. 病因及发病机制　1 型糖尿病的确切病因尚未完全阐明。目前认为在遗传易感基因的基础上由外界环境因素的作用而引起自身免疫反应，导致胰岛 B 细胞的损伤和破坏，当胰岛素分泌减少至正常的 10%时即可出现临床症状。

（二）护理评估

1. 健康史　详细询问患儿有无糖尿病家族史，既往身体状况；发病前有无急性感染病史；有无多尿、多饮、多食和消瘦病史；了解患儿的生活方式、饮食习惯、食量、体力活动、体重变化等情况。

2. 身体状况　起病多较急，多数患儿常因感染、饮食不当或情绪激惹而诱发。

（1）典型症状：多尿、多饮、多食和体重下降，即"三多一少"。但婴幼儿多饮、多尿不易察觉，很快可发生脱水和酮症酸中毒。学龄儿可因遗尿或夜尿增多而就诊。年长儿还可出现精神不振、疲乏无力、体重逐渐减轻等。

（2）糖尿病酮症酸中毒（DKA）：约 40%的患儿以酮症酸中毒为首发症状，常由于急性感染、过食、诊断延误或突然中断胰岛素治疗而诱发，且年龄越小发病率越高。多起病急骤，表现为恶心、呕吐，皮肤黏膜干燥，腹痛，口唇樱红，呼吸深长，呼气中有酮味，脉搏细速，血压下降，随即可出现嗜睡、昏迷甚至死亡。由于发病隐匿，2 型糖尿病往往很难早期察觉，只能做血糖筛查才能确诊。

（3）急性并发症：最常见的为糖尿病酮症酸中毒和低血糖，前者因胰岛素不足，重者可致死亡，后者多为胰岛素过量所致。还可并发各种感染等。

（4）慢性并发症

1）糖尿病视网膜病：是糖尿病微血管病变最常见的并发症，90%患者最终将出现此并发症，造成视力障碍，甚至失明。

2）糖尿病肾病：其患病率随病程而增加，30%～40%的胰岛素依赖型糖尿病患儿有明显的肾病，表现为水肿、高血压及蛋白尿等，肾衰竭也是引起儿童糖尿病死亡的原因之一。

3）糖尿病周围神经病变：儿童不多见，18岁以下约占3%。

3. 心理-社会状况　本病终生存在，每天需要注射胰岛素并进行饮食控制，给患儿及其父母带来很大的精神负担。应注意评估患儿及家长是否了解本病治疗的长期性和艰巨性，能否正确使用胰岛素，家长是否因担心疾病预后、学习生活、经济状况等问题而有焦虑恐惧情绪。

考点：儿童糖尿病的临床表现及并发症

4. 辅助检查

（1）尿液：尿酮体阳性提示有酮症酸中毒；尿蛋白阳性提示可能有肾脏的继发损害。

（2）血糖：血糖升高是目前诊断糖尿病的主要依据，空腹血糖正常范围为 3.9～6.0mmol/L（70～110mg/dl）。糖尿病诊断标准为空腹血糖≥6.7mmol/L（120mg/dl）、血浆血糖≥7.8mmol/L（140mg/dl）。任意时刻血糖（非空腹）≥11.1mmol/L（200mg/dl）可诊断为糖尿病。

（3）糖耐量试验：仅用于无明显临床症状、尿糖偶尔阳性而血糖正常或稍高的患儿。通常采用口服葡萄糖法来试验。

（4）糖化血红蛋白：糖化血红蛋白的量与血糖浓度呈正相关，可作为检测患儿以往2～3个月期间血糖控制是否满意的指标。

考点：儿童糖尿病的诊断标准

（5）血气分析：酮症酸中毒时，$pH<7.30$，$HCO_3^-<15mmol/L$。

（6）其他：胆固醇、三酰甘油及游离脂肪酸均增高，胰岛细胞抗体可呈阳性。

（三）治疗要点

常规采用胰岛素替代、饮食控制、运动锻炼、血糖监测和精神治疗相结合的综合治疗方案。治疗目的是降低血糖，消除临床症状，预防并纠正糖尿病酮症酸中毒，防止糖尿病引起的血管损害，使患儿获得正常的生长发育，早期诊断和治疗并发症和伴随疾病，避免或延缓慢性并发症的发生和发展，使患儿和家长学会自我管理，保持健康心理，保证合理的学习和生活能力。

1. 糖尿病酮症酸中毒的治疗　酮症酸中毒是儿童糖尿病急症死亡的主要原因。

（1）液体疗法：是首要的关键措施，输液可以纠正脱水、酸中毒和电解质紊乱，酮症酸中毒时脱水量为 100ml/kg，按此计算输液量再加上生理需要量和继续丢失量后为24小时总液量，补液开始先给生理盐水 20ml/kg，快速滴注，以扩充血容量，改善微循环和肾功能，以后根据血钠决定给予 1/2 张或 1/3 张不含糖的液体。要求在8小时输入总液量的一半，余量在此后的16小时输入，同时见尿补钾。只有 pH<7.2 时才用碱性液纠正酸中毒。

（2）胰岛素的应用：采用小剂量胰岛素持续静脉滴入。

（3）控制感染：酮症酸中毒常合并感染，应在急救的同时采用有效的抗生素治疗。

2. 长期治疗措施

（1）饮食管理：是进行计划饮食而不是限制饮食，其目的是维持正常血糖和保持理想体重。饮食管理是糖尿病的重要基础治疗措施，应严格和长期执行。

（2）胰岛素治疗：胰岛素是 IDDM 治疗的最主要药物。要根据血糖调整胰岛素用量。

（3）运动治疗：通过运动增加葡萄糖的利用，有利于血糖的控制。运动是儿童正常生长发育所必需的生活内容，不要限制糖尿病患儿参加任何形式的锻炼，运动前应常规监测血糖。

（四）护理诊断/问题

1. 营养失调：低于机体需要量　与胰岛素缺乏所致代谢紊乱有关。

2. 潜在并发症：酮症酸中毒、低血糖。

3. 有感染的危险　与蛋白质代谢紊乱所致抵抗力低下有关。

4. 知识缺乏　与患儿和家长缺乏糖尿病治疗的知识和技能有关。

（五）护理措施

**考点：糖尿病患儿的饮食护理**

1. 饮食控制　每日所需的总热量［kcal（千卡）］为 1000＋［年龄（岁）×（80～100）］，对年幼儿宜稍偏高。此外，还要考虑体重、食欲及运动量。全日热量分配为早餐 1/5，中餐和晚餐分别为 2/5，每餐留少量食物作为加餐。饮食中能量的分配为：蛋白质 15%～20%，脂肪 30%，糖类 50%～55%，脂肪宜用含不饱和脂肪酸的植物油，蛋白质宜选动物蛋白。每日进食应定时、定量，勿吃额外食品，饮食量在一段时间内应固定不变。饮食控制以能保持正常体重、减少血糖波动、维持血脂正常为原则。

2. 胰岛素的使用

（1）胰岛素注射：近年来注射方式已有了较大改进，如注射针、注射笔、无针喷射装置、胰岛素泵等，目前推荐 1 型糖尿病患儿采用胰岛素泵治疗，可以平稳、有效地控制血糖并能减少反复穿刺注射的痛苦。注射部位可选用股前部、腹壁、上臂外侧、臀部，每次注射必须更换部位，以免形成局部硬结和脂肪萎缩，影响药物吸收及疗效。

（2）监测用药效果：指导家长或患儿独立进行末梢血糖或尿糖监测，根据血糖或尿糖结果，每 2～3 天调整胰岛素剂量 1 次，直到尿糖不超过"＋＋"。

（3）注意观察及处理胰岛素不良反应

1）防止胰岛素过量或不足：胰岛素过量会发生"Somogyi 现象"，即在午夜或凌晨时发生低血糖，随即反调节激素分泌增加，使血糖陡升，以致清晨血糖、尿糖异常增高，只需减少胰岛素用量即可消除。当胰岛素不足时可发生清晨现象，患儿不发生低血糖，却在清晨 5～9 时呈现血糖和尿糖增高，这是因为晚间胰岛素用量不足所致，可加大晚间胰岛素剂量或者将注射时间稍往后移即可。

2）胰岛素耐药：患儿在无酮症酸中毒的情况下，胰岛素用量＞2U/kg 仍不能使高血糖得到控制，在排除"Somogyi 现象"后称为胰岛素耐药。可选用更纯的基因重组胰岛素。

3）胰岛素过敏：表现为注射部位瘙痒、荨麻疹样皮疹。立即更换胰岛素制剂种类，使用抗组胺药、糖皮质激素及脱敏疗法等，严重过敏者需停止或暂时中断胰岛素治疗。

4）注射部位皮下脂肪萎缩或增生：在停止该部位注射后可缓慢自然恢复。

**知识链接**　　你知道胰岛素的注射用具吗？

1. 普通 1ml 蓝芯玻璃注射器　经济，但不够方便，且注射时有无效腔，剂量欠准确。

2. 一次性注射器　塑料制品，针头锐利，做工精致，无无效腔，刻度清晰。

3. 胰岛素注射笔　将胰岛素置于笔芯中，携带方便，但价格偏贵。

4. 无针注射器　将胰岛素在压力下，通过注射器的微孔，以喷雾的形式将胰岛素注入皮下，无须针头，没有疼痛，其清洗消毒，携带方便，价格较贵。

5. 胰岛素泵　模拟胰腺分泌功能，能更好地控制血糖，且无须反复注射，使用方便，但价格昂贵。

3. 运动锻炼　长期静卧养病对患儿是有害无利的，糖尿病患儿应每天做适当运动，有趣的体育活动便于患儿长期坚持。在锻炼中值得注意的是要适量，注意避免低血糖症的发生。运动时间以进餐 1 小时后，2～3 小时以内为宜，不在空腹时运动，运动后有低血糖症状时可加餐。但如果患儿有感冒、发热或糖尿病酮症酸中毒时，仍应卧床休息，避免运动。

4．防止并发症

（1）糖尿病酮症酸中毒的护理

1）密切观察病情变化，监测血气、电解质、血糖、尿糖及酮体的变化。

2）迅速建立两条静脉通道，准确执行医嘱，确保液体和胰岛素的输入。胰岛素最好采用微量泵缓慢滴注，保证胰岛素匀速滴入。

3）积极寻找病因，遵医嘱用有效的抗生素控制感染。

（2）低血糖的护理：胰岛素用量过大或者注射胰岛素后未及时、定量进餐或者活动量增加可发生低血糖。一旦发生应立即让患儿平卧，根据病情进食糖果、含糖饮料或静脉注射 50% 葡萄糖溶液。

5．预防感染　保持良好的卫生习惯，避免皮肤破损，坚持定期进行身体检查，特别是口腔、牙齿的检查，维持良好的血糖控制。

6．心理支持　针对患儿不同年龄发展阶段的特征，嘱家长要培养孩子乐观、坚强的性格，给患儿特别的关心和教育，帮助患儿保持良好的营养状态、适度的运动并建立良好的人际关系，以减轻心理压力。

（六）健康教育

儿童患糖尿病，控制比较困难，在饮食、运动和药物治疗上常不能获得满意的合作。护士必须向家长详细介绍有关知识，帮助患儿逐渐学会自我护理，知道自己应该怎样参加体育运动，教会患儿解决低血糖的方法，使其能坚持有规律的生活和治疗。同时加强管理制度，定期复查，做好家庭记录，包括饮食、胰岛素注射的次数和剂量、尿糖情况等。

# 第 6 节　先天性甲状腺功能减低症

**案例 8-6**

患儿，男，2 岁，因语言、运动发育迟缓就诊。该患儿至今不会说话、不会走路。查体：体温 35.7℃，脉搏 66 次/分，呼吸 22 次/分，表情呆滞，皮肤粗糙，毛发干枯，声音嘶哑，眼距宽，鼻根低平，舌伸出口外，面部眼睑水肿，双肺无异常，心音低钝，腹膨隆，有脐疝，四肢肌张力低。

**问题：**　1．患儿最可能的诊断是什么？

　　　　2．为明确诊断，应首选何检查？

（一）概述

1．概念　先天性甲状腺功能减低症简称甲低，是由于各种不同的疾病累及下丘脑-垂体-甲状腺轴功能，以致甲状腺激素缺乏；或者由于甲状腺素受体缺陷所造成的临床综合征，又称为呆小病或克汀病，是小儿最常见的内分泌疾病，可分为散发性和地方性两种。

2．病因与发病机制

（1）散发性先天性甲状腺功能减低症：因甲状腺不发育、发育不全或异位，甲状腺激素合成途径障碍，促甲状腺素缺乏导致，亦称下丘脑-垂体性甲低或中枢性甲低，甲状腺或靶器官反应低下。母亲在妊娠期服用抗甲状腺药物或母亲体内存有甲状腺抗体，均可通过胎盘影响胎儿，造成暂时性甲低，一般 3 个月后好转。

（2）地方性先天性甲状腺功能减低症：因孕妇饮食中缺碘，致使胎儿在胚胎期即因碘缺乏而导致甲状腺功能低下，可造成不可逆的神经系统损害。

（二）护理评估

1. 健康史　询问患儿母亲的妊娠史、用药史及家族史，评估患儿体格、智力发育情况，了解患儿是否为过期产儿，了解患儿的精神、食欲情况等。

2. 身体状况　主要临床特征有：智力低下、生长发育落后、基础代谢率降低。

（1）新生儿症状：胎儿期即少动，常为过期产儿。生理性黄疸时间延长达 2 周以上多是新生儿最早出现的症状，同时伴有反应迟钝、喂养困难、哭声低、腹胀、便秘、声音嘶哑、脐疝、体温低、末梢循环差、四肢凉、皮肤出现斑纹或硬肿现象等。

考点：先天性甲状腺功能减低的临床表现

（2）典型症状：多数先天性甲低患儿常在出生半年后出现典型症状。①特殊面容：头大，颈短，皮肤苍黄、干燥，毛发稀少，面部黏液水肿，眼睑水肿，眼距宽，眼裂小，鼻梁宽平，舌大而宽厚、常伸出口外。②生长发育落后：身材矮小，躯干长而四肢短，上部量与下部量之比>1.5，囟门关闭迟，出牙迟。腹部膨隆，常有脐疝。③生理功能低下：精神、食欲差，不善活动，安静少哭，嗜睡，低体温，怕冷，脉搏及呼吸均缓慢，心音低钝，腹胀，便秘，第二性征出现晚等。④智力低下：动作发育迟缓，智力低下，表情呆板、淡漠等。

3. 心理-社会状况　本病严重影响小儿的生长发育，尤其是智能的发育。评估患儿家长因对本病的病因、护理、预后等知识缺乏而出现的内疚、焦虑、恐惧等心理反应；评估其家庭经济及环境状况。

4. 辅助检查

（1）新生儿筛查：为患儿早期确诊、避免神经精神发育严重缺陷的极佳防治措施。采用出生后 2～3 日的新生儿干血滴纸片检测（促甲状腺激素）TSH 浓度作为初筛，结果大于 20mU/L 时，再采集血标本检测血清 $T_4$ 和 TSH 以确诊。

（2）血清 $T_3$、$T_4$、TSH 测定：$T_3$、$T_4$ 下降，TSH 增高。

（3）骨龄测定：手和腕部 X 线摄片可见骨龄落后于实际年龄。

（4）甲状腺扫描：可检查甲状腺先天缺如或异位。

（5）基础代谢率测定：基础代谢率低下。

（6）其他：放射性核素检查、TRH 刺激试验等。

（三）治疗要点

考点：先天性甲状腺功能减低的治疗原则

本病应早诊断、早治疗，以减少对脑发育的损害，一般在出生 3 个月内即开始治疗者，不致遗留神经系统损害。一旦确诊，应终身服用甲状腺制剂。通常药物有合成的 L-甲状腺素钠及甲状腺素干粉片。用药量应根据患儿甲状腺功能及临床表现进行适当调整。在治疗过程中注意随访，并监测智能和体格发育情况。

（四）护理诊断/问题

1. 体温过低　与基础代谢率低有关。

2. 营养失调：低于机体需要量　与喂养困难、食欲差有关。

3. 便秘　与肌张力低下、活动量减少、肠蠕动减慢有关。

4. 生长发育迟缓　与甲状腺素合成不足有关。

5. 知识缺乏　与患儿父母缺乏疾病相关知识有关。

（五）护理措施

1. 保暖　患儿因基础代谢低下，活动量少致体温低而怕冷，应注意室内温度，适时增减衣服，避免受凉。

2. 保证营养供给　应用甲状腺制剂治疗后，患儿代谢增强，应供给高蛋白、高维生素、富含钙及铁剂的易消化食物。指导喂养方法，对吸吮困难、吞咽缓慢者要耐心喂养，以保证生长发育所需。

3. 保持大便通畅 提供充足液体入量，多吃水果、蔬菜，适当增加活动量，每日顺肠蠕动方向按摩数次，养成定时排便的习惯，必要时采用缓泻剂、软化剂或灌肠。

4. 加强行为训练，提高自理能力 通过各种方法加强智力、行为训练，促进生长发育，使其掌握基本生活技能。

5. 用药护理 甲状腺制剂作用缓慢，用药1周左右方能达到最佳效力。服药后要密切观察患儿食欲、活动量、生长曲线、智商、骨龄，以及血 $T_3$、$T_4$、TSH 的变化，以便随时调整药物剂量。用药剂量应随患儿年龄增长而逐渐增加，药量过小，影响智力和体格发育，药量过大，则可引起烦躁、多汗、消瘦、腹痛和腹泻等症状。在治疗过程中应定期随访，治疗开始时，每2周随访一次；血清 TSH 和 $T_4$ 正常后，每3个月随访一次。服药1~2年后，每6个月随访一次。

（六）健康教育

重视新生儿的筛查，早期诊断尤为重要，生后1~2个月内即开始治疗者，可避免严重的神经系统损害。指导家长掌握患儿体温、脉搏、血压、体征的测量方法。讲解药物治疗的重要性，强调终生用药的必要性。与家长沟通共同制订患儿行为及智力训练计划。

## 小 结

营养不良的主要原因是喂养不当，皮下脂肪减少累及腹部→躯干→臀部→四肢→面颊。护理主要是祛除病因，调整饮食，补充营养等。小儿肥胖症比较少见，护理主要是饮食控制和增加运动。维生素 D 缺乏性佝偻病患儿主要病因是日光照射不足，临床上分为四期：初期、激期、恢复期和后遗症期。激期主要以骨骼改变为主，护理主要是增加户外活动、补充维生素 D、预防感染及骨骼畸形和骨折。预防量维生素 D 每日 400IU。维生素 D 缺乏性手足搐搦症是血清总钙低于 1.88mmol/L，表现为惊厥、手足抽搐、喉痉挛。护理主要是防止窒息、控制惊厥、预防受伤和补充钙剂等。儿童糖尿病空腹血糖≥6.7mmol/L 或餐后任意时刻血糖≥11.1mmol/L 为诊断主要指标。饮食控制是首位，其次要加强运动锻炼和坚持胰岛素治疗。先天性甲状腺功能减低症是由于甲状腺激素合成不足或其受体缺陷所致的一种疾病，常有特殊容貌，生理功能低下，生长发育迟缓，应早诊断、早治疗，以减少对脑发育的损害，不致遗留神经系统损害。一旦确诊，应终身服用甲状腺制剂。

## 自 测 题

$A_1$型题

1. 婴儿营养不良最常见的病因是（ ）

A. 先天不足　　　B. 喂养不当

C. 缺乏锻炼　　　D. 疾病影响

E. 免疫缺陷

2. 营养不良患儿皮下脂肪消减首先出现的部位是（ ）

A. 面部　　　　　B. 臀部

C. 躯干　　　　　D. 腹部

E. 四肢

3. 重度营养不良患儿调整饮食时，开始供给热量为（ ）

A. 30~45kcal/kg　　B. 45~55kcal/kg

C. 50~70kcal/kg　　D. 60~80kcal/kg

E. 100~120kcal/kg

4. 下列表现中属于中度营养不良的是（ ）

A. 体重减轻 40%以上

B. 肌张力正常

C. 全身皮下脂肪消失

D. 烦躁与抑制交替

E. 肌肉松弛

5. 营养不良最早出现的症状是（　　）

A. 脂肪逐渐消失　　B. 体重减轻

C. 身高低于正常　　D. 体重不增

E. 身材矮小

6. 早期确定营养不良的重要检查是（　　）

A. 生长激素水平测定

B. 血清白蛋白浓度测定

C. 血清胆固醇浓度测定

D. 血清胆碱酯酶活性测定

E. 胰岛素样生长因子 I 水平测定

7. 婴儿佝偻病的主要病因是（　　）

A. 饮食中缺钙　　B. 甲状旁腺素缺乏

C. 缺乏维生素 D　　D. 缺乏维生素 A

E. 食物中钙、磷比例不当

8. 维生素 D 缺乏性佝偻病骨样组织堆积的表现是（　　）

A. 颅骨乒乓球感　　B. 肋缘外翻

C. 鸡胸　　　　　　D. "O" 形腿

E. 手镯征

9. 佝偻病初期的主要表现是（　　）

A. 方颅　　　　　　B. 肋骨串珠

C. 出牙延迟　　　　D. 肌张力低下

E. 易激惹、多汗

10. 预防佝偻病应强调（　　）

A. 母乳喂养

B. 及早添加辅食

C. 及早口服鱼肝油

D. 及早服用钙剂

E. 经常晒太阳

11. 维生素 D 缺乏性佝偻病时，每日争取的日照时间是（　　）

A. 15 分钟　　　　B. 30 分钟

C. 45 分钟　　　　D. 1 小时以上

E. 2 小时以上

12. 婴儿维生素 D 缺乏性手足搐搦症发生的直接原因是（　　）

A. 血清磷增高

B. 血清钙、磷乘积小于 30

C. 血中钙离子降低

D. 血清白蛋白降低

E. 血清钾增高

13. 当发生手足搐搦症时，说明其血钙已低于（　　）

A. 1.25～1.38mmol/L

B. 1.5～1.68mmol/L

C. 1.75～1.88mmol/L

D. 2.0mmol/L

E. 2.13mmol/L

14. 维生素 D 缺乏性手足搐搦症发作时急救处理首选的是（　　）

A. 葡萄糖酸钙静脉滴注

B. 甘露醇快速静脉滴注

C. 维生素 $D_3$ 肌内注射

D. 高浓度氧面罩吸入

E. 地西泮肌内注射

15. 儿童糖尿病急症死亡的主要原因是（　　）

A. 急性代谢紊乱　　B. 酮症酸中毒

C. 低血糖　　　　　D. 神经病变

E. 脑血管疾病

$A_2$ 型题

16. 3 个月婴儿，冬季出生，人工喂养，近日来夜啼，睡眠不安，头部多汗，查体可见枕秃，未见骨骼畸形，X 线无异常，该患儿应考虑为（　　）

A. 维生素 D 缺乏性佝偻病初期

B. 维生素 D 缺乏性佝偻病激期

C. 维生素 D 缺乏性佝偻病恢复期

D. 维生素 D 缺乏性佝偻病后遗症期

E. 营养性缺铁性贫血

17. 患儿，1 岁半，多汗、烦躁。查体：方颅、鸡胸、"O" 形腿。实验室检查：血钙、磷均低，应考虑为（　　）

A. 佝偻病初期　　B. 佝偻病激期

C. 佝偻病恢复期　　D. 佝偻病后遗症期

E. 先天性佝偻病

18. 患儿，4 岁。体检发现有轻度 "O" 形腿。血钙正常。护士对患儿家长的正确指导是（　　）

A. 补充钙剂　　　B. 补充维生素 D

C. 卧床休息　　　D. 按摩

E. 手术治疗

19. 10 个月患儿，诊断为重症佝偻病，用维生素 D 突击疗法已满 3 个月。其预防量每日应给维生素 D（　　）

A. 200IU　　　　B. 300IU

C. 400IU　　　　D. 500IU

E. 600IU

20. 患儿，女，10 岁。患 1 型糖尿病 5 年，用胰岛素治疗。体能测试后，患儿出现了心悸、出汗、头晕、手抖，饥饿感。护士正确的判断是（　　）

A. 胰岛素过量　　　B. 饮食不足

C. 过度劳累　　　　D. 低血糖反应

E. 心源性晕厥

21. 一男婴，足月儿，生后 28 日，出生体重 4100g，生后母乳喂养困难。体温 35.5℃，脉搏 98 次/分，呼吸 32 次/分，皮肤黄染未退，少哭、多睡，腹胀明显，大便秘结。摄膝部 X 线未见骨化中心，诊断为（　　）

A. 新生儿败血症

B. 母乳性黄疸

C. 21-三体综合征

D. 先天性甲状腺功能减低

E. 先天性佝偻病

A₃/A₄ 型题

（22~25 题共用题干）

患儿，女，1 岁，多汗，睡眠不安。查体：可见枕秃、方颅和肋缘外翻。X 线检查长骨钙化带消失，干骺端呈毛刷样、杯口状改变，骨骺软骨带增宽，骨密度减低。

22. 护士判断此患儿最可能的是（　　）

A. 维生素 D 缺乏性手足搐搦症

B. 维生素 D 缺乏性佝偻病初期

C. 维生素 D 缺乏性佝偻病激期

D. 维生素 D 缺乏性佝偻病恢复期

E. 维生素 D 缺乏性佝偻病后遗症期

23. 此病的后遗症是（　　）

A. 方颅　　　　B. 蛙状腹

C. "X" 形腿　　　D. 语言发育迟缓

E. 肌肉韧带松弛

24. 此病的主要护理问题是（　　）

A. 营养失调：低于机体需要量

B. 体液不足

C. 活动无耐力

D. 气体交换受损

E. 低效性呼吸形态

25. 治疗本病时口服维生素 D 剂量为（　　）

A. 400IU　　　　B. 600IU

C. 800IU　　　　D. 1000IU

E. 2000IU

（杜素红）

# 第9章 消化系统疾病患儿的护理

**引言**

小儿的健康成长是每个父母的心愿，但小儿消化系统娇嫩，发育不成熟，非常容易患口腔炎、腹泻等而影响小儿对营养的摄入，病程长者可影响小儿的生长发育，因此护理人员需要掌握消化系统疾病的相关知识，配合医生给予及时恰当的诊疗和护理措施，并指导患儿父母正确喂养、护理小儿。那就让我们开始下面的学习吧！

## 第1节 小儿消化系统解剖生理特点

**（一）口腔**

足月新生儿出生时已具有较好的吸吮与吞咽功能，早产儿则较差。新生儿及婴幼儿口腔黏膜薄嫩，血管丰富，唾液腺发育不完善，口腔黏膜干燥，易受损伤和感染。3个月以下婴儿唾液中淀粉酶含量低，故不宜喂淀粉类食物。5～6个月时唾液分泌明显增多，但由于口底浅，不能及时吞咽所分泌的全部唾液，常发生生理性流涎。

**（二）食管**

婴儿食管呈漏斗状，黏膜薄嫩、腺体缺乏、弹力组织及肌层不发达，食管下端的贲门括约肌发育不成熟，控制能力差，常发生胃食管反流，至8～10个月时症状消失。食管的长度在新生儿为8～10cm，1岁为12cm，5岁为16cm，学龄儿童为20～25cm。

**（三）胃**

考点：小儿易发生溢乳的原因

婴儿胃略呈水平位，贲门括约肌发育不成熟而幽门括约肌发育良好，故易发生溢乳和呕吐。胃容量在新生儿为30～60ml，1～3个月时为90～150ml，1岁时为250～300ml，5岁时为750～850ml，成人约为2000ml。胃排空时间因食物种类而异：水的排空时间为1.5～2小时，母乳为2～3小时，牛乳为3～4小时。早产儿胃排空慢，易发生胃潴留。

**（四）肠**

小儿肠道相对比成人长，为身长的5～7倍（成人为4倍）。肠黏膜血管丰富，分泌面积和吸收面积较大，有利于消化吸收；但肠壁薄、通透性高、黏膜屏障功能差，肠内毒素、消化不全产物和过敏原等易经肠黏膜而进入体内，引起全身感染和变态反应性疾病。婴幼儿肠黏膜肌层发育差，肠系膜柔软而长，活动度大，固定性差，易发生肠套叠和肠扭转。

**（五）肝**

年龄越小，肝脏相对越大，婴幼儿肝在右肋下可触及1～2cm，6～7岁后肝则不易触及。婴儿肝细胞发育不完善，肝功能不成熟，在感染、缺氧、中毒时易发生肝细胞肿胀、变性而出现肝脏肿大，影响其正常生理功能。婴儿期胆汁分泌少，对脂肪的消化、吸收能力较差。

**（六）胰腺**

新生儿出生时胰液分泌量少，3～4个月增多，消化酶出现的顺序依次为：胰蛋白酶、糜蛋白酶、羧基肽酶、脂肪酶、淀粉酶。新生儿和小婴儿胰蛋白酶及脂肪酶的活性低，胰淀粉酶的活性更低，对蛋白质和脂肪的消化能力差，3个月以下的婴儿不宜喂淀粉类食物。婴幼儿时期胰液及其消化酶的分泌易受炎热天气和疾病的影响而被抑制，引起消化不良。

**（七）肠道细菌**

胎儿肠道内无菌，生后数小时细菌即由口、鼻、肛门侵入肠道，主要分布在结肠和直肠。肠道菌群受食物成分影响，单纯母乳喂养儿双歧杆菌占绝对优势；人工喂养和混合喂养儿肠道内的大肠埃希菌、嗜酸杆菌、双歧杆菌及肠球菌所占比例几乎相等。正常肠道菌群对侵入肠道的致病菌有一定的拮抗作用。婴幼儿肠道正常菌群脆弱，易受很多因素影响而致菌群失调，导致消化功能紊乱。

**（八）健康婴儿粪便**

1. 母乳喂养儿粪便　呈黄色或金黄色，多为均匀糊状，偶有细小乳凝块，或较稀薄、绿色、不臭，呈酸性反应。每日 2～4 次。一般在添加辅食后次数减少，1 周岁后减至每日 1～2 次。

2. 人工喂养儿粪便　呈淡黄色或灰黄色，较干稠，含乳凝块多，呈碱性或中性反应，量多较臭，每日 1～2 次，易发生便秘。

3. 混合喂养儿粪便　与人工喂养儿粪便相似，但较黄、软。添加谷类及蛋、肉、蔬菜等辅食后，粪便性状逐渐接近成人粪便，每日排便 1 次。

# 第 2 节　口　炎

> **案例 9-1**
>
> 　　患儿，女，5 个月。因家长发现小儿口腔黏膜乳凝块样物 1 日就诊。查体：体温 36.3℃，唇内侧、颊黏膜可见白色乳凝块样物。
>
> **问题：** 1. 该患儿最可能的临床诊断是什么？
> 　　　　 2. 如何进行护理？

**（一）概述**

1. 概念　口炎是指口腔黏膜的炎症，若病变局限于舌、齿龈、口角可称为舌炎、齿龈炎、口角炎等。本病婴幼儿多见，可单独发生，亦可继发于急性感染、腹泻、营养不良、维生素 B 及维生素 C 缺乏等。

2. 病因

（1）内因：婴幼儿口腔黏膜薄嫩，唾液分泌少，口腔黏膜干燥，易受损伤和有利于微生物繁殖。

（2）危险因素：食具消毒不严、口腔卫生不良、机体抵抗力下降、局部理化因素刺激。

（3）病原体：多由病毒、真菌、细菌引起。鹅口疮又称雪口病，由白念珠菌所致；疱疹性口炎由单纯疱疹病毒引起；溃疡性口炎主要由链球菌、金黄色葡萄球菌、肺炎球菌、铜绿假单胞菌、大肠埃希菌等感染引起。

考点：鹅口疮的病原体

**（二）护理评估**

1. 健康史　评估患儿家长有无乳具消毒的习惯；询问患儿有无口腔黏膜受损的病史；患儿有无感染、营养不良等全身性疾病，有无长期使用广谱抗生素及肾上腺糖皮质激素；患儿有无发热、流涎等症状及出现的时间等。

2. 身体状况

（1）鹅口疮：本病特征是在口腔黏膜上出现点、片状白色乳凝块样附着物，不易拭去，强行擦拭剥离后，局部黏膜潮红、粗糙，可伴渗血，一般无全身症状，患处不痛、不流涎、不影响吃奶。重症可蔓延至咽、喉、食管、气管、肺等，出现低热、吞咽困难、声音嘶哑、拒食、呕吐或呼吸困难。

（2）疱疹性口炎：病初常有发热，体温达 38～40℃，常伴上呼吸道感染症状。齿龈红肿，触之易出血，继而齿龈、舌、唇内、颊黏膜处出现散在或成簇的黄白色小疱疹，周围有红晕，迅速破溃后形成浅溃疡，表面覆盖黄白色纤维素性渗出物，局部疼痛明显，患儿拒食、流涎、烦躁，颌下淋巴结肿大。

（3）溃疡性口炎：口腔各部位均可发生，常见于舌、唇内、颊黏膜处。口腔黏膜充血、水肿，随后形成大小不等的糜烂或溃疡，表面有灰白色或黄色纤维素性渗出物形成的假膜，易拭去，露出溢血的创面，局部疼痛明显，患儿拒食、流涎、烦躁，常有发热，体温可达 39～40℃，局部淋巴结肿大。

3. 心理-社会状况　疱疹性口炎传染性强，可在托幼机构引起小流行，应评估托幼机构有无采取预防措施；家长因对口炎的病因和护理方法不了解，常有焦虑情绪。

4. 辅助检查

（1）血常规检查：疱疹性口炎外周血白细胞总数正常或降低，淋巴细胞比例增高；溃疡性口炎外周血白细胞总数和中性粒细胞增多。

（2）病原学检查：鹅口疮患儿取白膜少许放玻片上加 10%氢氧化钠 1 滴，在显微镜下可见到真菌孢子和假菌丝。

（三）治疗要点

本病治疗以清洁口腔及局部涂药为主，继发细菌感染时可用抗生素，发热时可用退热剂，疼痛严重者可在餐前用 2%利多卡因涂抹局部。

（四）护理诊断/问题

1. 口腔黏膜改变　与口腔炎症有关。

2. 疼痛　与口腔黏膜糜烂、溃疡有关。

3. 体温过高　与感染有关。

4. 知识缺乏：家长缺乏本病预防及护理知识。

（五）护理措施

1. 清洁口腔　根据病因选择恰当的溶液清洁口腔，年长儿可用含漱剂，鹅口疮患儿选用 2%的碳酸氢钠溶液，溃疡性口炎可用 0.1%～0.3%依沙丫啶（利凡诺）溶液。鼓励患儿多饮水，进食后漱口，保持口腔黏膜清洁和湿润，流涎较多者，注意保持口周皮肤清洁、干燥，避免出现湿疹或糜烂。

✎ **护考链接**

A₂型题

鹅口疮常用清洗口腔的药液（　　　）

A. 3%过氧化氢溶液　　　　　　　　B. 2%碳酸氢钠溶液

C. 温开水　　　　　　　　　　　　D. 0.1%依沙丫啶（利凡诺）溶液

E. 生理盐水

**分析：** 鹅口疮患儿清洗口腔首选 2%碳酸氢钠溶液。故答案选 B。

2．正确涂药　清洗口腔后用无菌纱布或干棉球放在颊黏膜腮腺管口处或舌系带两侧，隔断唾液，用干棉球将病变部黏膜表面吸干后涂药，涂药时用棉签在溃疡面上滚动涂抹，闭口 10 分钟后取出纱布或棉球，不可立即漱口、饮水或进食。

3．减轻疼痛　以高热量、高蛋白、富含维生素的温凉流质或半流质饮食为宜，避免酸、辣、热、粗、硬等刺激性食物，以减轻疼痛。清洁口腔及局部涂药时，动作轻柔，以免患儿疼痛加重。因疼痛影响进食者，可遵医嘱在进食前局部涂 2%利多卡因。

4．监测体温　体温超过 38.5℃时给予退热药物降温。

（六）健康教育

1．向家长讲解口炎发生的原因、影响因素及护理；给家长示教清洁口腔及局部涂药的方法；强调护理患儿前、后要洗手。

2．防止交互感染　指导家长食具专用，做好清洁消毒工作。鹅口疮患儿使用过的乳瓶，应放于 5%碳酸氢钠溶液浸泡 30 分钟再煮沸消毒。

3．指导纠正患儿吮指、不刷牙等不良习惯；指导年长儿进食后漱口，保持口腔清洁；避免进食过热、过硬、过酸食物。

考点：3 种口腔炎清洁口腔及正确涂药方法

# 第 3 节　小儿液体疗法及护理

体液是人体重要组成部分，保持体液平衡是维持生命的重要条件。体液平衡包括维持水、电解质、酸碱度及渗透压的正常，主要依赖神经、内分泌系统、肺和肾等器官的正常调节功能。由于小儿体液占体重比例较大、各器官功能发育不成熟、体液平衡调节功能差等，容易发生体液平衡失调，处理不当或不及时，可危及生命。

（一）小儿体液平衡的特点

1．体液总量及分布特点　体液包括细胞内液和细胞外液，后者由血浆和间质液组成。年龄越小，体液总量相对越多，间质液占的比例相对越大（表 9-1）。

表 9-1　不同年龄小儿体液分布（占体重%）

| 年龄 | 细胞内液 | 细胞外液 | | 体液总量 |
| --- | --- | --- | --- | --- |
| | | 血浆 | 间质液 | |
| 足月新生儿 | 35 | 6 | 37 | 78 |
| 1 岁 | 40 | 5 | 25 | 70 |
| 2~12 岁 | 40 | 5 | 20 | 65 |
| 成人 | 40~45 | 5 | 10~15 | 55~60 |

2．体液的电解质组成　儿童体液的电解质组成与成人相似，仅生后数日的新生儿血钾、氯、磷和乳酸偏高，血钠、钙、碳酸氢盐偏低。但细胞内液和细胞外液的电解质组成有很大差异，细胞内液以 $K^+$、$Ca^{2+}$、$Mg^{2+}$、$HPO_4^{2-}$ 及蛋白质为主，细胞外液以 $Na^+$、$Cl^-$ 及 $HCO_3^-$ 为主，其中 $Na^+$ 含量占细胞外液阳离子总量的 90%以上，对维持细胞外液渗透压起主要作用，临床上常以测定血钠的浓度来估算血浆渗透压。

3．水代谢的特点

（1）水的需要量相对较多，交换率高：由于小儿新陈代谢旺盛，水的排出速度较成人快，年龄越小，出入水量相对越多。婴儿每日水的交换量是细胞外液量的 1/2，而成人仅为 1/7。另外，小儿体表面积相对较大，呼吸频率较快，因此年龄越小，不显性失水越多，水的需要量越大，对缺水的耐受力也越差，当水的摄入不足或丢失过多时，更容易脱水。

（2）体液平衡调节功能不成熟：正常情况下，水分排出的多少主要靠肾脏的浓缩与稀释功能调节。年龄越小，肾脏的浓缩与稀释功能越不成熟，体液调节功能越差，越容易出现水和电解质代谢紊乱。由于小儿肾脏浓缩功能差，排泄同等量溶质所需水量较成人多，尿量相对较多，当入水量不足或失水量增加时，易发生代谢产物滞留和高渗性脱水。新生儿生后 1 周肾脏稀释功能即可达成人水平，但由于肾小球滤过率低，水的排泄速度较慢，若摄入水量过多易导致水肿、低钠血症。

（二）常用液体的种类、成分及配制

1. 非电解质溶液　常用 5% 葡萄糖等渗溶液和 10% 葡萄糖高渗溶液，主要用于补充水分和提供部分热量，纠正体液的高渗状态，不能维持血浆渗透压，视为无张力溶液。

2. 电解质溶液　主要用于补充液体、纠正体液的离子浓度、纠正酸碱平衡紊乱及补充所需要的电解质。

（1）0.9% 氯化钠（生理盐水）和复方氯化钠溶液（林格液）均为等渗液。生理盐水含 $Na^+$ 和 $Cl^-$ 各为 154mmol/L，$Na^+$ 与血浆浓度（142mmol/L）接近，但 $Cl^-$ 比血浆浓度（103mmol/L）高，输入过多可造成高氯性酸中毒。复方氯化钠由 0.86% 氯化钠、0.03% 氯化钾、0.03% 氯化钙组成，其作用与缺点和生理盐水基本相同。

（2）碱性溶液

1）1.4% 碳酸氢钠溶液为等渗含钠碱性溶液。5% 碳酸氢钠溶液为高渗溶液，可用 5% 或 10% 葡萄糖溶液稀释为等渗液。

2）1.87% 乳酸钠溶液为等渗含钠碱性溶液。需在有氧条件下，在肝脏代谢生成 $HCO_3^-$ 发挥作用，显效慢，因此在肝功能不全、缺氧、休克、新生儿期不宜使用。11.2% 乳酸钠溶液为高渗溶液，可用 5% 或 10% 葡萄糖溶液稀释为等渗乳酸钠溶液。

（3）10% 或 15% 氯化钾溶液用于纠正低钾血症，静脉滴注时必须稀释成 0.2%～0.3% 的浓度，禁忌直接静脉注射，否则可引起心肌抑制、心搏骤停。

3. 混合溶液　将各种溶液按不同比例配制成混合溶液，更适合于不同情况补液的需要。常用混合溶液的组成见表 9-2。

表 9-2　常用混合溶液的组成

| 溶液种类 | 0.9% 氯化钠溶液（份） | 5% 或 10% 葡萄糖溶液（份） | 1.4% 碳酸氢钠溶液（份） | 张力 |
|---|---|---|---|---|
| 1∶1 液 | 1 | 1 | — | 1/2 |
| 1∶2 液 | 1 | 2 | — | 1/3 |
| 1∶4 液 | 1 | 4 | — | 1/5 |
| 2∶1 液 | 2 | | 1 | 等张 |
| 2∶3∶1 液 | 2 | 3 | 1 | 1/2 |
| 4∶3∶2 液 | 4 | 3 | 2 | 2/3 |

考点：混合溶液的组成和张力

4. 口服补液盐溶液（ORS 液）　是世界卫生组织（WHO）推荐用于治疗急性腹泻合并脱水的一种口服溶液。目前有多种配方，2006 年 WHO 推荐的低渗透压配方与传统配方比较同样有效，但更为安全。可用氯化钠 2.6g、柠檬酸钠 2.9g、氯化钾 1.5g、葡萄糖 13.5g，加温开水至 1000ml 配成，总渗透压 245mmol/L，为 1/2 张液。适用于轻度或中度脱水无严重呕吐者，用于补充继续损失量和生理需要量时需适当稀释。

**考点**：ORS 溶液的组成及临床应用

✎ **护考链接**

$A_1$ 型题

以下属于等渗电解质溶液的液体是（　　　）

A. 1 : 1 溶液　　　　　　B. 2 : 1 溶液　　　　　　C. 4 : 3 : 2 溶液

D. ORS 溶液　　　　　　E. 2 : 3 : 1 溶液

**分析**：1 : 1 溶液张力为 1/2 张，2 : 1 溶液张力为 1 张（等渗溶液），4 : 3 : 2 溶液张力为 2/3 张，ORS 溶液张力为 1/2 张。2 : 3 : 1 溶液张力为 1/2 张。故答案选 B。

## （三）液体疗法

液体疗法的目的是纠正水、电解质和酸碱平衡紊乱，以保证机体正常的生理功能。液体疗法的基本原则是补其所失、纠其所偏、供其所需，做好三定（定量、定性、定速）、两补（见尿补钾、见惊补钙或镁）及三先（先盐后糖、先浓后淡、先快后慢）。第一天补液总量应包括累积损失量、继续损失量和生理需要量三部分。

1. 补充累积损失量　累积损失量是指自发病到补液时所损失的水和电解质量。根据脱水程度决定补液量：轻度脱水为 30～50ml/kg，中度脱水为 50～100ml/kg，重度脱水为 100～150ml/kg。补液种类根据脱水性质决定：低渗性脱水补 2/3～1 张含钠液，等渗性脱水补 1/2～2/3 张含钠液，高渗性脱水补 1/5～1/3 张含钠液。脱水性质不明，可先按等渗性脱水处理。补液的速度取决于脱水的程度，原则是先快后慢。重度脱水或伴有周围循环衰竭者应先扩容，用 2 : 1 等张含钠液 20ml/kg（总量不超过 300ml）于 30～60 分钟内输入，剩余的累积损失量在 8～12 小时内补完，输入速度每小时为 8～10ml/kg。循环改善，开始排尿后及时补钾。

2. 补充继续损失量　指补液开始后，因腹泻、呕吐、发热、出汗、胃肠引流等继续损失的液体量。一般按每日 10～40ml/kg 计算，常用 1/3～1/2 张含钠液，于补充累积损失量后 12～16 小时内均匀滴入，约每小时 5ml/kg。

3. 补充生理需要量　指供给基础代谢所需的热量、液量及电解质。在禁饮食情况下婴幼儿每日为 60～80ml/kg，用 1/5～1/4 张含钠液，在后 12～16 小时内输入，每小时约 5ml/kg。

上述三方面进行综合，第 1 日的补液总量为：轻度脱水 90～120ml/kg、中度脱水 121～150ml/kg、重度脱水 151～180ml/kg。低渗性脱水补 2/3 张含钠液；等渗性脱水补 1/2 张含钠液；高渗性脱水补 1/3 张含钠液。累积损失量在 8～12 小时内补完，输入速度每小时 8～10ml/kg，继续损失量和生理需要量在后 12～16 小时内输入，滴速约每小时 5ml/kg。

第 2 日补液主要补充继续损失量和生理需要量，于 12～24 小时内均匀输入。能口服者尽量口服，注意继续补钾。

4. 纠正酸中毒　输入的混合液中有一部分碱性溶液，轻度酸中毒可纠正，如酸中毒症状严重，根据血气分析结果按公式推算 5%碳酸氢钠溶液使用量。

**考点**：补液量、补液种类和补液速度

$$5\%碳酸氢钠溶液量（ml）＝剩余碱（-BE）\times 0.5 \times 体重（kg）$$

先给计算量的 1/2，稀释成 1.4% 碳酸氢钠溶液输入，复查血气分析结果后调整剂量。

5. 纠正低钾血症　当血清钾浓度低于 3.5mmol/L 时即为低钾血症。纠正低钾血症常采用静脉补钾与口服补钾，能口服者尽量口服，虽起效缓慢，但较安全。静脉补钾应遵循以下原则：

**考点：静脉补钾的原则**

①见尿补钾；②量不宜过多，一般每天可补钾 3～4mmol/kg，严重低钾者可补 4～6mmol/kg；③浓度不宜过高，勿超过 0.3%（40mmol/L）；④速度不宜过快，每日用量的滴入时间不应少于 8 小时，严禁静脉注射；⑤疗程不宜过短，一般需连续补钾 4～6 日。

### ✎ 护考链接

$A_1$ 型题

小儿腹泻补钾原则下列哪项错误（　　　）

A. 尽可能口服补钾　　　　　　　　　　B. 见尿补钾

C. 每日补钾总量静脉滴注时间不少于 6～8 小时　　　D. 静脉滴注浓度不宜超过 0.3%

E. 重症患儿可缓慢静脉注射

**分析：** 静脉补钾的原则：①见尿补钾；②量不宜过多，一般每天可补钾 3～4mmol/kg，严重低钾者可补 4～6mmol/kg；③浓度不宜过高，勿超过 0.3%（40mmol/L）；④速度不宜过快，每日用量的滴入时间不应少于 8 小时，严禁静脉注射；⑤疗程不宜过短，一般需连续补钾 4～6 天。故答案选 E。

---

6. 纠正低钙血症或低镁血症　当脱水及酸中毒纠正后，可出现低钙惊厥，应及时给予 10% 葡萄糖酸钙 10ml，加入溶液中静脉滴入。若用钙剂治疗无效时应考虑存在低镁血症，给予 25% 硫酸镁深部肌内注射。

**（四）液体疗法的护理**

1. 做好补液前的准备工作　全面了解患儿病情、补液目的、补液种类和注意事项；向患儿家长解释补液的原因、补液所需的时间及可能发生的情况，取得配合；对年长儿做好解释和鼓励工作，消除其恐惧心理；严格执行无菌操作配制液体。

2. 做好维持输液的护理

（1）合理安排输液量：遵医嘱全面安排 24 小时的补液总量，遵循先盐后糖、先浓后淡、先快后慢的原则，分批输入。

（2）严格掌握输液速度：明确每小时输入量，计算出每分钟滴数，有条件者使用输液泵控制输液速度。

3. 密切观察病情变化

（1）注意观察生命体征：注意观察体温、脉搏、呼吸、血压等，监测体重变化，警惕心力衰竭和肺水肿的发生。

（2）注意观察有无输液反应，一旦发现及时与医生联系，寻找原因和采取措施。

（3）观察静脉滴注是否通畅，有无堵塞、局部肿胀等。

（4）观察脱水情况：若补液合理，一般 3～4 小时排尿，说明血容量恢复；12～24 小时皮肤弹性恢复，眼窝凹陷消失，无口渴，说明脱水已被纠正；补液后出现眼睑水肿可能输入电解质过多；补液后尿多而脱水未纠正，则可能是葡萄糖液补充过多。在补液过程中注意观察有无酸中毒、低钾、低钙表现，并及时纠正。

4. 准确记录 24 小时液体出入量　液体入量包括静脉输液量、口服液体量及食物中含水量；液体出量包括尿量、呕吐量、大便丢失的水分和不显性失水。

# 第 4 节　小儿腹泻

## 案例 9-2

　　患儿，男，13 个月。3 日前发热，体温最高达 39℃，2 日前开始吐泻，每日呕吐 3～5 次，大便 10 余次/日，为黄色稀水便，无黏液及脓血，无特殊臭味。近 10 小时无尿。体格检查：体温 38℃，脉搏 138 次/分，呼吸 40 次/分，血压 60/40mmHg，体重 8kg。患儿哭无泪、声音弱，眼窝深度凹陷，呼吸深、急促，口唇樱桃红，皮肤弹性极差，肢端厥冷，心音低钝。实验室检查：血钠 135mmol/L，血钾 3.3mmol/L，二氧化碳结合力 10mmol/L。入院后初步诊断为小儿腹泻、重度等渗性脱水、代谢性酸中毒、休克。

**问题：** 1. 请你找出诊断依据。
　　　　2. 该患儿有哪些护理诊断？
　　　　3. 对其应采取哪些护理措施？

## （一）概述

1. **概念**　小儿腹泻是一组由多病原、多因素引起的以大便次数增多和大便性状改变为特点的消化道综合征，是儿科最常见疾病之一，被列为我国小儿时期重点防治的"四病"之一。本病多见于 6 个月至 2 岁婴幼儿，一年四季均可发病，夏秋季发病率最高。

2. **分类**

（1）病因分类：感染性腹泻、非感染性腹泻。

（2）病程分类：急性腹泻（病程在 2 周之内）、迁延性腹泻（病程 2 周至 2 个月）、慢性腹泻（病程超过 2 个月）。

（3）病情分类：轻型腹泻、重型腹泻。

3. **病因**

（1）易感因素

1）消化系统发育不成熟：胃酸和消化酶分泌不足，消化酶的活性低，对食物质和量的变化耐受性差。

2）生长发育快：对营养物质的需求量相对较大，胃肠道负担重，易发生消化功能紊乱。

3）机体防御功能差：血液中免疫球蛋白、胃肠道 sIgA、胃内酸度均低，对感染的防御能力差。

4）肠道菌群薄弱：新生儿生后肠道正常菌群尚未建立，或使用抗生素导致肠道菌群失调，不能拮抗肠道致病微生物的入侵。

5）人工喂养：不能从母乳中获取 sIgA、乳铁蛋白、巨噬细胞、溶菌酶等有抗肠道感染作用的物质；食物和食具易受污染等。

（2）感染因素

1）肠道内感染：可由病毒、细菌、真菌、寄生虫等引起。寒冷季节的婴幼儿腹泻 80% 由病毒感染所致，以轮状病毒引起的秋冬季腹泻最为常见。细菌感染以大肠埃希菌最多见，是引起夏季腹泻的主要病原，其次为空肠弯曲菌、耶尔森菌、鼠伤寒沙门氏菌、变形杆菌等。

2）肠道外感染：小儿罹患中耳炎、上呼吸道感染、肺炎、肾盂肾炎、皮肤感染及急性传染病时可因发热及病原体毒素作用导致消化功能紊乱而致腹泻。

考点：引起小儿腹泻的常见病原体

（3）非感染因素

1）饮食因素：喂养不定时、食物的质或量不适宜，如过早进食淀粉类或脂肪类食物；进食果汁过多可引起高渗性腹泻等；对牛奶、豆浆及某些食物成分过敏或不耐受等均可引起腹泻。

2）气候因素：天气突然变冷、受凉使肠蠕动增加；天气过热使消化液分泌减少；口渴饮奶过多诱发消化功能紊乱等因素均可引起腹泻。

4. 发病机制

（1）感染性腹泻

1）病毒性肠炎：病毒侵入肠道，在小肠绒毛顶端的柱状上皮细胞上复制，使之发生变性、坏死、脱落，吸收水分和电解质的能力下降，肠液在肠腔内大量集聚；同时发生病变的肠黏膜细胞分泌的双糖酶不足且活性下降，食物中糖类消化不完全，积滞在肠腔内，被细菌分解为小分子的短链有机酸，使得肠液的渗透压增高，出现水样便。

2）细菌性肠炎：①肠毒素性肠炎：如产毒性大肠埃希菌、霍乱弧菌等产生肠毒素的细菌可引起分泌性腹泻。细菌侵入肠道后虽不直接破坏肠黏膜，但能分泌肠毒素，抑制小肠绒毛上皮细胞吸收 $Na^+$、$Cl^-$ 和水，促进肠腺分泌 $Cl^-$，使小肠液量增加，超过结肠吸收限度而出现水样便。②侵袭性肠炎：各种侵袭性细菌如侵袭性大肠埃希菌、沙门菌属、空肠弯曲菌、耶尔森菌、金黄色葡萄球菌等可直接侵袭小肠或结肠壁，使黏膜充血、水肿，炎细胞浸润，引起渗出和溃疡等病变，出现黏液脓血便。

（2）非感染性腹泻：主要见于饮食不当、气候突变等使正常消化过程发生障碍，食物不能充分消化、吸收而滞积于肠道上部，使得酸度降低，有利于肠道下部细菌上移和繁殖，使食物发酵和腐败，产生短链有机酸，导致肠腔内渗透压增加，同时腐败性毒性产物刺激肠壁，使肠蠕动增加，引起腹泻。

（二）护理评估

1. 健康史　评估患儿的喂养史，包括喂养方式、次数及量，添加辅食及断奶情况，有无不洁饮食史；是否长期应用抗生素；有无药物或食物过敏史。询问患儿腹泻开始的时间，大便次数、颜色、性状、气味及量，有无发热、呕吐、腹痛、腹胀、里急后重、尿量减少等。

2. 身体状况

（1）急性腹泻

1）轻型腹泻：多由饮食因素或肠道外感染所致，以胃肠道症状为主，表现为食欲下降，偶有呕吐，大便次数增多，一日多在 10 次以内，每次大便量不多，呈黄色或黄绿色，稀薄或带水，常见白色或黄白色奶瓣和泡沫，有酸味。一般无脱水及全身中毒症状，多在数日内痊愈。

2）重型腹泻：多由肠道内感染引起，也可由轻型腹泻逐渐加重而致，除胃肠道症状较重之外，还有明显的脱水、电解质紊乱及全身中毒症状。

A. 胃肠道症状：食欲低下，常伴有呕吐（严重者进水即吐，吐咖啡渣样物）、腹痛、腹胀等。腹泻频繁，每日大便 10 余次至数十次，多为黄色水样便或蛋花汤样便、量多、可有少量黏液，少数患儿可有少量血便。

B. 全身中毒症状：发热，体温可达 40℃，烦躁不安或精神委靡、嗜睡，甚至昏迷、休克。

C. 水、电解质及酸碱平衡紊乱表现：脱水、代谢性酸中毒、低钾血症、低钙血症和低镁血症等。

考点：轻型腹泻与重型腹泻的主要区别

脱水：由于呕吐、腹泻丢失体液及摄入不足，导致不同程度脱水（表9-3）；因腹泻、呕吐时水和电解质丢失的比例不同而导致等渗、低渗和高渗性脱水（表9-4），临床上以等渗性脱水最常见，低渗性脱水次之，高渗性脱水少见。

**表9-3 不同程度脱水的临床表现**

| | 轻度 | 中度 | 重度 |
|---|---|---|---|
| 失水占体重比例 | 3%～5% | 5%～10% | ＞10% |
| 精神状态 | 稍差或略烦躁 | 烦躁不安或萎靡不振 | 淡漠或昏睡，甚至昏迷 |
| 皮肤 | 稍干燥、弹性稍差 | 干燥、苍白、弹性差 | 干燥、花纹、弹性极差 |
| 黏膜 | 稍干燥 | 干燥 | 极度干燥或干裂 |
| 前囟和眼窝 | 稍凹陷 | 明显凹陷 | 极度凹陷，眼睑不能闭合 |
| 眼泪 | 有 | 少 | 无 |
| 尿量 | 稍减少 | 明显减少 | 极少或无尿 |
| 周围循环衰竭 | 无 | 不明显 | 明显 |

**表9-4 不同性质脱水的临床表现**

| | 低渗性脱水 | 等渗性脱水 | 高渗性脱水 |
|---|---|---|---|
| 病因及诱因 | 失盐＞失水或补充非电解质过多，常见于病程长、营养不良和重度脱水者 | 失盐＝失水，常见于病程短、营养状况较好者 | 失水＞失盐或补充高钠液体过多，常见于高热、大量出汗者 |
| 血清钠浓度 | ＜130mmol/L | 130～150mmol/L | ＞150mmol/L |
| 主要丧失液区 | 细胞外液 | 细胞外液 | 细胞内液 |
| 皮肤弹性 | 极差 | 稍差 | 尚可 |
| 口渴 | 不明显 | 明显 | 极明显 |
| 血压 | 很低，易发生休克 | 低 | 正常或稍低 |
| 精神状态 | 嗜睡、昏迷或惊厥 | 精神委靡 | 烦躁易激惹 |

考点：不同性质脱水血钠的变化

✏ **护考链接**

$A_2$ 型题

患儿，9个月，呕吐腹泻1日，排大便18次/日。皮肤弹性极差，无尿。血钠125mmol/L，该患儿脱水的程度和性质为（ ）

A. 轻度高渗性脱水　　　B. 中度低渗性脱水　　　C. 轻度等渗性脱水

D. 重度等渗性脱水　　　E. 重度低渗性脱水

**分析**：患儿皮肤弹性极差、无尿符合重度脱水表现；血清钠125 mmol/L（血清钠浓度：低渗性脱水＜130 mmol/L，等渗性脱水130～150 mmol/L，高渗性脱水＞150 mmol/L），故该患儿属于低渗性脱水。故答案选E。

代谢性酸中毒：由于：①腹泻丢失大量碱性物质；②进食少及肠吸收不良，摄入热量不足，体内脂肪分解增加，产生大量酮体；③脱水时血液浓缩，血流缓慢，组织缺氧致乳酸堆积；④脱水使肾血流量不足，尿量减少，体内酸性代谢产物堆积等，中、重度脱水多有不同程度的代谢性酸中毒（表9-5）。

表 9-5　代谢性酸中毒的分度及临床表现

|  | 轻度 | 中度 | 重度 |
|---|---|---|---|
| 二氧化碳结合力 | 18～13mmol/L | 13～9mmol/L | <9mmol/L |
| 精神状态 | 正常 | 精神委靡、烦躁不安 | 昏睡、昏迷 |
| 呼吸改变 | 呼吸稍快 | 呼吸深大 | 呼吸深快、节律不齐、呼气有酮味 |
| 口唇颜色 | 正常 | 樱桃红 | 发绀 |

**考点：低钾血症、低钙血症的表现**

低钾血症：当血清钾低于 3.5mmol/L 时即为低钾血症。由于进食少，钾摄入不足；呕吐和腹泻丢失大量钾离子，腹泻患儿体内钾含量减少，但在脱水及酸中毒未纠正之前，由于血液浓缩、酸中毒时钾离子由细胞内向细胞外转移及少尿时钾排出减少等原因,血清钾多数正常，随着脱水、酸中毒被纠正、尿量增多后钾排出增加、腹泻继续丢失钾、输入的葡萄糖合成糖原时使钾由细胞外进入细胞内等，血钾迅速降低，表现出不同程度的低血钾症状，如精神不振、乏力、腹胀、肠鸣音减弱，严重者出现肠麻痹，腱反射减弱或消失；心率增快、心音低钝、心电图出现 U 波，重者可出现心律失常而危及生命。

低钙血症和低镁血症：由于进食少、吸收不良和腹泻、呕吐丢失钙镁离子，尤其是腹泻较久、营养不良或有活动性佝偻病患儿更多见。但在脱水、酸中毒时血液浓缩，患儿可不表现出症状，当脱水和酸中毒纠正后，多有体内钙、镁离子减少。低血钙或低血镁时表现为手足搐搦、惊厥，用钙剂治疗无效时应考虑有低镁血症的可能。

### 📝 护考链接

A₂ 型题

患儿，女，9 个月，因腹泻伴重度等渗脱水入院。入院后给予补液治疗，脱水症状缓解，但患儿出现四肢软弱无力，腹胀明显。该患儿可能出现了（　　）

A. 低血糖　　　　　　　　B. 代谢性酸中毒　　　　　　C. 低钾血症

D. 低钙血症　　　　　　　E. 低镁血症

**分析：** 低血钾的表现为精神不振、乏力、腹胀、肠鸣音减弱，严重者出现肠麻痹，腱反射减弱或消失；心率增快、心音低钝、心电图出现 U 波，重者可出现心律失常而危及生命。故答案选 C。

3）几种常见类型肠炎的临床特点

A. 轮状病毒肠炎：又称秋季腹泻，多发生在秋、冬季节，6 个月至 2 岁婴幼儿多见。经粪-口传播，也可通过气溶胶形式经呼吸道感染而致病，潜伏期 1～3 日。起病急，常伴有急性上呼吸道感染症状，多无明显全身中毒症状。病初常发生呕吐，随后出现腹泻，大便次数和水分多，为黄色水样或蛋花汤样便，可有少量黏液，无腥臭味。常并发脱水、代谢性酸中毒和电解质紊乱。轮状病毒感染可侵犯多个脏器，导致神经、呼吸、心肝胆、血液等多个系统病变。病程自限，自然病程为 3～8 日，少数更长。大便显微镜检查偶见少量白细胞，血清抗体一般在感染后 3 周上升。

### 📝 护考链接

A₁ 型题

引起秋季腹泻最常见的病原体是（　　）

A. 柯萨奇病毒　　　　　　B. 埃可病毒　　　　　　　　C. 轮状病毒

D. 致病性大肠埃希菌　　　E. 金黄色葡萄球菌

**分析：** 秋冬季节的婴幼儿腹泻 80% 由病毒感染所致，以轮状病毒引起的秋季腹泻最为常见。故答案选 C。

B. 产毒性细菌引起的肠炎：如产毒性大肠埃希菌及致病性大肠埃希菌引起的腹泻，多发生在夏季，潜伏期为1～2日，起病较急。轻症仅表现为大便次数稍增，大便性状轻微改变。重症腹泻频繁，量多，呈水样便或蛋花汤样便，混有黏液，常伴呕吐，可发生脱水、电解质和酸碱平衡紊乱。本病为自限性疾病，自然病程一般为3～7日。大便显微镜检查无白细胞。

C. 侵袭性细菌引起的肠炎：如侵袭性大肠埃希菌、空肠弯曲菌、耶尔森菌、鼠伤寒杆菌等引起的腹泻，一年四季均可发病，夏季多见，潜伏期长短不一。因侵袭的肠段部位不同，临床特点各异。一般起病急，高热甚至发生热惊厥，腹泻频繁，大便呈黏液状，带脓血，腥臭，常伴恶心、呕吐、腹痛、里急后重，可出现严重的全身中毒症状甚至感染性休克。大便显微镜检查有大量白细胞及数量不等的红细胞。大便细菌培养可找到相应的致病菌。其中空肠弯曲菌肠炎多发生在夏季，常侵犯空肠、回肠，有脓血便，腹痛剧烈，可并发严重的小肠结肠炎、败血症、肺炎、脑膜炎、心内膜炎、心包炎等。耶尔森菌小肠结肠炎多发生在冬季和早春，可引起淋巴结肿大，严重者可产生肠穿孔和腹膜炎。以上两者均需与阑尾炎鉴别。鼠伤寒沙门氏菌小肠结肠炎夏季发病率高，有胃肠炎型和败血症型，婴儿尤易感染，新生儿多为败血症型，常引起暴发流行，排深绿色黏液脓便或白色胶冻样便，有特殊臭味。

D. 抗生素相关性腹泻：主要有金黄色葡萄球菌肠炎、假膜性小肠结肠炎和真菌性肠炎。金黄色葡萄球菌肠炎多继发于大量抗生素应用之后，病程和症状与菌群失调的程度有关，表现为发热、呕吐、腹泻、不同程度中毒症状及脱水、电解质紊乱，甚至发生休克。典型大便呈暗绿色海水样，量多，带黏液，少数为血便。大便显微镜检查有大量脓细胞和成簇的 $G^+$ 球菌，大便培养有葡萄球菌生长，凝固酶阳性。伪膜性小肠结肠炎由难辨梭状芽孢杆菌感染导致，除万古霉素和胃肠道外应用的氨基糖苷类抗生素外，几乎所有的抗生素均可诱发本病，可在用药1周内或停药后4～6周发病，轻症大便每日数次，停用抗生素后很快痊愈，重症腹泻频繁，为黄绿色水样便，可有假膜排出，黏膜下出血可引起大便带血，伴有腹痛、腹胀和全身中毒症状，甚至休克，可出现脱水、电解质紊乱和代谢性酸中毒，大便厌氧菌培养、组织培养法检测细胞毒素可协助诊断。真菌性肠炎多为白念珠菌引起，常伴鹅口疮，大便次数增多，为黄色稀便，泡沫较多，带黏液，有时可见豆腐渣样细块（菌落），大便显微镜检查可见真菌孢子和菌丝，芽孢数量不多时大便真菌培养可确诊。

（2）迁延性腹泻和慢性腹泻：感染、食物过敏、酶缺陷、免疫缺陷、药物、先天畸形等均可引起，多由营养不良和急性期治疗不彻底导致，以人工喂养儿和营养不良儿多见。表现为腹泻迁延不愈，病情反复，大便次数和性状不稳定，严重时可出现脱水及电解质紊乱。营养不良儿患腹泻时易迁延不愈，持续腹泻又加重营养不良，两者互为因果，形成恶性循环，引起免疫功能低下，继发感染，导致多脏器功能异常。

（3）生理性腹泻：多见于6个月以内未添加辅食的虚胖婴儿，常有湿疹，生后不久即出现大便次数增多，食欲好，不影响生长发育，添加辅食后大便即逐渐转为正常。

3. 心理-社会状况 评估家长对疾病的认识程度、喂养及护理知识、对疾病的心理反应等；评估患儿家庭的居住环境、卫生习惯及经济状况等。

4. 辅助检查

（1）大便检查：轻型腹泻患儿粪便显微镜检查可见大量脂肪球；侵袭性细菌肠炎患儿粪便显微镜检查可见大量白细胞和不同数量的红细胞。细菌性肠炎大便细菌培养可找到致病菌；真菌性肠炎大便显微镜检查可见真菌孢子和假菌丝；怀疑病毒性肠炎可做病毒分离。

（2）血液生化检查：血钠测定可明确脱水性质，血钾测定可反映体内缺钾程度，血钙、镁测定可了解有无低钙血症和低镁血症。血气分析可了解酸碱平衡紊乱的程度和性质。

（三）治疗要点

腹泻的治疗原则是调整饮食，预防和纠正水、电解质及酸碱平衡紊乱，合理用药，控制感染，加强护理，预防并发症。

1. 调整饮食　供给足够、适宜的营养对预防营养不良、缩短腹泻病程、促进恢复非常重要。故腹泻患儿除严重呕吐者暂禁食（不禁水）4～6 小时外，强调继续进食，但需根据疾病的特殊病理生理状况、个体消化吸收功能和平时的饮食习惯进行适当调整。

2. 预防和纠正水、电解质及酸碱平衡紊乱　无脱水者口服 ORS 溶液预防脱水；轻、中度脱水无明显周围循环衰竭者口服 ORS 溶液纠正脱水；中、重度脱水伴周围循环障碍者需静脉补液；重度酸中毒者给予碳酸氢钠溶液或乳酸钠溶液；低钾血症者遵循"见尿补钾"原则，口服或静脉补充。

3. 药物治疗

（1）控制感染：病毒性肠炎以饮食疗法和支持疗法为主，一般不用抗生素。其他肠炎针对病因选择药物，如大肠埃希菌肠炎可选用抗 $G^-$ 杆菌抗生素；抗生素诱发的肠炎应停用原来的抗生素，改用万古霉素、新青霉素、抗真菌药物等；寄生虫肠炎可选用甲硝唑、大蒜素等。

（2）微生态制剂：有助于恢复肠道正常菌群的生态平衡，抵御病原菌侵袭，常用双歧杆菌、嗜酸乳杆菌、粪链球菌等制剂。

（3）黏膜保护剂：与肠道黏液糖蛋白相互作用，可增强其屏障功能，阻止病原微生物的侵袭，吸附病原体和毒素，维持肠细胞的吸收和分泌功能，如蒙脱石散。

（4）补充微量元素和维生素：如锌、铁、烟酸、维生素 A、维生素 $B_{12}$、维生素 $B_1$、维生素 C 及叶酸等，有助于肠黏膜的修复。

（5）对症治疗：一般不用止泻剂，以免增加毒素吸收。腹胀明显者可肌内注射新斯的明；呕吐严重者可肌内注射氯丙嗪。

4. 预防并发症　迁延性腹泻和慢性腹泻常伴有营养不良或其他并发症，要积极查找原因，采取综合治疗措施。

（四）护理诊断/问题

1. 腹泻　与感染、喂养不当及胃肠道功能紊乱等有关。

2. 体液不足　与腹泻、呕吐导致液体丢失过多和摄入量不足有关。

3. 营养失调：低于机体需要量　与腹泻、呕吐丢失过多和摄入不足有关。

4. 体温过高　与肠道感染有关。

5. 有皮肤完整性受损的危险　与大便刺激臀部皮肤有关。

6. 潜在并发症：电解质及酸碱平衡紊乱。

7. 知识缺乏：患儿家长缺乏合理喂养知识及腹泻患儿护理知识。

（五）护理措施

1. 减轻腹泻

（1）调整饮食：呕吐严重者，暂时禁食4～6小时（不禁水），病情好转后及早恢复喂养。母乳喂养者继续哺乳，减少哺乳次数，缩短每次哺乳时间，暂停辅食；人工喂养者可喂稀释的牛奶、米汤、脱脂奶或酸奶等，腹泻次数减少后，可给予半流质如粥、面条，少量多餐，随病情好转稳定逐渐过渡到正常饮食。病毒性肠炎多有双糖酶缺乏，暂停乳类喂养，改为豆制代乳品、发酵乳、去乳糖配方奶粉等，不宜用蔗糖，以减轻腹泻，缩短病程。腹泻停止后逐渐恢复营养丰富的饮食，每日加餐 1 次，共 2 周。对严重病例口服营养物质不耐受者，可采用静脉营养。

（2）防止交互感染：感染性腹泻患儿应进行消化道隔离，与非感染性腹泻患儿分室居住，排泄物应按规定处理后再排放，腹泻患儿用过的尿布、便盆应分类消毒，护理患儿前后认真洗手，防止交互感染。

（3）按医嘱用药：对感染性腹泻患儿按医嘱选用敏感、有效的抗生素。一般不用止泻药物。按医嘱正确使用黏膜保护剂和微生态制剂。

2. 维持水、电解质及酸碱平衡　脱水是急性腹泻死亡的主要原因，因而合理的液体疗法是降低病死率的关键（参见本章第 3 节）。

（1）口服补液：ORS 溶液适用于腹泻时预防脱水和纠正轻、中度脱水。轻度脱水需 50～80ml/kg，中度脱水需 80～100ml/kg，2 岁以下患儿每 1～2 分钟喂 5ml，年长儿可用杯子少量多次饮用；如有呕吐，停 10 分钟再喂，每 2～3 分钟喂 5ml，于 8～12 小时内将累积损失量补足；脱水纠正后，将 ORS 溶液用等量水稀释，按病情需要随时口服。应注意服用期间，让患儿适当饮温开水，防止高钠血症；如患儿出现眼睑水肿，应停止服用，改为口服白开水。新生儿、明显腹胀、呕吐严重、休克、心肾功能不全或其他严重并发症者不宜口服补液。

（2）静脉补液：适用于中、重度脱水或吐泻严重、腹胀明显的患儿。根据脱水程度和性质，结合患儿年龄、营养状况、自身调节功能，决定补液总量、补液种类和补液速度。

1）第 1 天补液：①补液总量，包括累积损失量、继续损失量和生理需要量。一般轻度脱水为 90～120ml/kg，中度脱水为 120～150ml/kg，重度脱水为 150～180ml/kg，对营养不良、肺炎、心肾功能不全的患儿应适当减少。②补液种类，根据脱水的性质而定，临床判断脱水性质有困难时，按等渗性脱水处理。③补液速度，遵循"先快后慢"的原则，前 8～12 小时，每小时 8～10ml/kg；后 12～16 小时，每小时约 5ml/kg。不论何种性质的脱水，凡是重度脱水伴有周围循环障碍者均先用 2：1 等张含钠液 20ml/kg（最大量不超过 300ml），于 30～60 分钟快速静脉输入。

2）第 2 天及以后补液：主要补充继续损失量和生理需要量，于 12～24 小时内均匀输入，能口服者改为口服补液。

3. 维持体温正常　体温超过 38.5℃者，给予药物降温。

4. 保持皮肤完整性　选用柔软、吸水性强的布质或纸质尿布，勤更换，避免使用不透气的塑料布或橡胶布；每次便后用手蘸温水洗净臀部，然后用柔软的毛巾吸干，保持皮肤清洁、干燥；局部皮肤发红处清洁后可涂 5%的鞣酸软膏或 40%氧化锌油并按摩片刻，促进局部血液循环；皮肤糜烂或溃疡者，可将臀部皮肤暴露于空气中或用烤灯照射 15～20 分钟，每日 3 次，暴露或照射后涂油剂，以促进愈合。

5. 密切观察病情

（1）监测生命体征：包括神志、体温、脉搏、呼吸、血压等。体温过高者应多饮水、擦干汗液、及时更换汗湿的衣物，并给予药物降温；休克者注意保暖，配合医生纠正休克；代谢性酸中毒呼吸深快者遵医嘱及时补充碱性液体予以纠正。

（2）观察大便情况：观察并记录大便次数、颜色、气味、性状和量，及时采集大便标本送检。

（3）观察全身中毒症状：有无发热、精神委靡、烦躁、嗜睡等。

（4）观察水、电解质和酸碱平衡紊乱症状：观察脱水情况及其程度，记录 24 小时出入量，准确记录饮食及静脉输入液体等入量，记录呕吐、腹泻、尿液及不显性失水等液体出量，观察酸中毒、低钾血症、低钙血症、低镁血症的情况，并随时报告医生，给予适当的处理。

（六）健康教育

1. 护理指导　向家长解释腹泻的病因、治疗要点及相关护理措施；示教乳品的调配方法；

说明调整饮食的重要性；示范 ORS 溶液的配制、喂服方法及注意事项；指导家长正确洗手，做好污染尿布和衣物的处理；指导家长监测出入量及病情观察；讲解臀部皮肤护理的方法及意义。

2. 预防宣教　宣传母乳喂养的优点，指导合理喂养，添加辅食要循序渐进，防止过食、偏食或饮食结构突然变化；注意饮食卫生，食物新鲜，食具应定时煮沸消毒；婴儿避免在夏季断奶；教育小儿饭前便后洗手，勤剪指甲，培养良好的卫生习惯；加强体格锻炼，适当户外活动；及时治疗营养不良、佝偻病等疾病；气候变化时加强护理，防止受凉或过热；避免长期应用广谱抗生素。

## 小　结

小儿消化系统疾病是儿童时期的常见病、多发病，尤其小儿腹泻是我国儿科重点防治的"四病"之一，是造成儿童营养不良、生长发育障碍的主要原因之一。了解和掌握小儿消化系统的解剖特点、常见病的预防及护理极其重要。本章从小儿消化系统的解剖生理特点，口腔炎、小儿腹泻的易感因素、病因、典型表现、身心状况及辅助检查等方面对患儿进行了系统的评估，做出了护理诊断，得出了较全面的护理措施，其要点主要有：口炎的病原体、保持口腔清洁、腹泻的分类、饮食护理、水电解质酸碱平衡紊乱的纠正、小儿体液特点、液体疗法常用溶液、补液原则、输液护理等。并对患儿及其家属进行相关的卫生宣教、健康指导。

## 自　测　题

A₁/A₂ 型题

1. 符合小儿消化系统特点的是（　　）

A. 胃呈水平位

B. 贲门括约肌紧张

C. 幽门括约肌松弛

D. 肠道吸收面积小

E. 母乳喂养儿肠道菌群以大肠埃希菌为主

2. 疱疹性口炎的病原体为（　　）

A. 葡萄球菌　　　B. 链球菌

C. 白念珠菌　　　D. 大肠埃希菌

E. 单纯疱疹病毒

3. 判断脱水性质最有效的辅助检查是（　　）

A. 血钙测定　　　B. 血镁测定

C. 血钠浓度　　　D. 血钾浓度

E. 二氧化碳结合力

4. 引起秋季腹泻最常见的病原体是（　　）

A. 柯萨奇病毒　　B. 诺沃克病毒

C. 轮状病毒　　　D. 致病性大肠埃希菌

E. 金黄色葡萄球菌

5. 患儿，1 岁，发热 2 日后口角、舌面及齿龈处出现成簇小水疱，部分破溃成溃疡，颌下淋巴结肿大。该患儿疾病是（　　）

A. 鹅口疮　　　　B. 疱疹性口炎

C. 溃疡性口炎　　D. 疱疹性咽峡炎

E. 咽结膜热

6. 配制 1∶1 溶液 200ml，其配制方法为 5% 葡萄糖液 100ml 中加入生理盐水（　　）

A. 50ml　　　　　B. 100ml

C. 150ml　　　　 D. 200ml

E. 250ml

7. 腹泻患儿呕吐较频繁，腹胀明显，需要禁食，一般不应超过（　　）

A. 24 小时　　　　B. 12 小时

C. 10 小时　　　　D. 8 小时

E. 6 小时

8. 患儿，10 个月，呕吐腹泻 2 日入院，烦躁、口渴，前囟明显凹陷，口唇黏膜干燥，皮肤弹性较差，尿量明显减少，血钠 132mmol/L，第 1 日补液宜用（　　）

A. 2:1等渗溶液　B. 2:3:1溶液

C. 4:3:2溶液　　D. ORS液

E. 生理盐水

9. 小儿重型腹泻与轻型腹泻的主要区别是（　　）

A. 蛋花汤样大便

B. 每日大便可达十余次

C. 大便腥臭有黏液

D. 伴有呕吐

E. 水、电解质紊乱

10. 患儿，8个月，因腹泻1日入院。经补液治疗后已排尿，按医嘱继续输液400ml，需加入10%氯化钾，且最多不应超过（　　）

A. 6ml　　　　　　B. 8ml

C. 10ml　　　　　D. 12ml

E. 14ml

11. 男婴，8个月，腹泻2日，大便每日12～15次，蛋花汤样，精神委靡，眼泪少，尿量明显减少，呼吸快，唇红，血钠138 mmol/L，皮肤弹性差。诊断为（　　）

A. 轻度等渗脱水，酸中毒

B. 中度低渗脱水，酸中毒

C. 重度低渗脱水，酸中毒

D. 中度等渗脱水，酸中毒

E. 重度等渗脱水，酸中毒

12. 1岁小儿因呕吐、腹泻5日，4小时无尿入院。体检：表情淡漠，皮肤弹性极差，眼窝深度凹陷，四肢厥冷，首选的措施是（　　）

A. 快速滴注2:1等张含钠液20ml/kg

B. 快速滴注生理盐水20ml/kg

C. 快速滴注1/2张含钠液20ml/kg

D. 快速滴注1/3张含钠液20ml/kg

E. 快速滴注5%葡萄糖液20ml/kg

A₃/A₄型题

（13～15题共用题干）

患儿，男，8个月。11月中旬来诊。1日前突然发热、咳嗽，随后呕吐3次，每天腹泻10余次，大便呈黄色水样，带少量黏液，无腥臭味，尿量略少。查体：体温39℃，精神不振，皮肤弹性略差，前囟及眼窝稍凹陷。粪便显微镜检查有少量脂肪球。

13. 引起腹泻的病原体最可能是（　　）

A. 轮状病毒　　　B. 铜绿假单胞菌

C. 白念珠菌　　　D. 金黄色葡萄球菌

E. 致病性大肠埃希菌

14. 估计其脱水程度为（　　）

A. 无脱水　　　　B. 轻度脱水

C. 中度脱水　　　D. 重度脱水

E. 重度脱水伴休克

15. 对该患儿的饮食护理，正确的是（　　）

A. 禁食12小时

B. 继续母乳喂养

C. 继续添加辅助食品

D. 静脉补充营养、水分

E. 如呕吐明显可鼻饲牛奶

（16～20题共用题干）

患儿，8个月，呕吐、腹泻3日来院，初步诊断为婴儿腹泻伴重度等渗性脱水。

16. 该患儿累积损失量的补充应选择下列哪种液体（　　）

A. 等张含钠液　　B. 1/2张含钠液

C. 1/5张含钠液　　D. 1/3张含钠液

E. 1/4张含钠液

17. 该患儿第一个24小时补液总量应为（　　）

A. 60～80ml/kg　　B. 81～90ml/kg

C. 90～120ml/kg　　D. 120～150ml/kg

E. 150～180ml/kg

18. 若补液5小时后尿量增多，精神好转，说明（　　）

A. 不能补含钾液体

B. 血容量恢复

C. 脱水已纠正

D. 输入液体中电解质液过少

E. 输入液体中电解质液过多

19. 患儿补液8小时后，脱水情况好转，开始排尿，但腹胀，肠鸣音减弱，肌张力下降，此时首先考虑（　　）

A. 低镁血症　　　　B. 低钠血症

C. 低钾血症　　　　D. 中毒性肠麻痹

E. 代谢性酸中毒

20. 给患儿静脉补钾时，应把氯化钾稀释至哪种浓度（　　）

　　A. 0.3%～0.4%　　B. 0.2%～0.3%

　　C. 0.4%～0.5%　　D. 0.5%～0.6%

　　E. 0.8%～0.9%

（21～23 题共用题干）

男婴，9 个月，腹泻、呕吐 4 日，大便为蛋花汤样，1 日来伴明显口渴、尿少、精神不振。查体：方颅，皮肤弹性差，眼窝及前囟明显凹陷，血清钠 120mmol/L。

21. 请判断该患儿的脱水程度及性质（　　）

　　A. 轻度等渗性脱水

　　B. 中度等渗性脱水

C. 重度等渗性脱水

D. 轻度高渗性脱水

E. 中度低渗性脱水

22. 对该患儿的补液应首先选用以下哪种液体（　　）

　　A. 1/2 张含钠液　　B. 2∶1 等张含钠液

　　C. 1/3 张含钠液　　D. 2/3 张含钠液

　　E. 1/5 张含钠液

23. 若患儿经输液后尿量增加，皮肤弹性、眼眶、前囟基本恢复正常，突然出现惊厥，应首先考虑为（　　）

　　A. 中毒性脑病　　B. 化脓性脑膜炎

　　C. 高血压脑病　　D. 低钙血症

　　E. 高钾血症

（冷丽梅）

## 第 10 章

# 呼吸系统疾病患儿的护理

呼吸系统疾病是小儿常见病，其中上呼吸道感染、支气管炎、支气管肺炎最为多见。但各年龄阶段的发病情况不尽相同，年龄越小，病情越重，并发症越多，死亡率也越高。门诊患儿中急性上呼吸道感染最为常见，约占门诊患儿的 60% 以上。住院患儿中呼吸道感染疾病占 60% 以上，其中绝大部分为肺炎。本章将教会我们小儿呼吸系统疾病的防护知识。

## 第1节　小儿呼吸系统解剖生理特点

（一）解剖特点

呼吸系统以环状软骨为界，划分为上、下呼吸道（图 10-1）。

1. 上呼吸道

（1）鼻、鼻窦、鼻泪管：婴幼儿鼻腔短小、无鼻毛，后鼻道狭窄，黏膜柔嫩，血管丰富易感染，且感染时黏膜易充血、水肿引起鼻塞而致呼吸困难，影响吸吮。婴儿鼻腔黏膜与鼻窦黏膜相连续，急性鼻炎时易致鼻窦炎，以上颌窦及筛窦最易感染。婴幼儿鼻泪管较短，开口处瓣膜发育不全，上呼吸道感染时易致结膜炎。

（2）咽、咽鼓管、扁桃体：婴幼儿咽鼓管宽、短、平、直，鼻咽炎时易致中耳炎。腭扁桃体在 1 岁末才逐渐增大，4～10 岁时发育达高峰，14～15 岁后逐渐退化，因此扁桃体炎常见于年长儿。

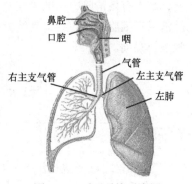

图 10-1　呼吸系统示意图

（3）喉：小儿喉部呈漏斗状，相对狭窄，黏膜柔嫩，血管及淋巴组织丰富，轻微炎症即可出现局部充血、水肿，易引起呼吸困难和声音嘶哑。

2. 下呼吸道

（1）气管、支气管：婴幼儿气管、支气管管腔相对狭窄，软骨柔软，缺乏弹力组织，黏液腺分泌不足，气道较干燥，纤毛运动差，清除能力弱，故易于感染并导致呼吸道阻塞。右支气管粗短，为气管的直接延伸，异物易进入右支气管，引起右肺不张和肺炎。

（2）肺：小儿肺的弹力纤维发育差，血管丰富，间质发育旺盛；肺泡小而且数量少，使其含血量相对多而含气量少，故易感染，易引起间质性炎症、肺不张或肺气肿。

（3）胸廓：婴幼儿胸廓呈桶状，肋骨呈水平位，膈肌位置较高，纵隔相对较大；胸腔较小，呼吸肌发育差，呼吸时胸廓运动不充分，肺的扩张受限，不能充分通气、换气，易缺氧和二氧化碳潴留。

考点：小儿咽鼓管特点、左右支气管及肺组织特点

（二）生理特点

1. 呼吸频率和节律　小儿代谢旺盛，需氧量较高，为满足生理需要，只能加快呼吸频率，故年龄越小呼吸频率越快（表 10-1）。同时，由于小儿呼吸中枢发育不完善，易出现呼吸节律不齐，尤以早产儿、新生儿最明显。

表 10-1　各年龄小儿呼吸及脉搏频率（次/分）及比例

| 年龄 | 呼吸 | 脉搏 | 吸呼比 |
|---|---|---|---|
| 新生儿 | 40～50 | 120～140 | 1：3 |
| 1岁以内 | 30～40 | 110～130 | 1：（3～4） |
| 2～3岁 | 25～30 | 100～120 | 1：（3～4） |
| 4～7岁 | 20～25 | 80～100 | 1：4 |
| 8～14岁 | 18～20 | 70～90 | 1：4 |

考点：不同年龄段小儿的呼吸频率

2. 呼吸类型　婴幼儿呼吸肌发育差，呼吸时胸廓活动范围小而膈肌活动明显，呈腹式呼吸。随着年龄增长，呼吸肌发育渐完善，膈肌下降，肋骨逐渐变为斜位出现胸腹式呼吸。

3. 呼吸功能　小儿肺活量为50～70ml/kg，年龄越小潮气量越小，而且小儿气道管径细小，呼吸道阻力较成人大，故小儿呼吸功能的储备能力较低，当患呼吸系统疾病时，易发生呼吸衰竭。

（三）呼吸道免疫特点

考点：婴幼儿易患呼吸道感染的主要原因

小儿呼吸道非特异性免疫及特异性免疫功能均较差。呼吸道纤毛运动及咳嗽反射功能较差，难以有效清除吸入的尘埃及异物；婴幼儿体内免疫球蛋白含量低，尤以分泌型 IgA 为低，肺泡巨噬细胞功能不足，乳铁蛋白、溶菌酶、干扰素、补体等数量和活性都不足，故易发生呼吸系统感染。

# 第2节　急性上呼吸道感染

### 案例 10-1

患儿，2岁。因发热伴流清涕、干咳1日就诊。查体：体温39.5℃、脉搏125次/分、呼吸30次/分，咽部充血，扁桃体不大，双肺呼吸音清晰。血常规：白细胞计数12×10⁹/L，中性粒细胞0.35。初步诊断：急性上呼吸道感染。

**问题：**1. 该患儿主要护理诊断有哪些？

2. 应采取哪些护理措施？

（一）概述

急性上呼吸道感染简称上感，俗称"感冒"，是小儿最常见的疾病，多由病毒感染引起。本病包括急性鼻炎、急性咽炎、急性扁桃体炎。本病全年均可发病，以冬春季和气候骤变时居多，主要通过空气飞沫传播。婴幼儿以全身症状为主，年长儿以局部症状为主。

上感90%以上为病毒感染，主要有呼吸道合胞病毒、流感病毒、副流感病毒、鼻病毒、腺病毒、柯萨奇病毒等；也可继发细菌感染，常见的有溶血性链球菌，其次为肺炎链球菌、流感嗜血杆菌等；肺炎支原体也可引起上呼吸道感染。

考点：上感的主要病原体

当患儿有营养不良、贫血、维生素 D 缺乏性佝偻病、先天性心脏病等疾病，更易患上感。此外，气候变化、居住拥挤、通风不良、空气污浊、护理不当为本病诱因。

（二）护理评估

1. 健康史　询问有无受凉史，既往有无患过营养障碍性疾病、先天性心脏病等。

2. 身体状况　本病的轻重与年龄、病原体、感染部位和机体抵抗力不同有关。婴幼儿症状较重，年长儿则较轻。

（1）一般类型上感

1）症状：局部有鼻塞、流涕、喷嚏、轻咳、咽部不适、咽痛等；全身症状为发热、烦躁、乏力，可伴食欲缺乏、呕吐、腹痛、腹泻等消化系统症状。腹痛多为脐周阵发性疼痛，可能为肠痉挛所致。婴幼儿重症多见，以全身症状为主，多有高热，体温可高达 39～40℃，甚至高热惊厥。年长儿以局部症状为主，全身症状较轻。

考点：婴幼儿与年长儿上感的表现特点有何不同

2）体征：咽部充血，扁桃体肿大，可见下颌和颈淋巴结肿大等，肺部听诊一般正常。

（2）两种特殊类型上感

1）疱疹性咽峡炎：病原体为柯萨奇病毒 A 组，好发于夏秋季。表现为急起高热、咽痛、流涎、厌食、呕吐等。体检可见咽部充血，咽腭弓、悬雍垂、软腭等黏膜上有数个至数十个 2～4mm 大小灰白色的疱疹，周围红晕，1～2 日后破溃形成小溃疡。病程 1 周左右。

考点：两种特殊类型上感的病原体及主要表现特点

2）咽结合膜热：由腺病毒引起，好发于春夏季。以发热、咽炎、结合膜炎为特征，表现为高热、咽痛、眼部刺痛。体检可见咽部充血、一侧或两侧滤泡性眼结合膜炎，结膜充血明显，但分泌物不多，主要是畏光、流泪，颈及耳后淋巴结增大。病程 1～2 周。

（3）并发症

1）炎症向附近器官蔓延引起中耳炎、鼻窦炎、扁桃体炎、颌下及颈部淋巴结炎、咽后壁脓肿、喉炎等。

2）炎症向下蔓延引起气管炎、支气管炎及肺炎等，肺炎是婴幼儿最严重的并发症。

3）病原菌血行向全身蔓延可引起病毒性心肌炎、病毒性脑膜炎。

4）年长儿患 A 组溶血性链球菌感染后还可引起急性肾小球肾炎、风湿热等。

3. 心理-社会状况　患儿常因发热、咳嗽等不适引起烦躁、哭闹。家长因缺乏本病的知识，当患儿出现惊厥时表现为焦虑、担心等。因许多传染病早期表现为上感症状，故应评估流行病学情况。

4. 辅助检查　病毒感染者外周血白细胞计数正常或稍低，中性粒细胞减少；细菌感染时外周血白细胞计数可升高，中性粒细胞增高。

（三）治疗要点

1. 一般治疗　注意休息，保持良好的环境，多饮水和补充维生素 C 等。

2. 抗感染治疗　抗病毒可选用利巴韦林（病毒唑、三氮唑核苷）、中成药等，如属细菌感染或合并细菌感染，可选用青霉素类、头孢菌素类。有扁桃体化脓者尽量选用青霉素，疗程 10～14 日。

3. 对症支持治疗　高热者给予物理降温或药物降温。药物降温可使用对乙酰氨基酚或布洛芬，不宜使用复方氨基比林、阿司匹林等。惊厥时可选用地西泮、苯巴比妥或水合氯醛等止惊剂。

（四）护理诊断/问题

1. 体温过高　与感染引发的炎症反应有关。

2. 舒适的改变　与咽痛、鼻塞等有关。

3. 潜在并发症：热性惊厥、肺炎。

（五）护理措施

1. 维持体温正常

（1）环境要求：保持室内温度在 18～22℃，湿度为 50%～60%，室内每日至少通风 2 次，每次 15～30 分钟。

（2）监测体温：当体温超过 38.5℃时给予物理降温，如头部冷敷、温水浴、乙醇擦浴、冷盐水灌肠等。每 4 小时测量体温 1 次，如体温过高或有热性惊厥史者须 1～2 小时测体温 1 次，退热处理后 30 分钟复测体温，并做好准确记录。

（3）饮食要求：保证营养和水分的摄入，特别是大量出汗后，鼓励多饮水，给予易消化、不油腻、富含维生素的流质饮食或半流质饮食。必要时静脉补充营养和水分。

（4）遵医嘱用药：遵医嘱给予退热剂，如口服对乙酰氨基酚或布洛芬。抗病毒药及抗生素。

2. 促进舒适

（1）保证呼吸通畅：鼻塞时应及时清除鼻腔及咽喉部分泌物，后用 0.5%麻黄碱溶液滴鼻，每日 2～3 次，每次 1～2 滴。鼻塞妨碍婴儿吸吮时，宜在哺乳前 10～15 分钟滴鼻，使鼻腔通畅，保证吸吮顺利进行。也可用温毛巾热敷额部以减轻鼻塞。

（2）保证足够休息：各种治疗护理操作尽量集中完成，以保证患儿有足够休息时间。

**考点：预防高热惊厥的主要措施**

3. 预防惊厥　密切观察病情，当体温超过 38.5℃时应及时降温处理，既往有热性惊厥史的患儿，更要注意及时降温，必要时可按医嘱用镇静剂。当高热患儿出现兴奋、烦躁、惊跳等惊厥先兆时，立即通知医生。发生惊厥时要就地抢救，保持安静，按惊厥护理。

（六）健康教育

指导家长掌握上呼吸道感染的预防知识和护理要点。如增加营养和加强体格锻炼，避免受凉，感冒高发季节避免到人多的公共场所。对反复发生上呼吸道感染的小儿应积极治疗原发病，如佝偻病、营养不良及贫血等。患病期间鼓励患儿多饮水，清淡饮食，少食多餐，减轻消化道负担；注意休息，避免剧烈活动；向家长示范物理降温方法，介绍如何观察病情，及时发现并发症的早期表现，及时就诊。

# 第3节　急性感染性喉炎

## 案例10-2

患儿，2 岁，发热、咳嗽 1 日，突然憋醒伴喉鸣和犬吠样咳嗽半小时急诊，就诊时咳嗽明显，声嘶、呼吸困难。查体：体温 39.2℃，有喘鸣及轻微三凹征，听诊双肺可闻喉传导音或管状呼吸音，无湿啰音，心率加快。

**问题：**此时你应考虑该患儿最可能发生了什么？你首要采取何种护理？

（一）概述

1. 概念　急性感染性喉炎是喉部黏膜的急性弥漫性炎症。多见于 5 岁以下儿童，且冬春季节多发，由于小儿喉腔狭小，黏膜下淋巴组织丰富，声门下组织疏松，故易于发生水肿，导致气道阻塞，若诊断及处理不及时可危及生命，属儿科急症之一。

2. 病因　由病毒或细菌感染引起，亦可并发于麻疹、百日咳、流感、猩红热等急性传染病；常见病毒为副流感病毒、流感病毒和腺病毒，常见细菌为金黄色葡萄球菌、链球菌和肺炎双球菌。由于小儿喉部解剖特点，炎症时易充血、水肿而出现喉梗阻。

（二）护理评估

1. 健康史　询问近期有无感冒、急性传染病史，是否做过咽喉部的检查等。

2. 身体状况　起病急，病情进展快，多有发热，以犬吠样咳嗽、声嘶、吸气性喉鸣及呼吸困难为临床主要特征。一般白天症状轻，夜间症状加重，因入睡后喉部肌肉松弛，分泌物阻塞所致。重者迅速出现三凹症，以及烦躁不安、鼻翼扇动、青紫、出冷汗、心率加快等缺氧症状。

临床上按吸气性呼吸困难的轻重将喉梗阻分4度（表10-2）。

**表 10-2　喉梗阻分度**

| 分度 | 临床表现 | 体征 |
|------|----------|------|
| Ⅰ度 | 仅见于活动后出现吸气性喉鸣和呼吸困难 | 呼吸音及心率无改变 |
| Ⅱ度 | 安静时有喉鸣和吸气性呼吸困难 | 有喉传导音或管状呼吸音 |
| Ⅲ度 | 喉鸣及吸气性呼吸困难，烦躁不安、发绀，双眼圆睁，惊恐万状，头面出汗 | 呼吸音明显减弱，心音低钝，心率快 |
| Ⅳ度 | 渐显衰竭，昏睡状态，由于无力呼吸，三凹征可不明显，面色苍白发灰 | 呼吸音几乎消失，仅有气管传导音，心音低钝 |

考点：小儿急性喉炎的主要表现，与成人的区别点

3. 辅助检查　间接喉镜检查可见喉部及声带充血、肿胀。注意，如小儿不合作，不能行间接喉镜检查。

（三）治疗要点

1. 保持呼吸道通畅　吸氧、雾化吸入，消除黏膜水肿。

2. 控制感染　全身给予足量抗生素。

3. 肾上腺皮质激素　轻度呼吸困难者应加用激素，以减轻喉头水肿，缓解症状，常用泼尼松口服；重症可用地塞米松或氢化可的松静脉滴注。如激素滴注1~2小时无效者，应考虑气管切开。

4. 对症治疗　烦躁不安者给予镇静剂异丙嗪。

5. 经治疗后仍缺氧严重或有Ⅲ度以上喉梗阻者，立即行气管切开术。

（四）护理诊断/问题

1. 低效性呼吸形态　与喉头炎症、水肿有关。

2. 有窒息的危险　与喉梗阻有关。

3. 体温过高　与感染有关。

（五）护理措施

1. 保持呼吸道通畅

（1）保持室内空气清新，温湿度适宜，以减少对喉部的刺激，减轻呼吸困难。

（2）保持环境安静，患儿取半卧位或平卧位，尽量减少活动，以减少耗氧。

（3）用1%~3%的麻黄碱和肾上腺皮质激素超声雾化吸入，以迅速消除喉头水肿。

（4）及时吸氧。

2. 用药护理　遵医嘱给予抗生素、激素。一般情况下不用镇静剂，若患儿过于烦躁不安，遵医嘱给予异丙嗪，以达到镇静和减轻喉头水肿的作用。避免使用氯丙嗪，以免使喉头肌松弛，加重呼吸困难。

3. 密切观察呼吸困难情况　根据患儿三凹征、喉鸣、青紫及烦躁等的表现正确判断缺氧的程度，发生窒息后及时报告医生，并随时配合医生作好气管切开的准备。

4. 维持正常体温　参阅本章第2节。

（六）健康教育

1. 指导家长正确护理患儿，注意气候变化，及时增减衣服，避免受凉感冒。适当户外活动，加强体格锻炼，提高抗病能力。

考点：最好的检查方法，用药注意

2. 定期预防接种，积极预防上呼吸道感染和各种传染病。

# 第4节　急性支气管炎

（一）概述

急性支气管炎是支气管黏膜的急性炎症，常继发于上呼吸道感染或某些急性传染病（麻疹、百日咳等），因支气管常同时受累，故又称急性气管支气管炎。本病临床上以发热、咳嗽、肺部可闻及干啰音及可变性湿啰音为特征。

凡引起上呼吸道感染的病毒和细菌皆可引起支气管炎，多在病毒感染的基础上继发细菌感染，因此以混合感染较多见。免疫功能低下、营养不良、佝偻病、气候变化、空气污染、化学因素刺激等为本病的诱发因素。

（二）护理评估

1. 健康史　询问有无上呼吸道感染史，既往有无本病反复发作史、湿疹或其他过敏史；有无免疫功能低下、营养障碍性疾病等。

2. 身体状况

（1）大多数患儿一般先有上呼吸道感染，随后以咳嗽为主要症状，开始为刺激性干咳，以后痰量逐渐增多。婴幼儿症状较重，常有发热、呕吐、腹泻等。双肺呼吸音粗糙，可闻及散在的不固定干、湿啰音。啰音常随体位改变或咳嗽后变化或消失。当痰液没有排出时可见气促，多无发绀。

考点：喘息性支气管炎的特点

（2）哮喘性支气管炎：也称喘息性支气管炎，是婴幼儿一种特殊类型的急性支气管炎，除上述临床表现外，还有以下特点：①多见于3岁以下，有湿疹或其他过敏史的体胖儿。②常继发于上呼吸道感染之后，类似哮喘，临床以咳嗽、喘息为主要表现。咳嗽频繁，并有呼气性呼吸困难。肺部叩诊呈鼓音，听诊两肺布满哮鸣音及少量粗湿啰音。夜间、清晨、哭闹、活动时加重。③可反复发作，大多与感染有关。④近期预后大多良好，多数于学龄期痊愈，少数可发展为支气管哮喘。

考点：急性支气管炎的主要症状与体征、胸部X线检查特点

3. 心理-社会状况　患儿常因发热或咳嗽不适感而烦躁、哭闹；因环境陌生、与父母分离而焦虑、恐惧。家长多因担心反复患支气管炎，使小儿消瘦体弱，尤其恐惧与担忧哮喘性支气管炎会发展成支气管哮喘。

4. 辅助检查

（1）血常规：外周血白细胞检查见白细胞数正常或稍高，合并细菌感染时可明显增高。

（2）胸部X线检查：多无异常改变，或仅有肺纹理增粗，肺门阴影增浓。

（三）治疗要点

1. 控制感染　病毒感染不宜应用抗生素，疑为细菌感染者则应适当选用。

2. 对症处理　止咳、祛痰、平喘，一般不用镇咳或镇静剂。咳嗽重、痰黏稠者，可用复方甘草合剂；喘憋严重者，可用糖皮质激素雾化吸入或氨茶碱口服或静脉给药。

3. 一般治疗　注意经常变换体位，协助小儿排痰。注意休息，多饮水。

（四）护理诊断/问题

1. 清理呼吸道无效　与分泌物过多、痰液黏稠不易咳出有关。

2. 体温过高　与细菌或病毒感染有关。

3. 知识缺乏：家长缺乏急性支气管炎的有关知识。

（五）护理措施

1. 保持呼吸通畅

（1）环境：保持室内空气清新，阳光充足，避免对流风。温度在 18～22℃，湿度为 50%～60%，避免对支气管黏膜的刺激。

（2）饮食：保证充足的水分及营养的供给，多饮水以稀释痰液。

（3）休息与体位：注意休息，避免剧烈的活动和游戏，防止咳嗽加重。给患儿舒适体位且经常更换体位，定时轻叩背部，指导有效咳嗽，可结合超声雾化吸入，促进痰液排出。

（4）雾化：超声雾化或蒸气吸入，每日 1～2 次，每次 20 分钟，湿化呼吸道，促进排痰。必要时用吸引器及时清除痰液。

（5）用药：按医嘱用抗生素、止咳化痰药及平喘药，并注意观察药物反应。止咳药物不作为常规应用，以免抑制咳嗽反射，影响排痰。若咳嗽严重影响睡眠可按医嘱用药。

（6）给氧：注意哮喘性支气管炎缺氧症状，必要时吸氧。

2. 维持正常体温　参阅本章第 2 节。

3. 心理护理　应用和蔼语言、抚摸、拥抱等方法，给患儿以安慰，消除患儿的紧张心理，使患儿安静。向家长介绍本病的病因、治疗及护理等知识，减少其焦虑，并能积极配合各项治疗护理操作。

考点：急性支气管炎护理重点

（六）健康教育

向家长介绍急性支气管炎的基本知识、治疗及护理要点，阐述哮喘性支气管炎与支气管哮喘的关系，说明哮喘性支气管炎多数是可以痊愈的，消除恐惧与担忧。阐明预防本病的关键是预防上呼吸道感染，同时积极防治营养障碍性疾病和传染病，按时预防接种。加强营养与锻炼，增强体质。居住环境要经常通风，避免吸入刺激性气体和有害粉尘。

# 第 5 节　肺　　炎

**案例 10-3**

患儿，8 个月，人工喂养。4 日前因受凉后出现发热，咳嗽，体温波动在 38～39.5℃，曾在当地诊所给予退热、止咳等处理，效果不佳。今天因咳嗽加重，有痰不易咳出，伴气喘，烦躁不安，急来就诊。

**问题：** 1. 若你当日值班，你首先判断是什么病？

（一）概述

1. 概念　肺炎是不同病原体或其他因素所致的肺部炎症，是我国住院小儿死亡的第一位原因，被卫生部列为小儿重点防治的"四病"之一（肺炎、腹泻、佝偻病、贫血）。本病临床以发热、咳嗽、气促、呼吸困难和肺部固定湿啰音为主要表现。一年四季均可发生，以冬春寒冷季节及气候骤变时多见。

考点：小儿肺炎的主要临床表现

2. 分类

（1）按病理分类：分为支气管肺炎、大叶性肺炎、间质性肺炎等。

（2）按病因分类：①感染性肺炎如病毒性肺炎、细菌性肺炎、支原体肺炎、衣原体肺炎、真菌性肺炎、原虫性肺炎等；②非感染性肺炎如吸入性肺炎、过敏性肺炎、坠积性肺炎等。

（3）按病程分类：分为急性肺炎（病程＜1 个月）、迁延性肺炎（病程 1～3 个月）、慢性肺炎（病程＞3 个月）。

（4）按病情分类：分为轻症肺炎（主要为呼吸系统表现）、重症肺炎（除呼吸系统表现外有其他系统的表现及全身中毒症状）。

（5）按临床表现典型与否分类：可分为典型性肺炎和非典型性肺炎。

（6）按感染的来源分类：分为社区获得性肺炎、院内获得性肺炎（住院 48 小时后发生的肺炎）。

**考点：婴幼儿最常见的肺炎类型及病因**

3. 病因　常见病原体为细菌，以肺炎链球菌多见，其次是金黄色葡萄球菌等。病毒中以呼吸道合胞病毒常见，其次是腺病毒、流感病毒等。近年来肺炎支原体、衣原体和流感嗜血杆菌有增加趋势。营养不良、维生素 D 缺乏症、贫血、先天性心脏病、免疫缺陷等因免疫功能低下易患肺炎，且病情严重，迁延不愈。

4. 发病机制　小儿以支气管肺炎最多见，在此重点介绍支气管肺炎的发病机制：病原体侵入呼吸道后，引起支气管、肺泡、肺间质炎症。支气管因黏膜炎症使管腔狭窄甚至阻塞，造成通气障碍；肺泡炎症使肺泡壁充血、水肿、增厚，肺泡腔内充满炎性渗出物，造成换气障碍。通气和换气功能障碍导致缺氧和二氧化碳潴留，从而引起一系列病理生理改变。为代偿缺氧与二氧化碳潴留，患儿出现呼吸与心率增快，因辅助呼吸肌参与呼吸运动，出现鼻翼扇动、三凹征和点头样呼吸。严重者可并发心力衰竭、呼吸衰竭、中毒性脑病、中毒性肠麻痹等。

**案例10-3（续）**

患儿入院后，护理查体：体温 39℃，脉搏 160 次/分，呼吸 60 次/分，面色苍白，呼吸急促，可见鼻翼扇动及三凹征，两肺有痰鸣音及密集的中细湿啰音。心音低钝，肝肋下 3.5cm，双下肢无明显浮肿。化验报告显示：血常规白细胞 $16×10^9$/L，中性粒细胞 0.68，淋巴细胞 0.32，血红蛋白 102g/L。胸片示：双肺中下野可见大小不等的片状阴影。结合患儿病情，医生初步诊断：支气管肺炎并心力衰竭。

**问题：** 2. 请你根据此时状况，提出其主要护理诊断。

　　　3. 请说出患儿哪些表现说明合并了心力衰竭？

　　　4. 请列出具体的护理措施。

（二）护理评估

1. 健康史　询问患儿有无与呼吸道感染者接触、平日身体状况（有无营养不良、先天性心脏病），以及有无护理不当、冷暖失调、室内居住拥挤等诱发因素。

2. 身体状况

（1）支气管肺炎：是小儿最常见的肺炎，多见于婴幼儿，以急性肺炎多见。按病情分为轻、重症两类（表 10-3）。

表 10-3　轻、重症支气管肺炎的表现

| 支气管肺炎表现 | |
| --- | --- |
| 轻症肺炎 | 以呼吸系统症状为主，主要表现为发热、咳嗽、气促。 |
| | （1）发热：多为不规则型，新生儿、重度营养不良患儿可不发热或体温不升。 |
| | （2）咳嗽：早期为刺激性干咳，极期咳嗽减轻，恢复期咳嗽有痰。新生儿则表现为口吐白沫。 |
| | （3）气促：多发生在发热、咳嗽后。 |
| | （4）肺部体征：呼吸加快，达 40～80 次/分，可有鼻翼扇动、点头呼吸、三凹征。唇周、指（趾）甲等发绀。肺部可闻较固定的中、细湿啰音，以背部、两肺底部及脊柱旁多见。 |
| | （5）全身症状：精神差、食欲缺乏、烦躁不安、轻度腹泻或呕吐等 |

续表

| 支气管肺炎表现 | |
|---|---|
| 重症肺炎 | 除呼吸系统表现外，还可出现循环、神经、消化系统功能障碍。<br>（1）肺炎合并心力衰竭：突然极度烦躁不安，明显发绀，面色发灰；呼吸困难加重，>60 次/分；心率增快，婴儿>180 次/分、幼儿>160 次/分；短时间内肝脏迅速增大，在肋下 3cm 以上或短期内增大 1.5cm；以上 3 项主要指征，不能用发热、肺炎本身和其他合并症来解释。同时还伴心音低钝、奔马律；颈静脉怒张，尿少或无尿，颜面或下肢水肿等。<br>（2）肺炎合并中毒性脑病：烦躁或嗜睡，意识障碍、反复惊厥、前囟隆起、瞳孔对光反射迟钝或消失、呼吸节律不齐甚至呼吸心跳解离（有心跳无呼吸）。有脑膜刺激征，脑脊液压力高，其余正常。<br>（3）肺炎合并中毒性肠麻痹：常有食欲减退、呛奶、腹泻，发生中毒性肠麻痹时腹胀，呼吸困难加重，肠鸣音消失。重者消化道出血，吐咖啡色样物，大便隐血阳性、柏油样便 |
| 并发症 | 若延误诊断或病原体致病力强，可引起脓胸、脓气胸、肺大疱等并发症，表现为体温持续不退，或退而复升，中毒症状或呼吸困难突然加重。也可发生休克、DIC 等 |

**考点：轻、重型肺炎的主要区别点**

（2）几种常见的不同病原体所致的肺炎特点见表 10-4。

**表 10-4　几种不同病原体所致肺炎特点**

| 项目 | 呼吸道合胞病毒肺炎 | 腺病毒肺炎 | 金黄色葡萄球菌肺炎 | 支原体肺炎 |
|---|---|---|---|---|
| 好发年龄 | <2 岁，或 2~6 个月多见 | 6 个月~2 岁 | 新生儿及婴幼儿 | 婴幼儿及年长儿 |
| 发热 | 发热不高或无热 | 稽留高热 | 呈弛张热 | 低热或中度发热 |
| 临床特点 | 起病急，喘憋突出。临床分两类：①毛细支气管炎，全身中毒症轻。②喘憋性肺炎，全身中毒症状重、呼吸困难明显 | 起病急，全身中毒症状重；剧烈咳嗽，喘憋重，易发生心肌炎、心力衰竭及中毒性脑病 | 起病急，病情重，发展快。中毒症状明显，易见皮疹，易复发，并发症多，如脓胸、脓气胸 | 起病缓慢，以刺激性干咳为突出表现。酷似百日咳，黏痰带血丝。临床特点是症状与体征不一致 |
| 肺部体征 | 以喘鸣为主，肺部多有中细湿啰音 | 肺征出现晚，多在发热 4~5 天后出现湿啰音 | 肺征出现早，两肺有中细湿啰音 | 肺征不明显 |
| X 线检查 | 肺间质病变为主，常伴肺气肿和支气管周围炎 | 呈片状阴影或融合成大病灶，吸收慢 | 易变性。小片浸润阴影，很快出现肺脓肿、肺大疱或脓胸 | 支气管肺炎改变；间质性肺炎改变；均匀实变影；肺门阴影增浓 |
| 白细胞数 | 正常或偏低 | 正常或偏低 | 增高，核左移 | 正常或偏高 |
| 病程 | <1 周 | 3~4 周或更长 | 数周至数月 | 2~4 周 |
| 治疗 | 抗病毒 | 抗病毒 | 苯唑西林钠等 | 红霉素有效，疗程较长 |

**考点：不同病原体所致肺炎特点**

**知识链接**　　　　　　　　**毛细支气管炎**

　　毛细支气管炎是一种婴幼儿较常见的下呼吸道感染，主要由呼吸道合胞病毒引起，多见于 1~6 个月的小婴儿，以喘息、三四征和气促为主要临床特点。临床上较难发现未累及肺泡与肺泡间壁的纯粹毛细支气管炎，故国内认为其是一种特殊类型的肺炎，称为喘憋性肺炎。

　　3. 心理-社会状况　患儿因发热、咳嗽、害怕打针等，常出现烦躁不安、哭闹、易怒及不合作等。家长则因患儿住院时间长、家庭的正常生活秩序被打乱，同时缺乏肺炎的预防、保健和护理知识等，可产生焦虑、自责、忧虑等心理反应。

4. 辅助检查

（1）外周血白细胞检查：病毒感染者白细胞计数正常或偏低；细菌感染者白细胞计数增高，中性粒细胞增高，并有核左移。

（2）胸部 X 线检查：早期肺纹理增粗，以后出现大小不等的斑片状阴影或融合成片，以双肺下野、中内带及心膈区居多，可伴有肺气肿或肺不张。

（3）病原学检查：取气管分泌物、肺泡灌洗液、胸腔积液和血标本做细菌培养和鉴定；取鼻咽拭子或气管分泌物做病毒分离；或免疫学方法进行特异性抗体检测可以明确病原。

（三）治疗要点

采取综合措施：原则为去除病因，积极控制感染，改善肺通气功能，对症治疗，防治并发症。

1. 一般治疗　注意居室环境，保证患儿休息，避免哭闹；减少不必要的刺激；饮食营养丰富；保持呼吸道通畅；患儿隔离，防止交叉感染；纠正水电解质紊乱，注意输液量及速度，慎防心力衰竭。

**考点：抗生素选择的原则和疗程**

2. 控制感染　①根据不同病原体选用敏感抗生素控制感染。抗病毒可用利巴韦林、干扰素、聚肌胞等。②使用原则：早期、联合、足量、足疗程，重症患儿宜静脉给药。③疗程：一般用至体温正常后 5～7 日，临床症状消失后 3 日。支原体肺炎至少用药 2～3 周。金黄色葡萄球菌肺炎总疗程≥6 周。

3. 对症治疗　主要是祛痰、平喘、退热，防治并发症。

（四）护理诊断/问题

1. 气体交换受损　与肺部炎症有关。

2. 清理呼吸道无效　与呼吸道分泌物过多、黏稠不易排出有关。

3. 体温过高　与肺部感染有关。

4. 营养失调：低于机体需要量　与摄入不足、消耗增加有关。

5. 潜在并发症：心力衰竭、脓胸、脓气胸、肺大疱等。

6. 知识缺乏：家长缺乏护理本病患儿的知识。

（五）护理措施

1. 改善呼吸功能

（1）环境舒适：保持室内空气新鲜，室温应控制在 18～22℃，湿度在 50%～60%，每日定时通风 2～3 次，避免空气对流。不同病原体肺炎患儿分室居住，以免交叉感染。

（2）注意休息：减少耗氧，使患儿安静休息，避免哭闹。取半卧位，并经常翻身更换体位，以利于分泌物排出，减轻肺部淤血和防止肺不张。衣服宽松、被褥轻软以免影响呼吸。

**考点：婴幼儿肺炎给氧的主要指征。不同给氧方法的氧流量及浓度**

（3）遵医嘱给氧：有低氧血症表现，如气促、发绀等情况应立即给氧。给氧前应先清除呼吸道的分泌物，选择合适的给氧方法。一般用鼻导管给氧，氧流量 0.5～1L/min，氧浓度不超过 40%。缺氧严重者可用面罩给氧，氧流量 2～4L/min，氧浓度为 50%～60%。若出现呼吸衰竭，应使用人工呼吸器或机械通气给氧。

（4）遵医嘱给予抗生素或抗病毒药物：消除肺部炎症，改善呼吸功能，并注意观察疗效及药物副作用。

2. 保持呼吸道通畅

（1）调节室内空气的湿度，并嘱患儿多饮水，避免呼吸道干燥。

（2）及时清除患儿口鼻分泌物，协助患儿更换体位，重症患儿每 2 小时翻身 1 次，同时拍患儿背部，促使痰液排出。指导和鼓励患儿有效咳嗽，以促使肺泡及呼吸道的分泌物排出；病情许可的情况下可进行体位引流。

（3）对痰液黏稠不易咳出者，可按医嘱给予超声雾化吸入，必要时给予吸痰。吸痰时患儿多因刺激而咳嗽、烦躁，吸痰后宜立即吸氧。

（4）遵医嘱给予祛痰药；对严重喘憋者给予支气管解痉药。

**知 识 链 接**　　　　　　　　　　　　临床常用物理祛痰方法

1. 拍背祛痰法　五指并拢，掌指关节略屈，自下而上、由外至内，轻拍患儿背部，边拍边指导患儿咳嗽。

2. 超声雾化法　按医嘱在超声雾化器中加入庆大霉素、利巴韦林、地塞米松、胰凝乳蛋白酶等药物，通过呼吸道吸入，每日 2 次，每次 20 分钟。

3. 吸痰注意　不能过频，时间不可过长，不宜在喂奶后 1 小时内进行，以免引起呕吐；吸痰时患儿多因刺激而咳嗽、烦躁，故吸痰后宜立即给氧。

3. 维持体温正常　监测体温变化并警惕高热惊厥的发生。高热者给予降温措施或按医嘱给予退热剂，注意口腔和皮肤护理（详见本章第 2 节急性上呼吸道感染患儿的护理）。

4. 补充水分和营养

（1）鼓励患儿多饮水使呼吸道黏膜湿润，利于排痰。

（2）给予患儿营养丰富、易消化的半流质饮食，少量多餐，防止过饱而影响呼吸。

（3）哺喂时应耐心，抱起喂食，防止呛咳引起窒息。重症患儿不能进食者，采取静脉营养，输液时应严格控制输液量及滴注速度。

5. 密切观察病情，防治并发症

（1）预防并监测心力衰竭：如患儿出现烦躁不安、面色苍白、气喘加剧、心率>160～180 次/分、肝在短时间内急剧增大等心力衰竭的表现，应立即报告医生，并备好强心、利尿、镇静等药物，协助医生进行抢救。如让患儿保持安静，必要时遵医嘱给予镇静剂，减少刺激，可取半卧位，给氧，控制输液速度在每小时 5ml/kg，遵医嘱给予强心、利尿药物。若患儿口吐粉红色泡沫样痰为急性肺水肿的表现，可给患儿吸入 20%～30% 乙醇湿化氧气，每次吸入不宜超过 20 分钟。

**考点：**婴幼儿合并心力衰竭的处理要点

**护考链接**

A₃ 型题

患儿，女，5 个月，患支气管肺炎，2 小时前突然烦躁，喘憋加重，口周发绀，心率 185 次/分，心音低钝，双肺细湿啰音密集，肝肋下 3cm。

1. 患儿可能发生了（　　　）

A. 脓胸　　　　　　　　　　B. 脓气胸　　　　　　　　　　C. 肺大疱

D. 肺不张　　　　　　　　　E. 心力衰竭

2. 此时该患儿输液速度应控制在每小时（　　　）

A. 5ml/kg　　　　　　　　　B. 8ml/kg　　　　　　　　　　C. 10ml/kg

D. 12ml/kg　　　　　　　　E. 15ml/kg

3. 该患儿的护理措施为（　　　）

A. 保持呼吸道通畅　　　　　B. 遵医嘱强心、利尿

C. 有效抗生素控制感染　　　D. 镇静、吸氧、降温、雾化

E. 以上均是

**分析：**这 3 道题主要考查肺炎并发心力衰竭的症状体征及心力衰竭的护理措施。该患儿的临床表现符合肺炎并发心力衰竭的诊断指征，肺炎患儿输液速度宜控制在 5ml/（kg·h），以减轻心肺负担。故答案选 1. E; 2. A; 3. E。

（2）监测中毒性脑病：如患儿出现烦躁或嗜睡、惊厥、昏迷、呼吸不规则等，提示颅内压增高，可能发生了中毒性脑病，应立即报告医生，配合抢救。

（3）监测中毒性肠麻痹：若腹胀明显伴低钾者，按医嘱补钾。有中毒性肠麻痹时肠鸣音减弱或消失，给予腹部热敷、肛管排气、禁食、胃肠减压等。

**考点：婴幼儿肺炎并发脓胸时的首要治疗**

（4）监测脓胸或脓气胸：若患儿病情突然加重，出现烦躁不安、剧烈咳嗽、呼吸困难、胸痛、发绀、患侧呼吸运动受限，提示并发了脓胸或脓气胸，应积极配合医生进行胸腔穿刺术或胸腔闭式引流。

**考点：提示肺炎患儿出现各种并发症的主要表现**

### 案例10-3（续）

该患儿入院后经医务人员积极抗感染、改善肺通气、对症等综合治疗及护理，病情好转后出院。

**问题：** 5. 患儿病愈出院前，请你为患儿及家长进行有效的健康指导。

### （六）健康教育

1. 预防宣教　向家长介绍预防肺炎无特效方法，家庭照护是预防肺炎的重要措施。指导家长合理喂养，避免呛咳，喂养时宜少食多餐；加强体格锻炼；定期体检，按时预防接种；对易患呼吸道感染的患儿，进行防寒、保暖、防病等方面的教育。

2. 康复指导　向家长讲解肺炎的病因、临床表现，治疗和护理的要点；指导家长参与患儿的生活护理，向家长示范为患儿更换体位及拍背的方法；教会家长协助观察病情的方法，发现异常及时与医护人员联系；指导年长儿不可随地吐痰、咳嗽时用手帕或纸巾捂住嘴，防止痰飞沫扩散；指导正确用药，让家长了解所用药物的名称、剂量、用法、副作用。

## 小　结

小儿易患呼吸道疾病，常见急性上呼吸道感染、喉炎、支气管炎、肺炎等。其中上呼吸道感染主要因病毒引起，婴幼儿以全身症状为主，并发症多；年长儿则以局部症状为主。对症护理和警惕高热惊厥发生极为重要。喉炎则以犬吠样咳嗽、吸气性喉鸣及呼吸困难为主要特征。护理主要是保持呼吸道通畅。急性支气管炎除发热、咳嗽外，可有不固定的粗中湿啰音。以控制感染、保持呼吸道通畅为主要治疗措施。小儿肺炎最严重，除发热、咳嗽，还有气促、呼吸困难及肺部固定的中、细湿啰音，重症可累及循环、神经及消化系统。气体交换受损及清理呼吸道无效为其主要的护理问题。护理应采取综合护理，改善通气，保持呼吸道通畅，给氧等，同时注意降温，密切观察病情，防止并发症发生。

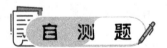

## 自　测　题

A₁型题

1. 小儿上呼吸道感染中的疱疹性咽峡炎的病原体是（　　）

A. 腺病毒　　　　B. 葡萄球菌

C. 流感病毒　　　D. 柯萨奇病毒

E. 溶血性链球菌

2. 关于小儿急性感染喉炎症状，哪项是错误的（　　）

A. 声嘶　　　　　B. 三凹征

C. 喉鸣　　　　　D. 犬吠样咳嗽

E. 呼气性呼吸困难

3. 关于急性支气管炎哪项正确（　　）

A. 常突然起病　　B. 咳嗽为主要症状

C. 全身症状不明显　D. 常有气促和发绀

E. 心肺固定的干湿啰音

4. 慢性肺炎的病程为（　　）

A. <1 个月　　　　　B. 1 个月

C. 2 个月　　　　　D. 1~3 个月

E. >3 个月

5. 小儿细菌性肺炎最主要的病原体为（　　）

A. 肺炎杆菌　　　　B. 肺炎支原体

C. 肺炎链球菌　　　D. 流感嗜血杆菌

E. 金黄色葡萄球菌

6. 轻症、重症肺炎区别的重要依据是（　　）

A. 发热程度　　　　B. 呼吸困难程度

C. 年龄的大小　　　D. 肺部啰音的多少

E. 除呼吸系表现外有其他系统受累表现

7. 婴儿心力衰竭的诊断指征为心率（　　）

A. >180 次/分　　　B. >160 次/分

C. >140 次/分　　　D. >120 次/分

E. >100 次/分

A₂型题

8. 患儿，男，1 岁半，咳嗽、发热 3 日入院，起病前有感冒症状，平时易长湿疹，对几种食物过敏，检查提示呼气性呼吸困难，肺部叩诊呈鼓音，两肺布满哮鸣音及少量粗湿啰音。该患儿可能的临床诊断为（　　）

A. 急性喉炎　　　　B. 急性咽炎

C. 急性肺炎　　　　D. 急性疱疹性咽峡炎

E. 喘息性支气管炎

9. 患儿，男，10 个月，2 日前受凉后出现发热、鼻塞严重、烦躁不安等上感症状，护士应何时为患儿用 0.5%麻黄碱溶液滴鼻（　　）

A. 哺乳后 5 分钟　　B. 哺乳前 5 分钟

C. 哺乳前 15 分钟　D. 哺乳前 30 分钟

E. 每小时一次

10. 患儿，女，1 岁，3 日前因受凉出现发热，咳嗽，喘憋，食欲减退，查体：体温 37.5℃，心率 140 次/分，呼吸 58 次/分，口周发绀，鼻翼扇动，肺部听诊有中量湿啰音，护士首先应为患儿采取的措施是（　　）

A. 药物降温　　　　B. 雾化吸入

C. 静脉补液　　　　D. 氧气吸入

E. 止咳药物

11. 患儿，女，1 岁，3 日前受凉出现发热，咳嗽，轻度喘憋，食欲减退，查体：体温 37.5℃，心率 140 次/分，呼吸 58 次/分，口周发绀，鼻翼扇动，肺部听诊有中量湿啰音，护士应为患儿鼻导管吸氧，吸氧的流量是（　　）

A. 0.5~1.0L/min　B. 1.5~2.0L/min

C. 2.0~3.0L/min　D. 3.0~4.0L/min

E. 4.0L/ min 以上

12. 患儿，女，2 岁，1 日前，出现发热、声音嘶哑、喉鸣和吸气性呼吸困难、双肺可闻及喉传导音或管状呼吸音，心率加快，护士考虑该患儿最可能的诊断是（　　）

A. 喘憋性肺炎

B. 支气管哮喘

C. 急性感染性喉炎

D. 支气管肺炎合并心力衰竭

E. 腺病毒性肺炎合并心力衰竭

13. 患儿，男，1 岁，2 日前受凉后，出现发热、犬吠样咳嗽、声音嘶哑、烦躁不安，查体：体温 37.9℃，安静时有吸气性喉鸣和三凹征，双肺可闻及喉传导音或管状呼吸音，心率加快，护士应提出的护理诊断是（　　）

A. 体温过高　　　　B. 体液不足

C. 低效性呼吸形态　D. 气体交换受损

E. 清理呼吸道无效

14. 患儿，女，5 个月，体温 37. 9℃，呛奶，咳嗽，有痰，咳不出，出现面色发绀，呼吸急促，双肺可闻及散在的干、湿啰音，该患儿目前最需要解决的护理问题是（　　）

A. 营养失调　　　　B. 体液不足

C. 气体交换受损　　D. 清理呼吸道无效

E. 低效性呼吸型态

15. 患儿，女，7 岁，发热、咳嗽、咳痰 6 日，痰液黏稠，不易咳出，食欲差。查体：体温 37.5℃，呼吸 24 次/分，心率 72 次/分，肺部听诊有少量湿啰音。护士应首先采取的护理措施是（　　）

A. 立即降温　　　　B. 少食多餐

C. 雾化吸入　　　D. 氧气吸入

E. 吸痰

A₃型题

（16～18题共用题干）　　　　　　　　（　）

患儿，女，6个月。因咳嗽，咳痰2日，喘息伴发绀1小时入院，入院体温37.9℃，心率150次/分，呼吸68次/分，呼吸困难，口周发绀，鼻扇、三凹征明显，双肺可闻及大量的细湿啰音，胸片示双肺大小不等的片状阴影。

16. 护士考虑该患儿最可能的诊断是（　　）

A. 支气管炎　　　B. 支气管哮喘

C. 支气管肺炎　　　D. 腺病毒性肺炎

E. 哮喘性支气管炎

17. 护士提出的最主要的护理问题是（　　）

A. 体液不足　　　B. 低效性呼吸形态

C. 活动无耐力　　　D. 气体交换受损

E. 清理呼吸道无效

18. 护士首先应给予的护理措施是（　　）

A. 立即降温　　　B. 雾化吸入

C. 少食多餐　　　D. 氧气吸入

E. 病室内空气流通，温、湿度适宜

（王建磊）

# 第11章 循环系统疾病患儿的护理

**引 言**

所有父母都希望自己的宝宝身体健康，但有些宝宝一生下来却被诊断为先天性心脏病患者，也有一部分出生时健康的宝宝在以后患上病毒性心肌炎，这些循环系统疾病都会威胁到宝宝的健康，因此护理人员需要掌握循环系统疾病的相关知识，配合医生给予及时恰当的诊断、治疗和护理措施，并为患儿父母提供健康指导，保证小儿健康成长。

## 第1节 小儿循环系统解剖生理特点

（一）心脏的胚胎发育

胚胎第2周开始形成原始心脏，约自第4周起有循环作用，至第8周房室间隔完全形成，即成为四腔心。因此，胚胎第2～8周是心脏胚胎发育的关键时期，在此间如受到某些理化和生物因素的影响，易导致心血管发育畸形。

（二）胎儿血液循环及出生后的改变

1. 正常胎儿的血液循环　胎儿时期的营养和气体交换是通过脐血管、胎盘与母体之间以弥散的方式进行的。由胎盘来的动脉血经脐静脉进入胎儿体内，在肝脏下缘分成两支，一支入肝，供应肝脏的生长发育，而后与门静脉汇合后由肝静脉入下腔静脉；另一支经静脉导管直接流入下腔静脉，与来自下半身的静脉血混合，共同进入右心房，约1/3经卵圆孔流入左心房，再经左心室流入升主动脉，主要供应心、脑及上肢，2/3流入右心室。从上腔静脉回流的、来自上半身的静脉血流入右心房后，绝大部分流入右心室，与来自下腔静脉的血一起进入肺动脉。由于胎儿肺处于压缩状态，只有少量血液经肺动脉流入肺，由肺静脉流至左心房，约80%经动脉导管进入降主动脉，与来自升主动脉的血液相混合，供应腹腔器官、躯干及下肢，最后经脐动脉回流至胎盘，进行营养物质及气体交换。故胎儿期供应心、脑、肝和上肢的血液的氧气含量要明显高于下半身（图11-1）。

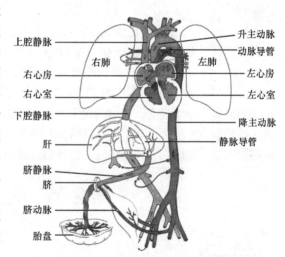

图11-1　正常胎儿血液循环示意图

2. 出生后血液循环的改变　出生后血液循环的主要改变是胎盘血液循环停止，肺循环建立，气体交换由胎盘转移至肺。

（1）肺循环阻力下降：出生后脐带结扎，脐血管血流停止而废用，呼吸建立，肺脏开始进行气体交换，肺泡扩张，氧分压增加，使得肺小动脉管壁肌层逐渐退化，管壁变薄、扩张，肺循环压力下降，肺血流量明显增多。经6～8周脐血管因废用完全闭锁，形成韧带。

（2）卵圆孔关闭：因肺膨胀后肺血流量明显增多，经肺静脉流入左心房的血量增多，左心房压力随之逐渐增高，超过右心房时，卵圆孔发生功能性关闭，至生后 5～7 个月时形成解剖上关闭，形成卵圆窝。

**考点：动脉导管关闭时间**

（3）动脉导管关闭：由于自主呼吸使体循环血氧饱和度增高，促使动脉导管管壁平滑肌收缩，前列腺素 E 下降，流经动脉导管的血流量逐渐减少，最后停止，生后 15 小时形成功能性关闭。约 80% 婴儿在生后 3～4 个月、95% 婴儿于生后 1 年内形成解剖上关闭。

（三）正常各年龄儿童心脏、心率、血压特点

1. 心脏大小和位置　新生儿心脏相对较大，重 20～25g，随年龄增长心脏重量与体重的比值逐渐下降。心脏在胸腔的位置随年龄而变化，2 岁以下婴幼儿心脏多呈横位，心尖搏动在左侧第 4 肋间锁骨中线外 1～2cm 处，心尖主要为右心室。以后心脏逐渐转成斜位，3～7 岁心尖搏动位于左侧第 5 肋间锁骨中线上，左心室形成心尖部。7 岁后心尖搏动移至左侧第 5 肋间锁骨中线以内 0.5～1cm。

2. 心率　小儿新陈代谢旺盛，交感神经兴奋性较高，故心率较快，随年龄增长心率逐渐减慢（表 11-1）。

**考点：各年龄儿童心率的正常范围**

表 11-1　不同年龄儿童心率平均值（次/分）

| 年龄 | 新生儿 | <1 岁 | 2～3 岁 | 4～7 岁 | 8～14 岁 |
|---|---|---|---|---|---|
| 心率 | 120～140 | 110～130 | 100～120 | 80～100 | 70～90 |

小儿心率受活动、哭闹、情绪激动、发热等因素的影响，因此应在安静时测量。一般体温每升高 1℃，心率可增加 10～15 次/分。心率显著增快且在睡眠时不减慢者，应怀疑有器质性心脏病。

3. 血压　儿童心搏出量较少，血管口径相对较粗，动脉壁柔软，故血压较低，随年龄增长而逐渐升高。新生儿收缩压 60～70mmHg（8.0～9.3kPa），1 岁收缩压为 70～80mmHg（9.3～10.7kPa）。2～12 岁儿童收缩压可按公式计算，收缩压（mmHg）=年龄×2＋80mmHg（年龄×0.26＋10.67 kPa），舒张压约为收缩压的 2/3。收缩压高于此标准 20mmHg 即为高血压，低于此标准 20mmHg 即为低血压。正常情况下，下肢的血压比上肢约高 20mmHg（2.67kPa）。测量血压时，血压计袖带宽度应为小儿上臂长度的 1/2～2/3，袖带过宽测得的血压偏低，袖带过窄测得的血压偏高。兴奋、哭闹、精神紧张时，血压明显升高，因此准确测量血压应在安静时。

# 第2节　先天性心脏病

**案例 11-1**

患儿，男，1 岁，生后即口唇、甲床青紫，喂养困难。半小时前哭闹时突然晕倒，四肢软，持续约 10 分钟自行缓解，为进一步诊治入院。查体：体温 36.4℃，脉搏 130 次/分，呼吸 40 次/分，身高 70cm，体重 8kg，面颊、口唇和指、趾端发绀。心前区隆起，可触及轻微震颤；心左界位于左侧第 4 肋间锁骨中线外侧 1cm，心律齐，胸骨左缘第 2～4 肋间可闻及Ⅲ级喷射性收缩期杂音。肝在右肋下 2cm，质软。胸部 X 线：心尖圆钝上翘，心影呈"靴形"，肺动脉段凹陷，肺门血管影缩小，两侧肺纹理减少，透亮度增加。

问题：1. 该患儿最可能的临床诊断是什么？
　　　2. 该患儿有哪些护理问题？
　　　3. 如何进行护理？

（一）概述

1. 概念　先天性心脏病简称先心病，是胎儿时期心脏及大血管发育异常所致的先天畸形，是小儿最常见的心脏病，发病率为活产婴儿的6‰～10‰，严重威胁小儿的生长发育，为小儿先天发育异常导致死亡的重要原因。

2. 病因　在胎儿心脏发育阶段，任何内在和（或）外在因素的影响均可使心脏的某一部分发育停滞或异常，造成心血管发育畸形。先天性心脏病的病因尚未完全明确，目前认为主要是遗传和环境因素相互作用导致。

（1）遗传因素：主要是染色体易位与畸变、单一基因突变、多基因突变等。

（2）环境因素：①孕早期宫内感染，如风疹、流行性感冒、流行性腮腺炎、柯萨奇病毒感染等，是主要原因；②孕妇接触大剂量放射线；③服用某些药物如甲苯磺丁脲、抗肿瘤药；④患代谢紊乱性疾病如糖尿病、高钙血症等；⑤患有引起子宫内缺氧的慢性疾病；⑥妊娠早期饮酒、吸毒等。

### 护考链接

$A_1$型题

先天性心脏病病因的环境因素中最主要的是（　　　）

A. 孕母早期服药史　　　B. 接触大量放射线　　　C. 孕妇患有严重贫血

D. 宫内感染　　　E. 妊娠早期饮酒、吸食毒品

**分析：** 先天性心脏病环境因素中孕早期宫内感染，如风疹、流行性感冒、流行性腮腺炎、柯萨奇病毒感染等，是主要原因。故答案选D。

3. 分类　根据左、右心腔或大血管之间有无血液分流和临床有无青紫，将先天性心脏病分为3类：

（1）左向右分流型（潜伏青紫型）：是临床最常见的类型，在左、右心之间或主动脉与肺动脉之间有异常通路及血液分流。正常情况下，由于体循环压力高于肺循环，血液从左向右分流而不出现青紫。当患儿屏气、剧烈哭闹或患有肺炎等病理情况致肺动脉和右心压力增高并超过左心压力时，含氧量低的血液自右向左分流而出现暂时性青紫，诱因去除，青紫随之消退，故此型又称潜伏青紫型。肺血流量持续增加导致肺小动脉痉挛，产生动力型肺动脉高压，日久肺小动脉肌层和内膜层增厚，肺循环阻力进行性增加，形成梗阻型肺动脉高压，产生反向分流，出现持续性青紫，称为艾森曼格综合征。常见的有房间隔缺损、室间隔缺损、动脉导管未闭等。

（2）右向左分流型（青紫型）：是先天性心脏病中最严重的一类，由于畸形导致右心压力增高并超过左心，使得血液从右向左分流，或大动脉起源异常，使大量回心静脉血流入体循环，而出现持续性青紫。常见的有法洛四联症、大动脉错位等。

（3）无分流型（无青紫型）：左、右心或大血管间无异常通路及血液分流，临床上不出现青紫。常见的有肺动脉狭窄、主动脉缩窄等。

考点：先天性心脏病的分类和各类的常见疾病

### 护考链接

$A_1$型题

属于右向左分流的先天性心脏病是（　　　）

A. 主动脉缩窄　　　B. 室间隔缺损　　　C. 房间隔缺损

D. 动脉导管未闭　　　E. 法洛四联症

**分析：** 右向左分流型（青紫型）先天性心脏病常见的有法洛四联症、大动脉错位等。故答案选E。

4. 常见先天性心脏病

（1）室间隔缺损：是先天性心脏病中最常见的类型，占我国先天性心脏病的30%～50%。根据缺损位置不同分为膜周部缺损、漏斗部缺损和肌部缺损，其中以膜周部缺损最常见。

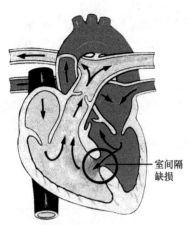

图 11-2　室间隔缺损血流动力学改变示意图

1）血流动力学：由于左心室压力高于右心室，血液由缺损处自左向右分流，一般无青紫。分流导致肺循环血量增加，回流到左心房和左心室的血量增多，左心房和左心室负荷加重，导致左心房、左心室肥大。分流量大或病情进展，产生肺动脉高压，自左向右分流逐渐减少，最后出现双向分流或反向分流而呈现青紫。当肺动脉压力显著增高，产生自右向左分流，全身出现持续性青紫，即为艾森曼格综合征（图 11-2）。

2）临床表现：取决于缺损大小和肺循环的阻力。小型室间隔缺损，小儿无明显症状，生长发育不受影响，仅在体检时于胸骨左缘第 3～4 肋间闻及粗糙响亮的全收缩期杂音，可伴震颤，肺动脉第二心音正常或稍增强。中、大型室间隔缺损在新生儿后期及婴儿期即出现症状，表现为喂养困难，活动后气促、乏力、多汗，生长发育落后，易反复出现肺部感染和充血性心力衰竭，可因扩张的肺动脉压迫喉返神经出现声音嘶哑。胸骨左缘第 3～4 肋间闻及 III～IV 级粗糙响亮的全收缩期杂音，向四周广泛传导，可扪及收缩期震颤，肺动脉瓣区第二心音（$P_2$）亢进。心尖区可闻及二尖瓣相对狭窄所致的柔和的舒张中期杂音。伴有明显肺动脉高压时，心脏杂音反而减轻，$P_2$ 显著亢进。室间隔缺损容易并发支气管炎、支气管肺炎、充血性心力衰竭、肺水肿、感染性心内膜炎。

3）辅助检查

A. 胸部 X 线检查：小型室间隔缺损胸部 X 线检查无明显改变，或轻度肺充血，或肺动脉段轻微突出；中、大型缺损者左、右心室增大，以左心室增大为主，左心房也增大，肺动脉段突出，肺门血管影增粗，搏动增强，出现"肺门舞蹈"，肺野明显充血，主动脉影缩小，出现艾森曼格综合征时右心室增大为主，肺动脉主支增粗，而肺外周血管影很少，呈"枯枝状"（图 11-3）。

B. 心电图：小型缺损心电图正常或轻度左心室肥大；中型缺损者左心室肥大为主；大型缺损者左、右心室肥大。

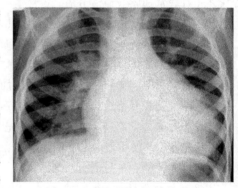

图 11-3　室间隔缺损 X 线表现

C. 超声心动图：能确定缺损部位，显示心脏内部结构，可见左心室、左心房、右心室内径增大，主动脉内径缩小。二维超声心动图显示室间隔回声中断，可提示缺损的位置和大小。多普勒彩色血流显像可观察到分流的位置、数目、方向和大小。

D. 心导管检查和心血管造影：右心导管检查可见右心室血氧含量高于右心房，右心室和肺动脉压力升高，心导管可经缺损处由右心室进入左心室。心血管造影可发现左心室、左心房、右心室增大，显示分流束的起源、部位、时相、数目、大小等。

（2）房间隔缺损：发病率占先天性心脏病的 7%～15%，为成人最常见的先天性心脏病之一，男女比例为 1:2。根据解剖部位不同分为原发孔型、继发孔型、静脉窦型、冠状静脉窦型。

1）血流动力学：生后左心房压力逐渐高于右心房，房间隔缺损时产生自左向右分流，分流量大小取决于缺损大小、两侧心房压力差和心室的顺应性。生后初期两侧心室顺应性相近，分流量不多，随着年龄增长，体循环压力增高，肺血管阻力及右心室压力下降，分流量增加，使得右心室舒张期负荷加重，导致右心房、右心室增大。肺循环血量增加，压力增高，晚期导致肺小动脉肌层及内膜增厚，引起肺动脉高压，自左向右分流逐渐减少甚至出现右向左分流，全身出现持续青紫（图11-4）。

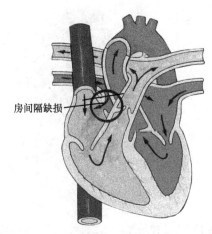

房间隔缺损

图11-4 房间隔缺损血流动力学改变示意图

2）临床表现：因缺损大小而不同。小型缺损可无症状，仅在体检时发现胸骨左缘第2~3肋间有收缩期杂音。缺损大者由于分流量大表现为易感乏力、面色苍白，活动后气促、体型瘦长，易患呼吸道感染。剧烈哭闹、患肺炎或心力衰竭时可出现暂时青紫。多数婴幼儿期无明显体征，以后心前区隆起，心尖搏动弥散，心浊音界扩大，胸骨左缘第2~3肋间闻及Ⅱ~Ⅲ级较柔和的收缩期喷射性杂音，$P_2$增强或亢进，伴固定分裂。胸骨左缘下方可闻及三尖瓣相对狭窄所致的舒张期隆隆样杂音。常见并发症为肺炎。

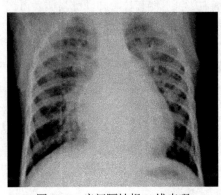

图11-5 房间隔缺损X线表现

3）辅助检查

A. 胸部X线检查：分流量大者心影轻至中度扩大，以右心房及右心室为主。肺动脉段突出，肺门血管影增粗，搏动增强，出现"肺门舞蹈"，肺野明显充血，主动脉影缩小（图11-5）。原发孔型伴二尖瓣裂缺者，左心房及左心室增大。

B. 心电图：多有右心室增大伴不完全性右束支传导阻滞，电轴右偏，右心房和右心室肥大。原发孔型常见电轴左偏及左心室肥大。年龄较大者可出现交界性心律或室上性心律失常。

C. 超声心动图：显示右心房和右心室内径增大。二维超声心动图显示房间隔回声中断，并可显示缺损的位置和大小。多普勒彩色血流显像可观察到分流的位置、方向并估测分流量的大小。

D. 心导管检查和心血管造影：右心导管检查可发现右心房血氧含量高于上、下腔静脉平均血氧含量，右心室和肺动脉压力正常或轻度增高，心导管可由右心房通过缺损进入左心房。心血管造影可发现右心房、右心室增大，显示分流束的起源、部位、时相、数目、大小等。

（3）动脉导管未闭：占先天性心脏病发病总数的9%~12%。根据导管的大小、长短和形态，一般分为管型、漏斗型和窗型三型。

1）血流动力学：分流量的大小取决于导管的直径和长短、主肺动脉压力差、体肺循环的阻力差。主动脉在收缩期和舒张期压力均超过肺动脉，因而主动脉的血液持续不断通过未闭的动脉导管流向肺动脉，导致肺循环血量增加，回流到左心房和左心室的血量增多，使左心房和左心室压力和负荷加重而肥厚扩大，甚至出现左心功能衰竭。长期左向右分流刺激肺小动脉痉挛，形成动力型肺动脉高压，以后管壁增厚、硬化，导致梗阻型肺动脉高压，右心室收缩期负荷过重，右

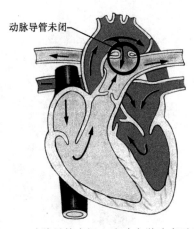

图 11-6　动脉导管未闭血流动力学改变示意图

心室肥厚甚至衰竭。当肺动脉压超过主动脉压时，自左向右分流逐渐减少，肺动脉血流逆向流入降主动脉，患儿下半身出现持续性青紫，左上肢轻度青紫，右上肢正常，称为差异性青紫（图 11-6）。

2）临床表现：取决于动脉导管的粗细和肺动脉压力的大小。导管细小者分流量小，肺动脉压力正常，可无症状，仅在体检时发现心脏杂音。导管粗大者分流量大，影响生长发育，在婴幼儿期即可出现咳嗽、气急、喂养困难、活动后气促、乏力、多汗，易反复出现肺部感染和充血性心力衰竭，重度肺动脉高压时出现青紫，偶可因扩张的肺动脉压迫喉返神经引起声音嘶哑。体格检查可见患儿消瘦，心前区隆起，心尖搏动增强，胸骨左缘第 2 肋间闻及粗糙响亮的连续性机器样杂音，占据整个收缩期与舒张期，向左锁骨下、颈部、背部传导，常伴震颤，P2 增强或亢进。新生儿期及合并肺动脉高压或心力衰竭时主、肺动脉舒张期压力差很小，可仅有收缩期杂音。由于分流导致舒张压降低，脉压增宽，可出现水冲脉、股动脉枪击音、指甲床毛细血管搏动征等周围血管征。伴有显著肺动脉高压者可出现差异性青紫。常见并发症为支气管肺炎、充血性心力衰竭、感染性心内膜炎和肺血管的病变等。

3）辅助检查

A. 胸部 X 线检查：动脉导管细、分流量小者胸部 X 线检查正常；导管粗、分流量大者左心室、左心房增大，肺动脉段突出，肺门血管影增粗，搏动增强，出现"肺门舞蹈"，肺野充血，主动脉弓影往往增大；肺动脉高压时右心室也增大（图 11-7）。

B. 心电图：动脉导管细、分流量小者心电图正常；导管粗、分流量大者左心室、左心房肥大，肺动脉高压时右心室肥大。

C. 超声心动图：可见左心房、左心室内径增宽，主动脉内径增宽。二维超声心动图直接显示导管的管径和长度。多普勒彩色血流显像可观察到分流的方向和大小。

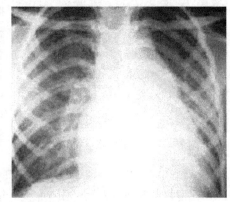

图 11-7　动脉导管未闭 X 线表现

D. 心导管检查和心血管造影：可发现肺动脉血氧含量高于右心室，有时心导管可由肺动脉经未闭的动脉导管进入降主动脉。逆行主动脉造影可见主动脉、动脉导管和肺动脉同时显影。

（4）法洛四联症：是最常见的青紫型先天性心脏病，占先天性心脏病的 10%～15%。包括 4 种畸形：①肺动脉狭窄；②室间隔缺损；③主动脉骑跨；④右心室肥大。其中以肺动脉狭窄最主要，是决定患儿的病理生理、病情严重程度及预后的主要因素。

**考点：法洛四联症的 4 个畸形**

1）血流动力学：取决于肺动脉狭窄的程度和室间隔缺损的大小。肺动脉狭窄轻者，心室水平产生左向右分流，可无青紫；肺动脉狭窄严重时，肺循环血量明显减少，回流到左心房和左心室的血量减少，左心房、左心室缩小，室间隔缺损处产生右向左分流，加之主动脉骑跨，不仅接受来自左心室的血液，还接受一部分来自右心室的静脉血，出现青紫（图 11-8）。由于缺氧，红细胞代偿增生，血液黏稠度增高，容易形成脑血栓。

2）临床表现：①青紫，多见于唇、指（趾）甲床等毛细血管丰富的浅表部位，其程度和出现早晚与肺动脉狭窄程度有关；②蹲踞现象，患儿行走、游戏时常主动下蹲，蹲踞时下肢屈曲，回心血量减少，减轻了右心负荷，同时下肢动脉受压，体循环阻力增加，使得右向左分流减少，缺氧暂时得到缓解；③缺氧发作，多见于婴儿，表现为阵发性呼吸困难，重者可突然昏厥、抽搐甚至死亡，其原因是肺动脉漏斗部在狭窄的基础上突然发生痉挛，引起一时性肺动脉梗阻，导致脑缺氧加重，多由吃奶、哭闹、用力排便、贫血、感染等诱发；④杵状指（趾），长期缺氧使指（趾）端毛细血管扩张增生，继而局部软组织和骨组织也增生肥大，指（趾）末端膨大如杵状；⑤生长发育迟缓；⑥心脏体征，心前区隆起，胸骨左缘第 2～4 肋间闻及

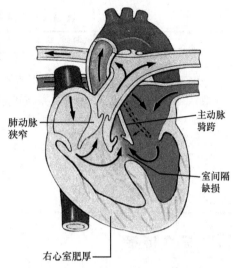

图 11-8　法洛四联症血流动力学改变示意图

Ⅱ～Ⅲ级粗糙的喷射性收缩期杂音，一般无收缩期震颤，$P_2$ 减弱。容易并发脑血栓、脑脓肿、感染性心内膜炎。

3）辅助检查

A. 血常规检查：外周血红细胞计数增多，血红蛋白、血细胞比容增高。

B. 胸部 X 线检查：心影大小正常或稍增大，典型者右心室肥大、左心室缩小使心尖圆钝上翘，肺动脉狭窄使心腰凹陷，导致心影呈"靴形"，肺门血管影缩小，肺纹理减少，肺透亮度增加（图 11-9）。年长儿由于侧支循环形成，肺野见网状纹理。25%患儿可见到右位主动脉弓影。

C. 心电图：右心室肥大，电轴右偏。

D. 超声心动图：二维超声心动图可见主动脉内径增宽，向右移位并骑跨于室间隔之上，室间隔回声中断，右室流出道和肺动脉狭窄，右心室、右心房内径增大，左心室内径缩小。多普勒彩色血流显像可见右心室直接射血入骑跨的主动脉内。

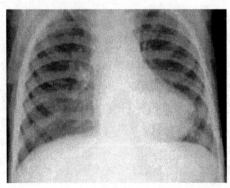

图 11-9　法洛四联症 X 线表现

E. 心导管检查和心血管造影：心导管可从右心室进入主动脉和左心室，较难进入肺动脉，自肺动脉退出时可记录到肺动脉和右心室的压力差，从而判断肺动脉狭窄的程度，股动脉血氧含量下降。在右心室注入造影剂，可见到右心室、左心室和主动脉同时显影，主动脉影增粗，位置偏前、偏右。另外可显示肺动脉狭窄的部位、程度和肺血管的情况。

（二）护理评估

1. 健康史　了解母亲妊娠初期 3 个月内有无感染史、放射线接触史、用药史、吸烟及饮酒史；母亲是否患有代谢性疾病，家族中有无先天性心脏病及遗传性疾病患者。询问患儿生长发育及活动耐力情况，有无一过性青紫或持续性青紫，有无蹲踞现象及突发昏厥，有无反复呼吸道感染或心力衰竭等。

2. 身体状况　见表 11-2。

表 11-2    几种常见先天性心脏病的临床表现

| | | 室间隔缺损 | 房间隔缺损 | 动脉导管未闭 | 法洛四联症 |
|---|---|---|---|---|---|
| 分类 | | | 左向右分流型 | | 右向左分流型 |
| 症状 | | 当剧烈哭闹、屏气、肺炎或心力衰竭时可出现暂时青紫，晚期出现持续性青紫。活动后气促、心悸、多汗，小婴儿喂养困难，易疲乏 | | | 青紫（唇、甲床）、多有蹲踞现象，严重者可突然晕厥、抽搐 |
| 体征 | 杂音 | 胸骨左缘 3～4 肋间粗糙全收缩期杂音 | 胸骨左缘 2～3 肋间收缩期喷射性杂音 | 胸骨左缘 2 肋间连续性机器样杂音 | 胸骨左缘 2～4 肋间喷射性收缩期杂音 |
| | P$_2$ | 亢进 | 亢进、固定分裂 | 亢进 | 减弱 |
| | 其他体征 | 生长发育落后 | 生长发育落后 | 生长发育落后、周围血管征 | 生长发育落后、杵状指（趾） |

✎ **护考链接**

A$_2$ 型题

患儿，男，5 岁，平时无青紫，活动后气短，反复呼吸道感染。发育落后于同龄儿，胸骨左缘第 3～4 肋间可闻及Ⅲ级全收缩期杂音。P$_2$ 亢进，考虑下列哪种疾病（    ）

A. 房间隔缺损　　　　B. 室间隔缺损　　　　C. 动脉导管未闭

D. 肺动脉瓣狭窄　　　E. 法洛四联症

**分析：**男孩 5 岁，平时无青紫，活动后气短，反复呼吸道感染。考虑左向右分流型先心病，胸骨左缘第 3～4 肋间可闻及Ⅲ级全收缩期杂音。P$_2$ 亢进，进一步分析考虑室间隔缺损。故答案选 B。

3. 心理-社会状况　患儿因正常生活、活动受到限制，年长儿学习受到影响，与同龄儿交往减少及周围人的怜悯或歧视而产生抑郁、自卑、焦虑心理。家长因患儿心脏畸形及喂养困难、体弱多病、生长发育落后、治疗费用高和手术风险大、预后不确定等而产生自责、焦虑、恐惧、担忧等情绪。另外，若家长对患儿过度呵护，则可使患儿发展为依赖、脆弱及以自我为中心的个性。

4. 辅助检查

（1）血常规检查：法洛四联症患儿外周血红细胞计数增多，血红蛋白和血细胞比容增高。

（2）胸部 X 线检查：见表 11-3。

表 11-3    几种常见先天性心脏病的 X 线检查

| | 室间隔缺损 | 房间隔缺损 | 动脉导管未闭 | 法洛四联症 |
|---|---|---|---|---|
| 肺动脉段 | 突出 | 突出 | 突出 | 凹陷 |
| 肺门舞蹈 | 有 | 有 | 有 | 无 |
| 肺野 | 充血 | 充血 | 充血 | 清晰 |
| 肺门阴影 | 增粗 | 增粗 | 增粗 | 缩小 |
| 房室增大 | 左室、左房、右室 | 右房、右室 | 左房、左室 | 右室大，"靴形"心 |
| 主动脉影 | 缩小 | 缩小 | 增大 | 增大 |

**考点：**先天性心脏病的胸部 X 线检查

（3）心电图检查：可提示心房、心室增大情况及心脏传导系统的异常。

（4）超声心动图：能确定缺损部位，显示心脏内部结构，确定缺损的位置和大小。多普勒彩色血流显像可观察到分流的位置、数目、方向和大小。

（5）心导管检查和心血管造影：心导管检查可进一步明确诊断，进行血流动力学检查，评价肺动脉高压程度、计算肺血管阻力和分流量、了解心腔及大血管不同部位的氧含量变化等，是手术之前的重要检查方法之一。心导管检查分左心、右心导管检查两种，临床上以右心导管检查较常用。心血管造影可显示心腔大小、形态、分流束的起源、部位、时相、数目、大小等。

（三）治疗要点

1. 内科治疗　目的在于维持患儿正常生活、防治并发症，使之能安全到达手术年龄。主要是对症治疗，防治肺部感染、感染性心内膜炎和心力衰竭等并发症，法洛四联症患儿要预防和及时处理缺氧发作，使患儿持续存活，争取在较好的条件下进行手术治疗。早产儿动脉导管未闭者可应用吲哚美辛促使动脉导管关闭。

2. 外科治疗　分姑息性手术和根治性手术，根据先天性心脏病类型、分流量大小和病情选择适宜的手术年龄和手术方式。左向右分流型先天性心脏病手术的适宜年龄一般以4～6岁为宜。右向左分流型先天性心脏病，如法洛四联症，轻症患儿可考虑5～9岁根治性手术，临床症状明显者可尽早手术。

3. 介入治疗　对房间隔缺损、室间隔缺损和动脉导管未闭患儿可选择心导管介入治疗，创伤小，恢复时间短。

（四）护理诊断/问题

1. 活动无耐力　与体循环血量减少致血氧饱和度下降有关。

2. 营养失调：低于机体需要量　与喂养困难、体循环血流量减少、组织缺氧有关。

3. 生长发育迟缓　与体循环血量减少致血氧饱和度下降有关。

4. 有感染的危险　与机体免疫力低下、肺血流量增多有关。

5. 潜在并发症：充血性心力衰竭、急性脑缺氧发作、脑血栓等。

6. 焦虑　与疾病的威胁和对手术担忧有关。

（五）护理措施

1. 建立合理生活制度　合理安排患儿作息时间，保证睡眠和休息，根据其病情安排适当的活动量，避免劳累，减少心脏负担。治疗护理操作集中进行，尽量减少搬动和刺激患儿，避免情绪激动及大哭大闹。病情严重者应卧床休息。

2. 合理喂养

（1）食物选择：供给充足的能量、蛋白质和维生素，保证营养需要，以增强体质，提高对手术的耐受性。饮食中提供适量的蔬菜类粗纤维食品，以保证大便通畅；有心功能不全者根据病情采用低盐饮食或无盐饮食。

（2）正确喂养：对喂养困难的患儿耐心哺喂，少量多餐，勿进食过饱，避免呛咳和呼吸困难。必要时可在喂哺前先吸氧。

3. 预防感染　保持室内空气新鲜，温度、湿度适宜，避免对流风。根据气候变化随时增减衣服，避免受凉。采取保护性隔离，以免交叉感染。做各种小手术（如拔牙、扁桃体切除术等）时，应给予抗生素预防感染，防止发生感染性心内膜炎。

4. 加强病情观察，防治并发症

（1）预防急性脑缺氧发作：法洛四联症患儿可因活动、哭闹、便秘加重缺氧而诱发肺动脉痉挛，引起缺氧发作，出现青紫或呼吸困难加重，甚至发生突然昏迷、惊厥等，因此应严格限制活动，注意观察，一旦发生应立即将患儿置于膝胸卧位（图11-10），吸氧，并与医生合作给予普萘洛尔、吗啡等急救治疗。

（2）预防脑血栓形成：法洛四联症患儿在夏季多汗、发热或吐泻时体液减少，血液浓缩，黏稠度增高易形成血栓，因此

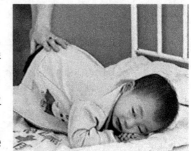

图11-10　膝胸卧位

**考点：法洛四联症缺氧发作的处理方法**

要供给充足液体，必要时可静脉输液。

（3）预防心力衰竭：注意适量活动，不宜过劳，饮食宜少量多餐，适当限盐，吃粗纤维食品，保持大便通畅，必要时可给予开塞露通便；法洛四联症患儿出现蹲踞时不要强行拉起，应让患儿自然蹲踞和起立；严格控制输液量和速度；注意观察病情变化，若出现突然烦躁不安、呼吸困难、脉搏明显加快、水肿、青紫加重等心力衰竭的表现，应立即报告医生，置患儿于半卧位，给予吸氧，按心力衰竭护理。

考点：先天性心脏病的患儿主要护理措施

5. 心理护理　关心爱护患儿、态度和蔼，建立良好的护患关系，消除患儿的紧张；鼓励患儿进行适当的游戏和活动；向患儿及家长解释病情和诊疗计划，取得理解和配合。

## （六）健康教育

向家长介绍先天性心脏病的主要症状、治疗原则；指导家长掌握先天性心脏病的日常护理，合理用药，预防感染和并发症，按时进行预防接种，定期复查，调整心功能到最好状态，使患儿安全到达手术年龄。

# 第3节　病毒性心肌炎

**案例 11-2**

患儿，男，5 岁。1 周前发热，体温最高达 39℃，轻微干咳，口服药物治疗后热退。近 2 日自诉胸闷，出现长吸气，不爱活动。体格检查：体温 36.8℃，脉搏 138 次/分，呼吸 30 次/分，血压 90/60mmHg，体重 20kg。心率 138 次/分，心律不齐，可闻及早搏 3～6 次/分，第一心音低钝，无杂音。辅助检查：血液心肌酶谱测定：CPK 增高，CK 及 CK-MB 均增高，LDH 增高。心肌肌钙蛋白 T 升高。心电图：窦性心律，偶发室性早搏。X 线检查：心影正常。入院后初步诊断为病毒性心肌炎。

**问题：**　1. 请你找出诊断依据。
　　　　2. 该患儿有哪些护理诊断？
　　　　3. 对其应采取哪些护理措施？

## （一）概述

1. 概念　病毒性心肌炎是指病毒侵犯心肌，使心肌细胞发生变性、坏死和间质炎症，部分病例伴有心包炎和心内膜炎。临床表现轻重不一，轻者预后良好，重症可发生心力衰竭、心源性休克，甚至猝死。

2. 病因与发病机制　很多病毒可引起心肌炎，主要是肠道病毒和呼吸道病毒，常见病毒有柯萨奇病毒（B组和A组）、埃可病毒、脊髓灰质炎病毒、腺病毒、流感和副流感病毒、麻疹病毒等二十余种，其中以柯萨奇B组病毒最常见。本病发病机制尚未完全清楚，一般认为系病毒对心肌细胞直接侵犯和病毒触发人体自身免疫反应引起的心肌损害。

考点：病毒性心肌炎最常见的病原体

**🖊 护考链接**

$A_1$ 型题

引起病毒性心肌炎最常见的病原体是（　　　）

A. 柯萨奇病毒　　　　　　　B. 埃可病毒　　　　　　　C. 轮状病毒

D. 致病性大肠埃希菌　　　　E. 金黄色葡萄球菌

**分析：**引起病毒性心肌炎的病原体主要是肠道病毒和呼吸道病毒，常见病毒有柯萨奇病毒（B 组和 A 组）、埃可病毒、脊髓灰质炎病毒、腺病毒、流感和副流感病毒、麻疹病毒等二十余种，其中以柯萨奇 B 组病毒最常见。故答案选 A。

（二）护理评估

1. 健康史　详细询问发病诱因，尤其是起病前 1～3 周患儿是否有呼吸道或消化道病毒感染史、传染病接触史，有无发热、咽痛、全身酸痛、腹痛、腹泻等；了解患儿有无心脏症状如气促、心慌、心前区不适、胸闷、乏力等。

2. 身体状况

（1）前驱症状：发病前数日或 1～3 周内多有呼吸道或消化道病毒感染史，表现为发热、咽痛、全身酸痛、腹痛、腹泻、皮疹等。

（2）心肌炎表现：表现轻重不一，轻症可无自觉症状，仅体检时发现心动过速、期前收缩和心电图检查异常；一般病例患儿表现为精神委靡、乏力、气促、心悸、心前区不适或胸痛，体检发现心脏扩大、心动过速、第一心音低钝，出现奔马律，伴心包炎者可听到心包摩擦音。重者可突然出现急性心力衰竭、心源性休克、严重心律失常，可在数小时或数天内死亡。新生儿病情进展快，常见高热、反应低下、呼吸困难、发绀，常有神经、肝和肺的并发症。部分病例呈慢性进程，最终演变为扩张型心肌病。

3. 心理-社会状况　评估患儿及家长对本病的认识程度、护理知识、对疾病的心理反应等；评估患儿家庭的居住环境、卫生习惯及经济状况等。

4. 辅助检查

（1）实验室检查

1）血常规及血沉检查：急性期外周血白细胞总数轻度增高，以中性粒细胞为主；血沉轻度增快。

2）血清心肌酶谱测定：病程早期血清磷酸激酶（CPK）、肌酸激酶（CK）及其同工酶（CK-MB）、乳酸脱氢酶（LDH）及其同工酶（$LDH_1$）、血清谷草转氨酶（SGOT）增高。心肌肌钙蛋白 T（cTnT）升高，具有高度特异性。多有抗心肌抗体增高。

3）病原学检查：①病毒分离：疾病早期可从咽拭子、血液、粪便、心包液、心肌中分离出病毒，但阳性率低；②聚合酶链式反应（PCR）：在疾病早期可检测出病毒核酸。

（2）心电图：呈持续性心动过速，多导联 ST 段偏移和 T 波低平、双向或倒置，Q-T 间期延长、QRS 波群低电压。心律失常以期前收缩多见，可见到部分或完全性房室传导阻滞。

（3）X 线检查：轻症心影正常；伴心力衰竭、大量心包积液或反复迁延不愈者，心影增大，心脏搏动减弱。心功能不全时两肺呈淤血表现。

（三）治疗要点

本病为自限性疾病，目前尚无特殊治疗。主要是减轻心脏负荷，改善心肌代谢及心功能，促进心肌修复。

1. 休息　一般应休息至症状消除后 3～4 周，有心脏扩大者休息应不少于 6 个月。在恢复期应限制活动至少 3 个月。

2. 保护心肌　急性期可应用大量维生素 C、丙种球蛋白、1，6 二磷酸果糖（FDP）、辅酶 $Q_{10}$、维生素 E 及中药丹参或黄芪等。

3. 应用肾上腺糖皮质激素　激素有减轻心肌炎症、改善心肌功能和抗休克作用，一般早期和轻症不用，多用于发生心源性休克、严重心律失常、心力衰竭等危重病例。

4. 控制心力衰竭　发生心力衰竭者应用利尿剂、强心剂及血管活性药物等，心肌炎时对洋地黄类药物较敏感，容易中毒，剂量应偏小。

（四）护理诊断/问题

1. 活动无耐力　与心肌收缩力下降、组织供氧不足有关。

2. 潜在并发症：心律失常、心力衰竭、心源性休克。

3. 知识缺乏：患儿及家长缺乏病毒性心肌炎的治疗、护理知识。

（五）护理措施

1. 休息  急性期应卧床休息，热退后 3～4 周，病情基本稳定后逐渐增加活动量，恢复期急性限制活动量，总休息不少于 6 个月。重症患儿心脏扩大及心力衰竭者，适当延长卧床休息时间，待心力衰竭控制、心脏情况好转后再逐渐开始活动，以不出现心悸为宜。

2. 严密观察病情，及时发现和处理并发症

（1）密切观察有无心律失常表现：观察并记录心率、脉搏、呼吸、血压、体温及精神状态的变化。有明显心律失常者应进行连续心电监护，发现严重心律失常时应立即报告医生，采取紧急处理措施。

（2）密切观察有无心力衰竭表现：严格控制输液速度，避免剧烈运动、情绪激动等，以免诱发心力衰竭。一旦发现呼吸困难、心率增快、颈静脉怒张、水肿、奔马律、肺部湿啰音等表现，应立即通知医生，置患儿于半卧位，保持安静，给氧，按医嘱使用洋地黄制剂、利尿剂及血管活性药物，并注意观察药物疗效及副作用。

（六）健康教育

向患儿及家长介绍本病的治疗过程和预后，缓解患儿和家长的焦虑和恐惧心理；强调休息对心肌炎恢复的重要性；出院后需继续休息，根据病情逐渐恢复体力活动或学习；教会患儿和家长测脉率、节律，发现异常或出现心悸、胸闷等不适及时复诊；出院后分别在 1 个月、3 个月、6 个月、1 年到门诊复查；向患儿和家长介绍本病的预防知识。

## 小  结

胎儿的营养与气体交换是通过胎盘与脐血管来完成的，静脉导管、动脉导管、卵圆孔是胎儿血液循环的特殊通道。年龄越小，心率越快。新生儿收缩压为 60～70mmHg，2～12 岁收缩压（mmHg）为（年龄×2＋80）mmHg，舒张压约为收缩压的 2/3。先天性心脏病根据血流动力学的改变分为左向右分流型、右向左分流型和无分流型 3 类。左向右分流型在临床最常见，如房间隔缺损、室间隔缺损、动脉导管未闭。分流量小者可无症状，仅在体检时发现心脏杂音，分流量大者可出现喂养困难、活动后气促、心慌、乏力等表现，屏气、剧烈哭闹或患肺炎时可出现暂时性青紫，晚期出现持续性青紫，常并发支气管肺炎。右向左分流型是先天性心脏病中最严重的一类，以法洛四联症最常见，表现为青紫、蹲踞现象、阵发性缺氧发作、杵状指（趾）及心脏杂音。主要治疗措施是维持患儿正常生活、防治并发症，行介入治疗或外科手术治疗。病毒性心肌炎最常见的病原是柯萨奇 B 组病毒。临床表现轻重不一，目前无特殊治疗，主要是休息、保护心肌、防治并发症。进行健康教育时要特别强调休息对病毒性心肌炎恢复的重要性。

## 自 测 题

A₁/A₂型题

1. 胎儿时期含氧量最高的器官是（   ）

A. 肺　　　　　B. 脑

C. 心　　　　　D. 肝

E. 上肢

2. 大多数小儿动脉导管解剖闭合时间是

（   ）

A. 6 个月　　　　B. 12 个月

C. 18 个月　　　 D. 24 个月

E. 36 个月

3. 左向右分流型先天性心脏病最常见的并发症是（   ）

A. 支气管肺炎　　B. 充血性心力衰竭

C. 感染性心内膜炎　D. 脑血栓

E. 脑脓肿

4. 先天性心脏病最常见的类型是（　　）

A. 房间隔缺损　　B. 室间隔缺损

C. 动脉导管未闭　D. 法洛四联症

E. 肺动脉狭窄

5. 保证青紫型先天性心脏病患儿液体入量的目的是（　　）

A. 防止血栓形成

B. 防止发生心力衰竭

C. 防止组织器官血液灌注不足

D. 防止便秘

E. 防止肾衰竭

6. 法洛四联症患儿的青紫程度取决于（　　）

A. 室间隔缺损位置

B. 室间隔缺损大小

C. 主动脉骑跨程度

D. 肺动脉狭窄程度

E. 右心室肥厚程度

7. 下列哪项不是法洛四联症的畸形组成（　　）

A. 室间隔缺损　　B. 房间隔缺损

C. 主动脉骑跨　　D. 肺动脉狭窄

E. 右心室肥厚

8. 胎儿心脏胚胎发育的关键时期是（　　）

A. 妊娠2～8周　　B. 妊娠8～12周

C. 妊娠20～25周　D. 妊娠28周以后

E. 妊娠3个月

9. 2岁女婴，发现双下肢青紫1个月，体检时发现胸骨左缘第2肋间可闻及粗糙响亮的连续性机器样杂音，可考虑为（　　）

A. 室间隔缺损　　B. 房间隔缺损

C. 动脉导管未闭　D. 法洛四联症

E. 肺动脉狭窄

10. 4岁患儿，哭闹或活动后经常出现青紫，喜蹲踞，该患儿最容易出现的并发症是（　　）

A. 贫血　　　　　B. 脑血栓

C. 呼吸道感染　　D. 心力衰竭

E. 肺炎

11. 患儿10个月，诊断为法洛四联症。10分钟前哭闹时，突然晕厥、抽搐，最常见的原因是（　　）

A. 哭闹时耗氧量增加，缺氧加重

B. 血液黏稠，引起脑血栓

C. 右室流出道肌肉痉挛，引起脑缺氧

D. 并发脑脓肿

E. 合并脑膜炎

12. 右向左分流型先天性心脏病，最明显的外观特征是（　　）

A. 心脏杂音　　　B. 发育迟缓

C. 持续青紫　　　D. 心前区隆起

E. 活动耐力下降

A₃/A₄型题

（13～15题共用题干）

患儿，女，4岁，自幼青紫，生长发育明显落后于同龄儿，杵状指（趾），喜坐少动，有蹲踞现象，10分钟前因剧烈运动突然发生呼吸困难，随即晕厥、抽搐来院就诊。

13. 首先考虑的疾病是（　　）

A. 肺动脉狭窄　　B. 动脉导管未闭

C. 法洛四联症　　D. 房间隔缺损

E. 室间隔缺损

14. 急救时患儿最应采取的体位是（　　）

A. 平卧位　　　　B. 侧卧位

C. 半卧位　　　　D. 俯卧位

E. 膝胸卧位

15. 该患儿心脏X线检查，可能的改变是（　　）

A. 肺动脉凸出　　B. 左心房肥大

C. 肺门血管影增粗　D. 肺野充血

E. 心尖上翘呈"靴形"

（16～20题共用题干）

患儿，男，5岁，经常呼吸道感染，活动后心悸，体检：发育落后，胸骨左缘第3～4肋间粗糙响亮的全收缩期杂音，向四周传导。

16. 该患儿可能的诊断为（　　）

A. 房间隔缺损　　B. 动脉导管未闭

C. 法洛四联症　　D. 肺动脉狭窄

E. 室间隔缺损

17. 关于上述病案，哪项叙述是正确的（　　　）

A. 左向右分流型　　B. 右向左分流型

C. 无分流型　　　　D. 无青紫

E. 正常情况下即出现青紫

18. 该患儿行胸部 X 线检查，以下哪项不

会出现（　　　）

A. 肺血增多　　　　B. 肺门舞蹈

C. 肺门血管影增粗　D. 主动脉影缩小

E. 右心房、右心室增大

19. 该患儿适宜的手术年龄为（　　　）

A. 0～1 岁　　　　B. 1～3 岁

C. 4～6 岁　　　　D. 7～12 岁

E. 13～18 岁

（冷丽梅）

## 第 12 章

# 造血系统疾病患儿的护理

**引言**

某 8 个月的女宝宝，因其母奶水充足，故其父母自该女婴出生开始就纯母乳喂养，一直没有添加其他任何食物。近一个月来，其父母发现孩子面色发白，吃奶也较前减少，精神头儿明显不如从前，你知道孩子为什么会出现这些表现吗？让我们带着问题进入本章的学习，认识小儿贫血及如何治疗和护理，以便帮助每个孩子都能健康地成长。

## 第1节　小儿造血和血液特点

### （一）小儿造血特点

小儿造血分为胚胎期造血和生后造血两个阶段（图 12-1）。

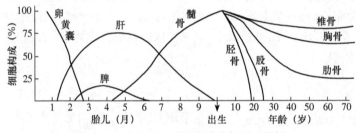

图 12-1　胎儿及生后不同时期的造血情况

1. 胚胎期造血　分为中胚叶造血期、肝脾造血期和骨髓造血期三个阶段。

（1）中胚叶造血期：约在胚胎第 3 周开始出现卵黄囊的血岛造血，主要是造原始有核红细胞。从 6～8 周后，中胚叶造血开始减退。 **考点：最早的造血器官是卵黄囊**

（2）肝脾造血期：在胚胎第 6～8 周肝脏开始造血，并成为胎儿中期的主要造血部位，第 4～5 个月达高峰，6 个月后逐渐减退。脾脏约在胚胎第 8 周开始造血，至 5 个月后脾脏停止造红细胞和粒细胞，仅保留造淋巴细胞的功能，直至终生。

胸腺在胚胎第 6～8 周开始生成淋巴细胞，淋巴结在胎儿第 4 个月开始参与造淋巴细胞。

（3）骨髓造血期：骨髓从胎儿第 4 个月开始造血，并成为胎儿后期主要的造血器官，至出生 2～5 周后骨髓成为唯一的造血器官。

2. 生后造血

（1）骨髓造血：出生后主要是骨髓造血。婴幼儿期所有骨髓均为红骨髓，全部参与造血，以满足生长发育的需要。5～7 岁后，长骨骨干中的红骨髓逐渐被脂肪组织（黄骨髓）所代替，至 18 岁时红骨髓仅限于颅骨、脊柱、肩胛骨、锁骨、胸骨、肋骨、盆骨等扁骨和长骨近端。当造血需要增加时，黄骨髓具有潜在造血功能，可转变成红骨髓而造血。婴幼儿因缺乏黄骨髓，造血的代偿能力差，所以当造血需要增加时，容易出现骨髓外造血。

（2）骨髓外造血：正常情况下，骨髓外造血极少，这是小儿造血器官的一种特殊反应。婴幼儿期当发生严重感染或溶血性贫血等造血需要增加时，肝、脾、淋巴结可恢复到胎儿时期的造血状态，表现为肝、脾、淋巴结肿大，同时外周血液中可出现有核红细胞或（和）幼稚中性粒细胞。

**考点：骨髓外造血**

感染及贫血纠正后即恢复正常。

## （二）血液特点

1. 红细胞数及血红蛋白量　由于胎儿处于相对缺氧的环境，红细胞数和血红蛋白量较高，出生时红细胞数可达（5.0~7.0）×10$^{12}$/L，血红蛋白为150~220g/L。出生后随着自主呼吸的建立，血氧含量增加，红细胞生成素减少，骨髓造血功能暂时下降；胎儿红细胞寿命较短，且出生后破坏较多（生理性溶血）；婴儿生长发育迅速，循环血量增加等因素，红细胞数和血红蛋白量逐渐降低，至2~3个月时，红细胞数降至3.0×10$^{12}$/L，血红蛋白量降至100g/L左右，出现轻度贫血，称为"生理性贫血"。生理性贫血呈自限性，3个月后红细胞数和血红蛋白量又逐渐恢复，约12岁达到成人水平。

**考点：生理性贫血**

2. 白细胞数和分类　出生时白细胞总数为（15~20）×10$^9$/L，生后6~12小时达（21~28）×10$^9$/L，然后逐渐下降，婴儿期维持在10×10$^9$/L左右，8岁以后接近成人水平。白细胞分类主要是中性粒细胞和淋巴细胞比例的变化。出生时中性粒细胞约占65%，淋巴细胞约占30%。随着白细胞总数的下降，中性粒细胞比例也逐渐下降，而淋巴细胞比例上升，生后4~6日，中性粒细胞和淋巴细胞比例约相等（第一次交叉）；中性粒细胞继续下降至35%，淋巴细胞上升至60%。之后中性粒细胞比例逐渐上升，淋巴细胞比例下降，在整个婴儿期淋巴细胞始终占多数，直到4~6岁时两者又相等（第二次交叉）；到7岁以后白细胞分类与成人相似。

**考点：中性粒细胞和淋巴细胞两次交叉的时间**

## （三）血小板数

血小板数与成人相似，为（150~250）×10$^9$/L。

## （四）血容量

小儿血容量相对较成人多，新生儿血容量平均为300ml，约占体重的10%；年长儿占8%~10%；成人占6%~8%。

# 第2节　小儿贫血概述

## （一）概述

1. 概念　贫血是指外周血中单位容积内红细胞数或血红蛋白量低于正常。小儿的红细胞数和血红蛋白量随年龄不同差异较大，根据世界卫生组织（WHO）的资料，贫血的诊断标准为：6个月~6岁血红蛋白<110g/L，6~14岁血红蛋白<120g/L（海拔每升高1000米，血红蛋白上升4%）。我国小儿血液会议对6个月以下婴儿的贫血标准作了补充：新生儿血红蛋白<145g/L，1~4个月血红蛋白<90g/L，4~6个月血红蛋白<100g/L为贫血。

**考点：小儿贫血的诊断标准**

2. 贫血的分度　根据外周血血红蛋白含量或红细胞数可分为四度（表12-1）。

**表 12-1　贫血的分度**

| 类型 | 轻度 | 中度 | 重度 | 极重度 |
| --- | --- | --- | --- | --- |
| 血红蛋白量（g/L） | 90~120 | 60~90 | 30~60 | <30 |
| 红细胞数（×10$^{12}$/L） | 3~4 | 2~3 | 1~2 | <1 |
| 新生儿血红蛋白（g/L） | 120~144 | 120~90 | 90~60 | <60 |

**考点：贫血的分度**

3. 贫血的分类

（1）病因分类：根据造成贫血的原因将其分为红细胞和血红蛋白生成不足、溶血性和失血性三大类。

1）红细胞和血红蛋白生成不足：①造血物质不足：如营养性缺铁性贫血（铁缺乏）、营养性巨幼细胞性贫血（叶酸、维生素 $B_{12}$ 缺乏）；②骨髓造血功能障碍：如再生障碍性贫血。

2）溶血性贫血：①红细胞内在异常：红细胞膜结构缺陷，红细胞酶缺陷；②红细胞外在因素：免疫、感染、物理、化学因素、毒素等。

3）失血性贫血：包括急性失血如创伤性大出血、出血性疾病；慢性失血如溃疡病、钩虫病等。

（2）形态分类：根据红细胞平均容积（MCV）、红细胞平均血红蛋白量（MCH）、红细胞平均血红蛋白浓度（MCHC）的值，将贫血分为四类：大细胞性贫血、正细胞性贫血、单纯小细胞性贫血、小细胞低色素性贫血。

# 第3节 营养性缺铁性贫血

**案例12-1**

一位年轻的妈妈抱着自己的女儿来门诊看病。据该妈妈描述，孩子1岁3个月，近2个月来不爱吃饭，面色发白，精神不好，不爱活动。以下为医生与该女婴母亲的对话。

医生：孩子是第几胎第几产？是否足月？

家长：第一胎第一产，36周早产。

医生：从生后到现在怎么喂小儿的？

家长：母乳比较好，从出生后就一直母乳喂养，1岁以后开始加了一点粥、米糊，偶尔吃点鸡蛋。

**问题：** 1. 该患儿应该进一步做哪些检查？

2. 哪些原因导致孩子出现这些表现？

**（一）概述**

营养性缺铁性贫血是由于体内铁缺乏导致血红蛋白合成减少的一种贫血，临床上以小细胞低色素性贫血、血清铁蛋白减少和铁剂治疗有效为特点。任何年龄都可发生，但最多见于6个月～2岁的婴幼儿，是我国儿童保健重点防治的"四病"之一。

**考点：** 营养性缺铁性贫血的好发年龄、贫血形态的类型

**1. 铁的来源**

（1）外源性铁：主要来自食物，占人体铁的1/3。动物性食物含铁量高而且易被吸收，如肝、瘦肉、血、蛋黄、肾、鱼等。母乳和牛乳含铁量都低，但母乳中铁的吸收率较牛乳高。植物性食物如黑木耳、黑芝麻等中虽然含铁量也高，但吸收率低。

（2）内源性铁：体内红细胞衰老或破坏所释放的血红蛋白铁，占人体铁摄入量的2/3，几乎全部被再利用。

**考点：** 哪些食物可有效地预防缺铁性贫血

**2. 病因**

（1）先天储铁不足：胎儿从母体获得的铁以妊娠的最后3个月最多，正常足月婴儿从母体获得的储备铁，可以满足生后4个月的生长发育需要。所以早产、双胎、多胎、胎儿失血和孕母严重缺铁都可使胎儿贮铁减少。

（2）铁摄入量不足：这是缺铁性贫血的主要原因。母乳、牛乳、谷物中含铁量都低，如不及时添加含铁丰富的辅食，则容易发生缺铁性贫血。年长儿长期挑食、偏食，摄入动物性食物过少，都可引起缺铁性贫血。

（3）生长发育快：婴儿期和青春期生长发育迅速，血容量增加较快，未成熟儿如早产儿和低

出生体重儿生长发育更快，需要铁相对更多。

（4）铁的吸收利用障碍：食物搭配不合理可使铁的吸收减少，植物纤维、茶、咖啡、牛奶和钙剂可阻碍铁的吸收，维生素C、果糖、氨基酸等还原性物质可促进铁的吸收，慢性腹泻、消化道畸形不仅影响铁的吸收，而且促进铁的排泄。

考点：营养性缺铁性贫血的病因

（5）铁的丢失过多：每失血1ml即失铁0.5mg。钩虫病、肠息肉可使铁丢失过多；用不经加热处理的鲜牛奶喂养小儿可因过敏而出现肠出血，使铁丢失增多。

3. 发病机制　铁是合成血红蛋白的原料，当铁缺乏时，血红蛋白生成减少，使红细胞内血红蛋白含量不足，导致红细胞体积变小，染色较淡，形成小细胞低色素性贫血。缺铁还可影响肌红蛋白的合成。铁还是合成体内很多含铁酶的原料，铁缺乏时，含铁酶合成减少，使细胞功能紊乱，从而产生非造血系统的症状，如影响小儿神经精神行为、消化吸收、免疫、肌肉运动等功能。

（二）护理评估

1. 健康史　询问孕期有无贫血，是否多胎、早产，患儿的年龄，喂养发育情况，患儿有无慢性腹泻、反复感染等病史，家族是否有遗传性球形红细胞增多症等病史。

2. 身体状况　发病缓慢，临床表现随病情轻重而不同。

（1）一般贫血表现：皮肤黏膜逐渐苍白，以口唇、口腔黏膜和甲床最为明显。易疲乏无力，不爱活动。年长儿可诉头晕、耳鸣、眼前发黑等。

（2）骨髓外造血表现：肝、脾可轻度肿大；年龄越小、贫血越重、病程越久，肝脾肿大越明显。

（3）非造血系统表现：①消化系统：食欲减退，少数有异食癖，如喜吃泥土、煤渣、墙皮。还可引起呕吐、腹泻、口腔炎、舌炎、舌乳头萎缩，重者可引起萎缩性胃炎、吸收不良综合征。②神经系统：常表现为烦躁不安或委靡不振，年长儿则常注意力不集中、记忆力减退而影响小儿的智力和学习。③循环系统：明显贫血时心率增快，严重者心脏扩大甚至发生心力衰竭。④其他：因细胞免疫功能低下，常合并感染；因上皮组织异常而出现反甲。

3. 心理-社会状况　婴幼儿因神经系统受影响，心理发展出现迟缓；年长儿因记忆力减退、注意力不集中引起学习成绩下降或智力低于同龄儿而产生自卑、焦虑、抑郁等心理问题。

**案例12-1（续）**

　　该患儿查血常规的结果是：血红蛋白68g/L，红细胞2.9×10^{12}/L，白细胞和血小板正常；血涂片：红细胞大小不等，以小细胞为主，中央淡染区扩大。

**问题：** 3. 根据检查结果，初步考虑什么病？并找出诊断依据。

4. 辅助检查

（1）血常规：红细胞数和血红蛋白量均低于正常，血红蛋白减少比红细胞数减少更明显，呈小细胞低色素性贫血。血涂片：红细胞大小不等，以小细胞为主，中央淡染区扩大。网织红细胞数正常或轻度减少。白细胞、血小板一般正常（图12-2）。

（2）骨髓象：骨髓增生活跃，以中、晚幼红细胞增生为主；各期红细胞均较小，胞质较少。粒细胞系和巨核细胞系一般正常。

（3）铁代谢的检查：血清铁（SI）<10.7μmol/L，血清铁蛋白（SF）<12μg/L，总铁结合力（TIBC）>62.7μmol/L，转铁蛋白饱和度（TS）<15%，红细胞内游离原卟啉（FEP）>0.9μmol/L。

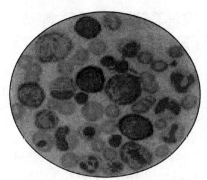

图 12-2　缺铁性贫血的血涂片

考点：缺铁性贫血血常规改变的特点

**（三）治疗要点**

本病治疗原则是去除病因和补充铁剂，必要时输血。

1. 去除病因　是治疗本病的关键，合理安排饮食，增加含铁丰富的食物，积极治疗原发病。

2. 补充铁剂

1）常用的铁剂：主要采用口服二价铁，如硫酸亚铁、富马酸亚铁、葡萄糖酸亚铁等。如口服铁剂不能耐受，或长期腹泻、胃肠手术等导致吸收不良者，可注射铁剂如右旋糖酐铁。

2）疗程：铁剂用至血红蛋白恢复正常后 2 个月，以补足铁的储存量。

3. 输血治疗　一般不需输血。严重贫血时少量多次输注浓缩红细胞或压积红细胞。注意输注的量不能太多，速度不能太快。

考点：缺铁性贫血补铁的疗程

**（四）护理诊断/问题**

1. 营养失调：低于机体需要量　与铁的摄入不足、吸收不良、丢失过多或消耗增加有关。

2. 活动无耐力　与贫血致组织器官缺氧有关。

3. 有感染的危险　与细胞免疫功能降低有关。

4. 潜在并发症：心力衰竭。

**护考链接**

9 个月女孩，母乳喂养，未添加辅食。近 2 个月出现面黄、食欲下降，查体提示小细胞低色素性中度贫血，最先考虑的护理诊断是（　　）

A. 活动无耐力　　　　B. 有受伤的危险　　　　C. 有感染的危险

D. 营养缺乏：低于机体需要量　E. 慢性意识障碍

**分析：**营养性缺铁性贫血的护理诊断，考虑 A 或 D，患儿年龄 10 个月，属于婴儿期，婴儿期是生长发育的第一高峰，所以对营养需求较多，综上分析最先考虑 D。

**案例 12-1（续）**

医生给该患儿开了葡萄糖酸亚铁口服液。

**问题：**4. 应该告诉家长给患儿服用铁剂的注意事项有哪些？指导家长怎样喂养小儿？

**（五）护理措施**

1. 补充铁剂

（1）调整饮食，补充含铁丰富的食物：①指导母乳喂养；②及时添加含铁丰富的食物；③指导家长对早产儿和低体重儿在生后 2 个月左右给予铁剂预防。

（2）按医嘱补充铁剂，掌握补铁的注意事项

1）口服铁剂：铁剂是治疗缺铁性贫血的特效药。但铁对胃肠道有刺激，同时铁吸收易受多种因素的影响。所以口服铁剂时的注意事项有：①从小剂量开始，逐渐增至全量，在两餐之间服用；②补铁时最好和维生素 C、果汁、稀盐酸等同服，促进铁的吸收；③忌与牛奶、茶、咖啡、钙片等同服，以免妨碍铁的吸收；④液体铁剂可使牙齿染黑，可用吸管或滴管服用，直接把药液送到舌根部，以防

**考点：补充铁剂的注意事项**

牙齿染黑；⑤服用铁剂后大便可变黑或呈柏油样，但停药后恢复，应向家长说明原因，消除紧张心理。

**✐ 护考链接**

用铁剂治疗贫血时，可同时服用（　　　）

A. 牛乳　　　　　　　　B. 茶水　　　　　　　　C. 咖啡
D. 钙剂　　　　　　　　E. 维生素 C

**分析：** 补铁时与维生素 C、果汁、稀盐酸等同服，促进铁的吸收。故答案选 E。

2）注射铁剂：深部肌内注射，每次更换注射部位，减少局部刺激，首次注射后应严密观察 1 小时，以防发生过敏性休克。

3）观察疗效：服药 12～24 小时临床症状好转。补铁后最先升高的是网织红细胞，一般在用药后 2～3 日开始升高，5～7 日达高峰，以后逐渐下降，2～3 周后降至正常；1～2 周后血红蛋白开始上升，一般 3～4 周后达正常。如用药 3～4 周仍无效，应查找原因。

2. 注意休息，适量活动　根据患儿活动耐力下降的程度，制订适当的休息和活动方式。一般不需卧床休息，但应避免剧烈运动。严重贫血患儿可有心悸、气短，活动后症状加重，应卧床休息，必要时吸氧，协助患儿日常生活，有计划地进行各项治疗及护理操作。

3. 预防感染　因患儿细胞免疫功能下降，容易感染，应对其进行保护性隔离：与感染患儿分室居住，避免到人群拥挤的公共场所；做好口腔护理；保持皮肤清洁卫生。

**（六）健康教育**

**考点：早产儿和低体重儿补充铁剂的时间**

1. 预防宣教　提倡母乳喂养，及时添加含铁丰富的辅食。足月儿在生后 4～6 个月添加含铁丰富的辅助食品，早产儿、低体重儿在生后 2 个月可给予铁剂预防。年长儿要纠正挑食、偏食等不良习惯。

2. 康复指导

（1）向患儿家长解释缺铁性贫血的病因。

（2）指导家长合理安排患儿的日常生活，解释患儿适度活动和休息的意义。

（3）指导家长协助病情观察，发现异常及时与医护人员联系。

（4）指导家长正确用药，让家长了解所用药物名称、剂量、用法、副作用和注意事项，尤其是补铁的疗程不能随便改变。

# 第 4 节　营养性巨幼细胞性贫血

**▌案例12-2▌**

　　一位妈妈抱着一个男婴来医院看病，很着急地述说：孩子 12 个月，从 2 个月前就开始发现孩子面色发黄，精神头不足，爱睡觉，不愿意玩耍，少哭少笑，原来可以站了，现在不会了，不能翻身，不认人，最近有时还会出现面部肌肉抖动，很担心孩子是不是脑子有问题了？

　　医生：孩子是第几胎第几产？是否是足月产？

　　家长：第一胎第一产，孩子足月出生的，顺产。

　　医生：从出生以后是怎样喂养小儿的？

　　家长：生后一直是吃母乳，上个月开始给孩子加的米粉和婴儿饼干。

　　医生给患儿体检后发现该患儿面色蜡黄，轻微水肿，中度贫血貌，头发稀黄，干枯，表情呆滞、反应迟钝，肝脾轻度肿大，指（趾）甲床苍白，病理反射征未引出。

**问题：** 1. 该患儿病史有何特点？应进一步做哪些检查？

（一）概述

营养性巨幼细胞性贫血是由于缺乏维生素 $B_{12}$ 和（或）叶酸所引起的一种大细胞性贫血。主要临床特点是大细胞性贫血、神经精神症状、骨髓中出现巨幼红细胞。本病好发于 6 个月至 2 岁的婴幼儿。

1. 病因

（1）摄入不足：单纯母乳喂养而未及时添加辅食、人工喂养不当、严重偏食的婴幼儿，由于饮食中缺乏肉类、动物肝、肾和蔬菜，可引起维生素 $B_{12}$ 和叶酸缺乏。羊乳中含叶酸量更少，单纯羊乳喂养的小儿，可致叶酸缺乏。

（2）需要量增加：婴儿生长发育迅速，尤其是早产儿，对叶酸、维生素 $B_{12}$ 的需要量增加，严重感染时维生素 $B_{12}$ 的消耗量也增加，需要量相应增加，如不注意补充，易患本病。

（3）吸收代谢障碍：胃壁细胞分泌的糖蛋白（内因子）缺乏可引起维生素 $B_{12}$ 吸收减少；慢性腹泻、小肠病变可致叶酸吸收减少。维生素 C 缺乏可使叶酸消耗增加；严重感染可致维生素 $B_{12}$ 消耗量增加，如供给不足可致缺乏；长期服用广谱抗生素、抗叶酸药物、抗癫痫药等均可导致叶酸缺乏。

**考点：营养性巨幼细胞性贫血的主要病因**

2. 发病机制　叶酸经叶酸还原酶的还原作用和维生素 $B_{12}$ 的催化作用变成四氢叶酸，是 DNA 合成过程中必需的辅酶，当叶酸和维生素 $B_{12}$ 缺乏时，DNA 合成减少，使幼稚红细胞分裂和增殖时间延长，出现细胞核的发育落后于细胞质的发育，而血红蛋白的合成不受影响，使红细胞的胞体变大，形成巨幼红细胞。由于红细胞生成速度变慢，以及巨幼红细胞在骨髓内易被破坏，进入血循环的红细胞寿命也较短，从而出现贫血。

维生素 $B_{12}$ 还与神经髓鞘中脂蛋白形成有关，当维生素 $B_{12}$ 缺乏时可导致中枢和外周神经髓鞘受损，出现神经精神症状。

**考点：营养性巨幼细胞性贫血出现神经精神症状的原因**

（二）护理评估

1. 健康史　详细询问孕期的营养状况、胎龄和乳母营养状况，患儿的年龄、喂养、发育情况，辅食添加的时间和种类，饮食习惯。

2. 身体状况

（1）一般贫血表现：起病缓慢，大多呈轻度或中度贫血，患儿皮肤蜡黄，睑结膜、口唇、口腔黏膜、指甲等处苍白。毛发稀疏发黄，颜面轻度水肿，多呈虚胖。常有肝、脾肿大。严重者可有心脏扩大，甚至发生心力衰竭。

（2）神经精神症状：是本病的特征性表现，可出现烦躁不安、易怒等症状。维生素 $B_{12}$ 缺乏表现为表情呆滞，嗜睡，目光发呆，反应迟钝，少哭不笑，智力及动作发育落后甚至倒退。重者可出现不规则震颤、手足无意识运动，甚至抽搐、感觉异常、共济失调、踝阵挛和巴宾斯基征阳性等。

（3）其他：常有食欲缺乏、厌食、恶心、呕吐、腹泻和舌炎等。

✎ **护考链接**

符合营养性巨幼细胞性贫血的表现为（　　　）

A. 反甲　　　　　　　B. 异食癖　　　　　　　C. 血红蛋白减少比红细胞减少明显

D. 神经、精神症状　　　E. 血涂片可见红细胞中央淡染区增大

**分析：** 神经、精神症状是营养性巨幼细胞性贫血的特征性表现。故答案选 D。

3. 心理-社会状况　本病常会影响神经、精神的发育，小儿心理行为发展也可出现异常，有

震颤的患儿不能正常游戏，常出现烦躁、易怒、哭闹。家长担心病情对患儿将来的影响而出现焦虑、内疚等心理活动。

4．辅助检查

（1）血常规：血红细胞数、血红蛋白量均低于正常，红细胞数比血红蛋白量减少更明显，呈大细胞性贫血。血涂片：红细胞大小不等，以大细胞为主，中央淡染区不明显。中性粒细胞分叶过多，网织红细胞、白细胞、血小板计数常减少（图 12-3）。

（2）骨髓象：骨髓增生活跃，以红细胞系增生为主，粒、红系均出现巨幼样变，表现为胞体变大，核染色质粗而松。细胞核的发育落后于细胞质。中性粒细胞、巨核细胞出现核分叶过多，可见巨大血小板。

（3）血清维生素 $B_{12}$ 和叶酸测定：血清维生素 $B_{12}<$ 100ng/L（正常值为 200～800ng/L），血清叶酸<3μg/L（正常值为 5～6μg/L）。

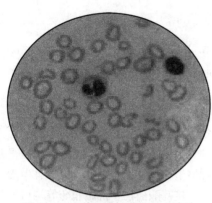

图 12-3　巨幼细胞性贫血的血涂片

**案例 12-2（续）**

该患儿检查血常规：血红蛋白 75g/L，红细胞计数 $1×10^{12}$/L；血涂片：红细胞大小不等，以大细胞为主，颜色加深，中央淡染区缩小。骨髓象：红系增生活跃，中晚幼红细胞比值高，呈巨幼样变，巨核细胞呈分叶过多现象。

**问题：** 2．根据检查结果，初步考虑什么病？并找出诊断的依据。

（三）治疗要点

本病治疗主要是去除病因、加强营养、防治感染、补充维生素 $B_{12}$ 和叶酸。

1．一般治疗　注意营养，及时添加含维生素 $B_{12}$ 和叶酸丰富的辅食，加强护理，防止感染。

2．补充维生素 $B_{12}$ 和叶酸

（1）维生素 $B_{12}$：肌内注射，每次 100μg，每周 2～3 次，连用数周，直至临床症状好转、血象恢复正常为止。

（2）叶酸：口服，每次 5mg，每日 3 次，连续数周到临床症状好转、血象恢复正常为止。

3．其他　重症贫血并发心力衰竭或严重感染时输入红细胞，有明显肌肉震颤时可用镇静剂。

（四）护理诊断/问题

1．营养失调：低于机体需要量　与维生素 $B_{12}$ 和（或）叶酸摄入不足、吸收不良有关。

2．活动无耐力　与贫血致组织器官缺氧有关。

3．有受伤的危险　与肢体或全身震颤及抽搐有关。

4．生长发育改变　与营养不足、贫血及维生素 $B_{12}$ 缺乏，影响生长发育有关。

（五）护理措施

1．补充维生素 $B_{12}$ 和叶酸

（1）调整饮食，改善喂养方法：及时添加含维生素 $B_{12}$ 丰富的食物，如肝、肾、肉类、蛋类、海产品等；给予富含叶酸的食物，如新鲜蔬菜、水果、酵母、谷类、动物的肝、肾等。年长儿纠正偏食、挑食的习惯。指导家长烹调的方法，尤其是叶酸不耐热，一经加热很容易被破坏，所以不可过度加热。

（2）遵医嘱补充维生素 $B_{12}$ 和叶酸：一般用药 2~4 天后患儿精神症状好转、食欲增加，随后网织红细胞上升，2~6 周时红细胞和血红蛋白恢复正常，但神经精神症状恢复较慢。单纯维生素 $B_{12}$ 缺乏时，不宜用叶酸，以免加重神经精神症状。同时口服维生素 C，帮助叶酸的吸收，在恢复期，由于红细胞增加过快，应适当补充铁剂防止发生缺铁性贫血。

2. 注意休息，适当活动　根据患儿的活动耐受情况安排休息与活动。一般不需卧床休息，当严重贫血时应适当限制活动量，协助患儿的日常生活所需。

3. 加强护理，防止外伤　由于维生素 $B_{12}$ 缺乏的患儿可出现全身震颤、抽搐、感觉异常、共济失调等，应严密观察患儿的病情进展。震颤严重的按医嘱给予镇静剂、维生素 $B_{12}$；在上、下门齿之间垫上牙垫或用纱布包裹的压舌板，以防止舌咬伤；限制活动防止发生外伤。

（六）健康教育

1. 预防宣教　向家长宣传营养知识和喂养的科学方法，说明从孕期开始就应注意补充维生素 $B_{12}$ 和叶酸，以增加胎儿体内的贮存量。告诉家长不管是母乳喂养还是人工喂养，都应及时添加富含维生素 $B_{12}$ 和叶酸的辅食。强调饮食要多样化，不能挑食、偏食，对小儿尤其要注意动物性食物的摄入。

2. 健康指导

（1）向患儿家长解释营养性巨幼细胞性贫血的病因、表现特点及治疗。

（2）指导家长加强对患儿的护理，防止发生感染。

（3）指导家长协助病情观察，因为维生素 $B_{12}$ 缺乏可引起动作、智力发育落后甚至是倒退现象，告诉家长要有足够的耐心，加强对患儿的教养和训练，同时平时要注意观察有无震颤、抽搐，如发现，要及时通知医护人员。

（4）指导家长正确用药，让家长了解所用药物的名称、剂量、用法、疗程、注意事项及副作用。

**知识链接**

**血友病**

血友病为一组遗传性凝血功能障碍的出血性疾病，临床上常分为血友病 A（凝血因子Ⅷ缺乏症）和血友病 B（凝血因子Ⅸ缺陷症）两种。其共同的特征是活性凝血活酶生成障碍，凝血时间延长，终身具有轻微创伤后出血倾向，重症患者没有明显外伤也可发生"自发性"出血。

1. 发病特点　大多在 2 岁时发病，发病越早症状越重，反复出血，终身不已。

2. 出血特点　自发或轻微外伤即见渗血不止，甚至持续数天，多为瘀斑、血肿；膝、踝、肘、腕等关节易出血，反复出血可致关节畸形，口鼻黏膜出血也多见。

3. 实验室检查

（1）凝血检查：凝血时间延长（轻型可正常），凝血酶原消耗不良（约占 70% 患者）。

（2）凝血因子：测定异常。

本病为先天性遗传性疾病，尚无根治疗法。目前替代治疗是治疗血友病的有效方法，目的是将患儿缺乏的因子提高到止血水平。所以要加强血友病携带者的检测，对血友病家族中的孕妇进行产前诊断，血友病胎儿应终止妊娠，无疑会降低血友病的发病率。

△　**小　　结**

贫血根据外周血血红蛋白或红细胞数分为四度。营养性缺铁性贫血是由于体内铁缺乏引起的一种小细胞低色素性贫血。临床上以皮肤黏膜渐苍白、疲乏无力、肝脾轻度肿大、异食癖、烦躁或注意力不集中为特征；治疗关键是去除病因和补充铁剂；护理以合理休息、注意饮食、应用铁剂等为主。营养性巨幼细胞性贫血是由于缺乏维生素 $B_{12}$ 和（或）叶酸所引起的一种大细胞性贫血。临床除了有一般的贫血表现外还有特征性的精神神经症状；护理主要是指导喂养、合理休息、补充维生素 $B_{12}$（和）或叶酸等。

## 自 测 题

$A_1$ 型题

1. 营养缺乏性贫血肝脾肿大的原因是
（　　）
   A. 心力衰竭　　　　B. 维生素 $B_{12}$ 缺乏
   C. 铁剂缺乏　　　　D. 蛋白质缺乏
   E. 骨髓外造血

2. 小儿白细胞计数接近成人水平的年龄
是（　　）
   A. 6 岁　　　　　　B. 7 岁
   C. 8 岁以前　　　　D. 8 岁以后
   E. 12 岁

3. 淋巴细胞与中性粒细胞第一次交叉出现于（　　）
   A. 生后 4~6 天　　B. 生后 3 个月
   C. 生后 4~6 岁　　D. 7 岁
   E. 8 岁

$A_2$ 型题

4. 一小儿血红细胞 $2.5 \times 10^{12}$/L，血红蛋白 70g/L，该小儿可能是（　　）
   A. 正常血象　　　　B. 轻度贫血
   C. 中度贫血　　　　D. 重度贫血
   E. 极重度贫血

5. 7 个月患儿，牛乳喂养，未加辅食，近 2 个月面色苍白，食欲低下，经检查诊断为缺铁性贫血。拟用铁剂治疗，下列办法哪项是错误的（　　）
   A. 首选二价铁
   B. 宜在两餐之间服用
   C. 忌与牛奶同服
   D. 忌与维生素 C 同服
   E. 贫血纠正后继续服用 2 个月

6. 9 个月小儿，面黄来诊，诊断为营养性小细胞性贫血，下述处理哪项是不必要的
（　　）

A. 设法增进食欲
B. 口服铁剂
C. 口服维生素 C
D. 肌内注射维生素 $B_{12}$
E. 注意休息，适量活动

7. 8 个月小儿，面黄来诊。自幼母乳喂养，未加辅食，初诊为营养性巨幼红细胞贫血，下述哪项处理最重要（　　）
A. 增加辅助食品
B. 使用维生素 $B_{12}$、叶酸
C. 口服铁剂
D. 口服维生素 C
E. 输血

8. 下列哪项是营养性巨幼细胞性贫血特有的临床表现（　　）
A. 心脏有收缩期杂音
B. 肝、脾轻度增大
C. 口唇苍白
D. 手、足、头不自主震颤
E. 疲乏无力、食欲减退

9. 3 个月婴儿，其红细胞数是 $3.0 \times 10^{12}$/L，血红蛋白量是 110g/L，呈轻度贫血状，检查该婴儿生长发育正常，无其他伴随症状及体征，最可能的诊断应为（　　）
A. 缺铁性贫血
B. 营养性巨幼红细胞贫血
C. 生理性贫血
D. 溶血性贫血
E. 再生障碍性贫血

10. 患儿，3 岁，诊断为缺铁性贫血，血红蛋白为 80g/L，最先考虑的护理诊断是（　　）
A. 活动无耐力
B. 有受伤的危险
C. 有感染的危险

D. 营养失调，低于机体需要量

E. 慢性意识障碍

A₃/A₄型题

（11～13 题共用题干）

1 岁患儿，母乳喂养，未加辅食，约 2 个月前发现患儿活动少，不哭、不笑、面色蜡黄，表情呆滞，手及下肢颤抖检查发现肝、脾增大，血红细胞 $1×10^{12}$/L，血红蛋白 50g/L。

11. 该患儿临床诊断可能为（　　）

A. 营养性缺铁性贫血

B. 感染性贫血

C. 溶血性贫血

D. 营养性巨幼红细胞贫血

E. 失血性贫血

12. 该患儿贫血程度为（　　）

A. 轻度贫血　　　　B. 中度贫血

C. 重度贫血　　　　D. 极重度贫血

E. 溶血性贫血

13. 对该患儿下列处理哪项是错误的（　　）

A. 主要用铁剂治疗

B. 主要用维生素 $B_{12}$ 治疗

C. 预防交互感染

D. 必要时可少量输血

E. 调整饮食，改善喂养方法

（14～16 题共用题干）

某 7 个月男婴，系早产儿，生后牛奶喂养，未加辅食。近 1 个月来面色渐黄。肝肋下 2cm，脾肋下 0.5cm，血红蛋白 80g/L，红细胞 $3.0×10^{12}$/L，红细胞体积小，中央淡染区扩大。

14. 下列措施正确的是（　　）

A. 输血治疗

B. 肌内注射维生素 $B_{12}$

C. 口服叶酸

D. 口服铁剂

E. 口服维生素 C

15. 有利于药物吸收的方法是（　　）

A. 餐前服用　　　　B. 与钙片同服

C. 与橙汁同服　　　　D. 与牛奶同服

E. 与茶同服

16. 用药后的表现为（　　）

A. 1 天内网织红细胞升高

B. 3～4 天网织红细胞上升达高峰

C. 2～3 周后网织红细胞降至正常

D. 血红蛋白与网织红细胞同时增加

E. 临床症状在血象恢复正常 2 个月后好转

（刘雅男）

# 第13章 泌尿系统疾病患儿的护理

**·引言·**

泌尿系统疾病是我国儿童的常见病和多发病,其中以肾小球疾病多见,其次为泌尿系统感染,近年来泌尿系畸形患儿也不少见。本章主要介绍急性肾小球肾炎、肾病综合征及泌尿道感染患儿的护理。

## 第1节 小儿泌尿系统解剖生理特点

**(一)解剖特点**

1. **肾** 小儿的肾相对较大,而且位置较低,且腹壁肌肉薄而松弛,故2岁以下健康小儿肾脏(尤其是右肾)较年长儿容易扪及。

2. **输尿管** 婴幼儿输尿管长而弯曲,管壁肌肉和弹力组织发育不全,易被压扁或扭转而引起梗阻,出现尿潴留而诱发感染。

3. **膀胱** 婴儿膀胱位置较高,充盈时可进入腹腔,故腹部触诊时易触到充盈的膀胱。随着年龄增长膀胱逐渐降入盆腔内。膀胱容量(ml)约为(年龄+2)×30。

4. **尿道** 女婴尿道较短,1~3cm,外口暴露且接近肛门,易受污染引起上行感染。男婴尿道长,5~6cm,但常有包茎,易发生污垢积聚,亦可引起上行细菌感染。

**(二)生理特点**

1. **肾功能** 婴儿肾小球滤过率低,肾小管的重吸收、排泄、浓缩和稀释等功能均不成熟,对水及电解质平衡的调节较差,故易发生水、电解质紊乱及酸中毒等。婴幼儿对药物的排泄功能差,故用药种类和剂量均应慎重选择。

2. **排尿特点**

(1)排尿次数:99%的新生儿在出生后48小时内排尿。生后最初几日每日排尿4~5次,1周后排尿逐渐增加至每日20~25次,1岁时每日排尿15~16次,学龄前和学龄期每日6~7次。

(2)尿量:小儿每日排尿量与饮食、气温、活动量及精神等因素有关。正常婴儿每昼夜排尿量为400~500ml,幼儿为500~600ml,学龄前儿童为600~800ml,学龄儿童为800~1400ml。当学龄儿童每日尿量<400ml,学龄前儿童<300ml,婴幼儿<200ml,即为少尿;若每日尿量<50ml为无尿。

3. **尿液特点**

(1)尿色及酸碱度:正常小儿尿色淡黄,pH为5~7。新生儿出生最初几天尿液较深,稍混浊,放置后有红褐色沉淀,为尿酸盐结晶。婴幼儿尿液在寒冷季节放置后可有盐类结晶析出,呈乳白色,属生理现象。

(2)尿比重:新生儿时较低,为1.006~1.008,以后逐渐增高,1岁后接近成人,为1.011~1.025。

(3)尿蛋白:正常小儿尿中含微量蛋白,蛋白定性为阴性。

**考点:尿液特点** (4)尿沉渣检查:正常情况下,红细胞<3个/高倍视野(HP),白细胞<5个/高倍视野(HP),无管型。12小时尿沉渣计数(Addis计数)红细胞<50万,白细胞<100万,管型<5000个。

# 第 2 节　急性肾小球肾炎

**案例 13-1**

　　患儿，男，5 岁。2 周前曾患扁桃体炎。2 天来晨起眼睑水肿，尿少，食欲缺乏，排洗肉水样小便 2 次，前来就诊。查体：体温 37.9℃，脉搏 85 次/分，呼吸 20 次/分，血压 130/90mmHg，眼睑水肿，尿少，呈洗肉水样，心肺正常，下肢非凹陷性水肿。尿常规：尿蛋白（＋＋），大量红细胞，少量白细胞和管型。以急性肾炎收入院。

**问题：**作为责任护士，如何进行护理评估？护理问题有哪些？其中哪项为首优护理诊断，如何实施护理措施？

## （一）概述

　　1. **概念**　急性肾小球肾炎简称急性肾炎，是不同病原体感染后免疫反应引起的急性弥漫性肾小球损害性疾病。本病多见于各种细菌、病毒感染之后，其中多数为 A 组 β 溶血性链球菌感染所致。该病好发于 5～14 岁小儿，2 岁以下少见，男女之比为 2∶1。临床多有前驱感染，急性起病，以血尿、水肿、蛋白尿、高血压为特点。

　　2. **发病机制**　溶血性链球菌感染之后，抗原抗体结合形成免疫复合物嵌顿在肾小球基底膜，补体激活引起肾小球局部免疫炎症反应，基底膜损伤，出现血尿、蛋白尿、管型尿；同时由于炎症刺激导致肾小球内皮细胞肿胀、增生，肾小球滤过下降，钠、水潴留，产生高血压、水肿、少尿等症状。 考点：急性肾炎的主要病因与病机

## （二）护理评估

　　1. **健康史**　评估患儿发病前 1～3 周有无链球菌感染史，如扁桃体炎、咽炎、猩红热、脓疱疮等。呼吸道感染致肾炎发病为 1～2 周，皮肤感染所致者间隔时间稍长，为 2～4 周。了解水肿开始的时间、发生的部位、尿量的多少及 24 小时排尿的次数等。

　　2. **身体状况**

　　（1）一般表现：起病时常有全身不适、发热、乏力、食欲减退等一般症状，部分患儿可见呼吸道感染或皮肤感染病灶。

　　（2）典型表现：链球菌感染后 1～3 周发病，主要表现为水肿、血尿和高血压及不同程度的肾功能损害。

　　1）水肿少尿：约 70% 患儿以水肿为首发症状。常表现为晨起眼睑及颜面水肿，重者波及全身，呈非凹陷性。水肿同时伴少尿，一般在 1～2 周内水肿逐渐消退，尿量随之增多。

　　2）血尿：起病时均有血尿，轻者仅有镜下血尿，50%～70% 患儿有肉眼血尿。酸性尿时呈浓茶色或烟蒂水样，中性或碱性尿时呈红色或洗肉水样。肉眼血尿多在 1～2 周内消失，镜下血尿持续 1～3 个月或更长时间。并发感染或运动后血尿可暂时加剧。

　　3）高血压：30%～70% 可有高血压，轻中度增高，常为（120～150）/（80～110）mmHg，可伴有头晕、眼花、恶心等，一般在 1～2 周内随尿量增多而降至正常。 考点：急性肾炎典型表现

　　（3）严重表现：少数患儿在起病的 1～2 周内（尤其是第 1 周），可出现下列严重症状，应提高警惕，早期发现，及时治疗。

　　1）严重循环充血：由于水、钠潴留，血浆容量增加所致。轻者仅有呼吸增快，肝大，严重者出现呼吸困难、端坐呼吸、频繁咳嗽、咯粉红色泡沫痰、双肺满布湿啰音、颈静脉怒张、心脏

扩大甚至出现奔马律、肝大而硬、水肿加剧。危重病例可因急性肺水肿于数小时内死亡。

2）高血压脑病：血压骤升 [（150～160）/（100～110）mmHg]，使脑组织血液灌注急剧增多而致脑水肿，患儿出现剧烈头痛、恶心呕吐、复视或一过性失明，甚至惊厥、昏迷等。若能及时控制高血压，脑病症状可迅速消失。

3）急性肾衰竭：急性肾炎患儿在少尿或无尿同时出现暂时性氮质血症、代谢性酸中毒及电解质紊乱等。一般持续 3～5 日，在尿量增多后，病情逐渐好转。

（4）不典型表现

1）无症状肾炎：患儿有尿改变而无临床症状，血清链球菌抗体可增高，补体 C3 降低。

2）肾外症状肾炎：以水肿和（或）高血压起病，严重者以高血压脑病或循环充血症状起病，而尿改变轻微或无改变。

3）肾病综合征肾炎：以大量蛋白尿、低蛋白血症和高胆固醇血症为突出表现。

3. 心理-社会状况　患儿多为年长儿，个性心理及心理社会行为的发展已趋完善，开始注意他人对自己的态度和评价，所以压力源较多。常因医疗上对活动及饮食的严格限制、与家人及伙伴的分离及学习生活的中断等，产生焦虑、抑郁、失望、对抗等心理，表现为情绪低落、烦躁、易怒等。家长因缺乏本病的有关知识，可产生焦虑、自责等心理，表现为烦躁、不知所措、渴望寻求治疗方法，愿意接受健康指导并与医务人员合作。

4. 辅助检查　尿沉渣镜检可见较多红细胞，早期可见白细胞（并非感染），有透明、颗粒、红细胞等多种管型。尿蛋白＋～＋＋＋，与血尿的程度平行。血液检查常见血沉增快，血清抗链球菌抗体增高，补体 C3 降低。少尿期有轻度氮质血症，尿素氮、肌酐暂时升高，肾小管功能正常。

### ✎ 护考链接

　　患儿，男，10 岁。因浮肿、尿少、尿色加深 1 周，烦躁、气促入院。查体：体温 36.6℃，血压 140/85mmHg，端坐呼吸，口唇微绀，心率 110 次/分，两肺底少量细湿啰音，肝肋下 2.5cm，血红蛋白 108g/L，白细胞正常。尿蛋白＋＋，红细胞 20～30 个/HP，白细胞 0～2 个/HP。血尿素氮 5.8mmol/L，血胆固醇 5.2mmol/L，诊断应考虑（　　　）

　　A. 急性肾小球肾炎合并肺炎　　　　　　B. 慢性肾炎急性发作

　　C. 急性肾小球肾炎，循环充血　　　　　D. 肾炎性肾病，合并肺炎

　　E. 病毒性肾炎，合并肺炎

**分析：** 该患儿表现水肿、少尿、血尿及高血压，为急性肾小球肾炎典型表现。现有气促、端坐位呼吸、双肺底少量细湿啰音及肝脏淤血性肿大表现，考虑合并急性循环充血。故答案选为 C。

（三）治疗要点

本病无特异治疗方法，主要是休息、控制钠及水的入量、对症处理及防止严重表现。

1. 控制链球菌感染和清除病灶　常用青霉素、红霉素，避免使用肾毒性药物。

2. 对症治疗　有明显水肿、少尿或高血压及全身循环充血者，应用利尿剂，可选氢氯噻嗪口服，重症用呋塞米静脉注射；血压持续升高，经休息、限制钠水摄入及利尿后不缓解者，给予如硝苯地平和卡托普利口服，高血压脑病首选硝普钠缓慢静脉滴注。

（四）护理诊断/问题

1. 体液过多　与肾小球滤过减少致水、钠潴留有关。

2. 营养失调：低于机体需要量　与水肿、限盐致食欲下降有关。

3. 活动无耐力 与水肿、高血压有关。

4. 焦虑 与医疗性限制、病程长及知识缺乏有关。

5. 潜在并发症：急性肾衰竭、高血压脑病、严重循环充血。

（五）护理措施

1. 减轻及消除水肿

（1）休息：起病 2 周内需卧床休息，避免心力衰竭和减轻肾脏负担。直至水肿消退、血压降至正常、肉眼血尿消失，可下床轻微活动；病后 2～3 个月若离心尿红细胞＜10 个/HP，血沉恢复正常可上学，但仍需避免体育活动；Addis 计数正常后方恢复正常生活。

（2）饮食：给予高糖、高维生素、适量蛋白和脂肪的低盐饮食。起病 1～2 周内，每日食盐 1～2g，水肿消退后每日 3～5g，低盐饮食阶段，可调换饮食口味，用糖醋调料代替食盐，停止进食香蕉、橘子等含钾高的食物。水肿严重、尿少、氮质血症者应限制水和蛋白质的摄入。

考点：休息、饮食护理

（3）准确记录 24 小时出入量：用有刻度的容器准确测量液体量，对无法留尿的患儿，可称量尿布重量估计尿量。为确保尿液不被倒掉或入液量不被遗漏，可在患儿床头放一个醒目的标志作提示。

（4）腰部（肾区）热敷及保暖：每日热敷 1 次，每次 15～20 分钟，因热敷可解除肾血管痉挛，增加肾小球滤过，减轻水肿。

（5）观察并记录患儿水肿变化情况：每日或隔日测体重 1 次，每次测量要在同一时间、用同一体重计测量，最好在早餐前测量。

（6）按医嘱使用利尿药：常用氢氯噻嗪和呋塞米，应用利尿剂前后注意观察患儿体重、尿量及水肿的变化并记录；观察药物起效的时间和不良反应，如氢氯噻嗪口服 60 分钟后开始利尿，呋塞米静脉注射 15 分钟（口服 30 分钟）后开始利尿。口服氢氯噻嗪对胃肠道有刺激，应餐后服用。呋塞米静脉注射后注意观察有无脱水、电解质紊乱如低钾血症、低钠血症等现象。

2. 调整饮食 尿少水肿期要低盐饮食，有氮质血症时要限制蛋白质的入量，每日 0.5g/kg，提供高糖、高维生素饮食以满足小儿机体需要，脂肪要适量，同时限制含钾多的食物如柑橘、香蕉、马铃薯等。尿量增加、水肿消退、血压正常后逐渐过渡到正常饮食。

3. 密切观察病情变化

（1）注意观察尿量、尿色及水肿情况，按医嘱准确留取尿标本送检。若持续少尿甚至无尿，提示可能发生急性肾衰竭，及时报告医生。

（2）监测血压变化，如血压突然升高、剧烈头痛、呕吐、惊厥等，提示可能发生高血压脑病，立即报告医生并配合救治。常用硝普钠，应注意药液要新鲜配制，放置 4 小时后不能再用；整个输液系统须避光，以免药物遇光失效；药液不要漏到血管外，以免引起组织坏死。用药时应严密监测血压，随时调整滴注速度，每分钟不宜超过 8μg/kg，以防发生低血压。

（3）观察患儿呼吸、心率、肝脏大小和精神状态，警惕发生严重循环充血，如患儿出现呼吸困难、不能平卧，应将患儿安置于半卧位、吸氧，并报告医生配合治疗。

4. 缓解焦虑

（1）为患儿创造良好的环境，病室布置应适合小儿心理特点，体现人文关怀，医护人员态度要和蔼、亲切，使患儿在和谐的氛围中接受治疗和护理。

（2）向患儿解释限制活动的原因，避免患儿误认为被惩罚。同时根据患儿年龄特点提供其喜爱的床上娱乐物品，如图书、画报、拼装玩具等，且病房配有电视机，以缓解长时间卧床所致的焦虑。

**（六）健康教育**

向患儿及家长宣传本病是一种自限性疾病，强调休息、限制饮食是控制病情进展的重要措施，尤以前 2 周最为关键。同时说明本病的预后良好，避免或减少链球菌感染是本病预防的关键。出院后 3 个月内限制剧烈活动，定期复查尿常规，随访时间为半年。

# 第 3 节　肾病综合征

**案例 13-2**

患儿，男，6 岁，2 日前颜面水肿，逐渐波及全身，尿量减少而就诊。查体：血压 90/60mmHg，颜面、眼睑高度水肿，心率 80 次/分，肺无啰音，腹饱满，腹水征（＋），阴囊及双下肢凹陷性水肿。尿常规：尿蛋白（＋＋＋＋），红细胞 2～3 个/HP。血清蛋白 23g/L，门诊以"肾病综合征"收入病房。

**问题：** 1. 您作为责任护士，当前的护理诊断有哪些？

　　　　2. 您如何实施护理计划？

　　　　3. 如何对该患儿及家长进行健康教育。

**（一）概述**

1. **概念**　肾病综合征简称肾病，是一组以肾小球基底膜通透性增高为主要病变，导致血浆内大量蛋白从尿中丢失的临床综合征。其临床特点是全身高度水肿、大量蛋白尿、低蛋白血症及高脂血症，即"三高一低"四大特征。

2. **病因及发病机制**　本病病因尚不十分清楚，一般认为与机体免疫功能异常有关。肾病综合征分原发性、继发性和先天性三大类，小儿时期绝大多数为原发性肾病，原发性肾病又分单纯性肾病和肾炎性肾病二型，其中单纯性肾病较多见。

当肾小球滤过膜受损时，其对血浆蛋白的通透性增加，血浆蛋白大量漏出，原尿中蛋白含量增多，超过近曲小管回吸收量，形成大量蛋白尿。大量白蛋白自尿中丢失形成低血蛋白血症。低白蛋白血症，血浆胶体渗透压下降，水分进入组织间隙是造成水肿的主要原因。血浆蛋白低下，肝脏代偿性合成蛋白质时，脂蛋白的合成亦随之增加，导致高脂血症。

**（二）护理评估**

1. **健康史**　评估患儿起病的急缓，有无明显诱因，如感染、劳累等，患儿是否为过敏体质；既往有无相同病史，即是初发还是复发；发病后是否用药治疗及用药反应等。

2. **身体状况**　患儿起病前多有病毒或细菌感染。

（1）单纯性肾病：最多见，发病年龄多为 2～7 岁，起病缓慢，常无明显诱因，主要表现为全身呈凹陷性水肿，始于眼睑，逐渐遍及全身，以颜面、下肢、阴囊为明显，可伴有腹水和胸腔积液。患病初一般状态尚好，继之出现面色苍白、乏力、食欲缺乏、易激惹、嗜睡等，一般无血尿及高血压（图 13-1～图 13-3）。

（2）肾炎性肾病：发病年龄多在学龄期，水肿一般不严重，除具备肾病四大特征外，还有明显的血尿、高血压、血清补体降低和不同程度的氮质血症。

（3）并发症

1）感染：是主要的并发症，由于多用糖皮质激素和（或）免疫抑制剂治疗，导致免疫功能低下，故常合并各种感染，以上呼吸道感染最多见，感染可使病情加重或疾病复发。

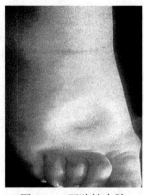

图 13-1 凹陷性水肿

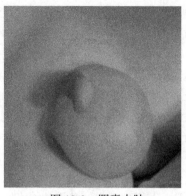

图 13-2 阴囊水肿

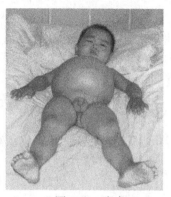

图 13-3 腹水

2）电解质紊乱：长期忌盐、大量使用利尿药、感染、呕吐和腹泻等引起低钠、低钾血症和低钙血症。

3）血栓形成：由于肝脏合成的凝血因子增加，尿中丢失抗凝血酶，高脂血症等原因使低蛋白血症患儿的血液常处于高凝状态，易发生血栓。肾静脉血栓最常见，还可出现下肢深静脉血栓、下肢动脉血栓、肺栓塞、脑栓塞等。

4）低血容量性休克：多见于起病或复发时，或大量应用利尿剂后易出现。

5）急性肾衰竭：多数为低血容量所致的肾前性肾衰竭，少数为肾组织严重的增生性病变引起。

6）生长迟缓：主要见于频繁复发和长期接受大剂量糖皮质激素治疗的患儿。

3. 心理-社会状况 由于病程较长，学龄期患儿因与同伴分离、学习中断易产生焦虑心理，出现抑郁、烦躁等表现，又因长期用肾上腺糖皮质激素治疗引起满月脸、向心性肥胖、多毛等形象的改变会产生自卑心理。年龄较小的患儿主要是分离性焦虑。家长因知识缺乏，对患儿的严重水肿非常担忧，同时担心激素治疗造成的副作用对将来健康有影响，渴望获得相关知识，愿意与医护人员配合。

4. 辅助检查

（1）血液检查：血浆总蛋白及清蛋白明显减少，白/球比例（A/G）倒置；胆固醇或三酰甘油血浓度升高；血沉增快。肾炎性肾病患者可有血清补体 C3 减少，有不同程度的肾功能障碍及氮质血症。

（2）尿液检查：蛋白定性多为＋＋＋～＋＋＋＋，24 小时尿蛋白定量＞0.05～0.1g/kg。肾炎性肾病患儿尿内红细胞可增多。

考点："三高一低"四大特征

✏️ **护考链接**

患儿，男，4 岁，发热、咳嗽 1 周，尿少、浮肿 2 日，尿蛋白：＋＋＋～＋＋＋＋，尿色清，应进行哪些检查较有诊断意义？（ ）

A. 血沉和肾功能
B. 血清蛋白电泳和胆固醇
C. 血沉和抗链球菌溶血素"O"（ASO）
D. 血沉和补体
E. ASO 和补体

**分析：**该患儿 4 岁，感染后起病，表现为水肿、少尿及大量蛋白尿，临床初步诊断为肾病综合征，但需与急性肾小球肾炎来鉴别。故答案选 B。

（三）治疗要点

糖皮质激素为肾病的首选药，效果欠佳者可考虑使用免疫抑制剂。

1. 一般治疗 休息、限制盐的摄入；水肿较重尤其有腹水时，可配合使用利尿剂，多用氢氯噻嗪口服或呋塞米肌内注射；一旦发生感染则应积极选用抗生素控制感染。

2. 肾上腺皮质激素治疗　初始患儿宜采用泼尼松,国内目前多采用中、长程疗法:开始 2mg/(kg·d),最大剂量每日不超过 60mg,分 3~4 次口服,尿蛋白转阴再巩固 2 周后开始减量,改为隔日早餐后顿服,使用 4 周后,每 2~4 周减量一次,每次减 2.5~5mg,直至停药。总疗程:短程疗法为 8 周(国内少用,易复发),中程疗法为 6 个月,长程疗法为 9 个月。

考点:原发性肾病的特效治疗药物

3. 难治性肾病的治疗　对于复发、激素耐药、依赖的患儿常加用免疫抑制剂,常用药物为环磷酰胺,口服疗程 8~12 周,静脉滴注连续 2 天为一个疗程,每 2 周重复一个疗程。此外,也可用长春新碱、环孢素 A、抗凝治疗等。

（四）护理诊断/问题

1. 体液过多　与血浆蛋白减少及钠、水潴留有关。

2. 营养失调:低于机体需要量　与蛋白丢失、消化功能降低致食欲下降有关。

3. 有感染的危险　与水肿及免疫力低下有关。

4. 潜在并发症:药物治疗的副作用。

5. 焦虑　与病程长、学习中断、形象改变及知识缺乏等有关。

（五）护理措施

1. 适当休息　高度水肿和高血压患儿需卧床休息,以减轻心脏和肾脏的负担,但在床上需经常变换体位,以防血管栓塞等并发症。腹水严重时,应采取半坐卧位,缓解患儿呼吸困难症状,使患儿舒适。病情缓解后可逐渐增加活动量,但不可劳累。

2. 调整饮食

（1）重度水肿或高血压患儿应适当限制钠、水的入量,一般不必过分限制,因本病患儿水肿是由于血浆渗透压降低引起,限制钠、水的入量对减轻水肿无明显的作用,且易造成电解质紊乱及食欲低下。

（2）大量蛋白尿期间,应控制蛋白质的摄入量,以每日 2g/kg 为宜,因摄入过量蛋白质可造成肾小球高滤过,加重肾脏负担。

（3）在尿蛋白消失后长期应用糖皮质激素治疗期间,应多补充蛋白质,多食入高生物效价的优质蛋白;为减轻高脂血症,应少食动物脂肪,以植物性脂肪为宜;注意补充富含钾的食物及维生素 D 和钙剂。

3. 预防感染

（1）保护性隔离:首先向患儿及家长解释预防感染的重要性,肾病患儿与感染性疾病患儿分住,病房每日进行空气消毒,严格执行探视管理制度,避免患儿到人多的公共场所。

（2）加强皮肤护理:保持床铺清洁松软,减轻局部压力,如在外踝、足跟、肘部等受压部位衬棉垫,帮助患儿每 1~2 小时翻身一次。注意皮肤清洁、干燥,每日用温水清洗皮肤,擦干后在皮肤皱褶处撒爽身粉,阴囊水肿时可用丁字带托起,防止皮肤破损。帮助患儿勤剪指甲,避免抓伤皮肤。

考点:肾病综合征患儿预防感染的措施

（3）监测体温及白细胞计数:密切注意患儿有无感染表现,如有发热、咳嗽、白细胞计数增高,及时报告医生应用抗生素。

（4）严格执行无菌操作原则,避免医源性感染。重度水肿时尽量少用肌内注射法,以防药物外渗,减少皮肤感染机会。

4. 观察药物疗效及副作用

（1）激素疗效判断:激素治疗期间注意水肿进退、每日尿量、尿蛋白变化及血浆蛋白恢复情况。

　　　　　　　　　**如何判断糖皮质激素的治疗效果**

激素敏感：8 周内水肿消退，尿蛋白转阴。激素耐药：治疗 8 周，尿蛋白仍在 ＋＋ 以上。激素依赖：对激素敏感，但停药或减量后在 2 周内复发，再次用药后尿蛋白转阴，并重复 2 次以上者。复发：尿蛋白转阴，停用激素 4 周以上，尿蛋白又大于 ＋＋ 为复发。

（2）激素副作用：长期应用激素可引起高血压、消化性溃疡甚至上消化道出血、库欣综合征如满月脸、多毛、向心性肥胖、皮肤紫纹、骨质疏松等表现。

（3）应用利尿剂时注意观察尿量，定期查血钾、血钠，尿量过多时应及时与医生联系，防止血容量不足，出现低血容量性休克或静脉血栓形成。

（4）使用免疫抑制剂时，要注意白细胞下降、脱发、胃肠道反应及出血性膀胱炎等，用药期间要多饮水和定期查血象。

**考点：糖皮质激素不良反应**

5. 心理支持及减轻焦虑　关心、爱护患儿，鼓励患儿说出内心感受。指导家长多给患儿心理支持，使其保持良好的情绪。恢复期可组织一些轻松的娱乐活动，适当安排学习，增强信心。对由于形象改变而引起焦虑者，应多给予解释。

（六）健康教育

1. 说明本病的病程长，不正规的用药，易使病情复发，长期用肾上腺糖皮激素治疗可能出现的副作用都是暂时的，使家长及患儿树立信心，配合治疗和护理。

2. 讲解对本病患儿活动及饮食的要求，说明不能剧烈活动，否则病情可加重或复发；饮食虽不过分限制，但高蛋白、高脂饮食，可致病情复发及发生并发症。讲解如何自我观察并发症的早期表现，及时处理。

3. 出院时指导家长做好家庭护理，每半个月随访 1 次，对药物减量方法进行指导，以免造成复发。向患儿及家长说明感染和劳累是造成复发的主要诱因，讲解预防的注意事项，如避免患儿到人多的公共场所，病情缓解后不能参加剧烈活动。患儿预防接种需在病情完全缓解且停用激素 6 个月后方可进行，否则可能引起肾病复发。

**考点：指出肾病综合征易复发的原因**

# 第 4 节　泌尿道感染

（一）概述

1. 概念　泌尿道感染是指病原体直接侵入尿路而引起的感染。临床上可分为上尿路感染（肾盂肾炎）和下尿路感染（膀胱炎或尿道炎）。2 岁以下小儿发病率高，女孩多见。

2. 病因　引起尿路感染的病原体以细菌感染为多，其中绝大多数是革兰氏阴性菌，大肠埃希菌最多。致病菌侵入的途径主要是上行感染，也有经血行、淋巴或直接蔓延感染者，有泌尿道畸形者易反复感染。

**考点：泌尿道感染的常见病原菌及感染途径**

　　　　　　　　　**为什么女孩易发生泌尿道感染**

从泌尿道解剖特点来看，女孩尿道短，尿道外口接近肛门，排便后未擦净肛门而污染内裤，或擦肛门时从后向前擦污染尿道外口，可造成感染；女童穿开裆裤，尿道外口直接与外界接触而感染；异物进入尿道，如泥土、沙子等可引起尿道感染；肠道蛲虫引起的尿道感染；使用尿不湿，导致会阴部潮湿，透气性差，也可造成尿道感染。

## （二）护理评估

1. **健康史** 评估患儿有无抵抗力降低的诱因，如受凉、营养不良及长期用免疫抑制剂等。有无会阴污染、留置导尿管、尿路损伤或异物等易感因素。慢性感染者注意有无泌尿道畸形。

2. **身体状况**

（1）急性尿路感染：新生儿临床表现极不典型，以全身症状为主，可有发热、体温不升、拒奶、腹泻、嗜睡和惊厥等，症状轻重不一，可为无症状菌尿或呈严重的败血症表现。婴幼儿表现也是全身症状为主，以发热最突出，部分患儿可有膀胱刺激征如尿线中断、排尿时哭闹、夜间遗尿等。年长儿表现与成人相似，下尿路感染以膀胱刺激症状如尿频、尿急、尿痛为主，全身症状轻微；上尿路感染多有发热、寒战、腰痛、肾区叩击痛及肋脊角压痛等。

（2）慢性尿路感染：指病程在 6 个月以上，主要是间歇出现上述表现，反复发作者可有贫血、发育迟缓，重症者肾实质损害，出现高血压及肾功能减退。

3. **辅助检查**

（1）尿常规检查：取清晨首次中段尿离心后镜检，白细胞＞5 个/HP，有时脓细胞成堆或有白细胞管型。膀胱炎者可有较多红细胞。

（2）尿细菌学检查：尿培养及菌落计数时取中段尿培养，菌落计数≥$10^5$/ml 可确诊，菌落在 $10^4$～$10^5$/ml 为可疑，菌落≤$10^4$/ml 为污染。尿涂片找菌取新鲜尿 1 滴直接涂片染色，油镜下观察细菌，每个视野≥1 个细菌表明尿中菌落计数≥$10^5$/ml。

（3）肾功能：慢性感染者可有不同程度肾功能损害，以尿浓缩功能受损为主，尿量多、比重低，晚期出现血尿素氮及肌酐升高。

（4）影像学检查：对反复感染或迁延不愈者可检查有无泌尿系畸形和膀胱输尿管反流，常用 B 型超声检查、静脉肾盂造影加断层摄片、排泄性膀胱造影、肾核素造影和 CT 扫描等。

## （三）治疗要点

本病治疗关键是控制感染、祛除病因、缓解症状、防止复发和保护肾功能。一般首选对革兰氏染色阴性杆菌有效的抗菌药物，如上行感染选磺胺类药，连服 7～10 日；全身症状重或血行感染多选用青霉素类、氨基糖苷类或头孢菌素类药物，疗程共 10～14 日。开始治疗后应连续 3 日进行尿细菌培养，若 24 小时后尿培养阴性，表示所用药物有效，否则应按尿培养药敏试验的结果调整用药。

## （四）护理诊断/问题

1. **体温过高** 与感染有关。

2. **排尿障碍** 与泌尿道炎症刺激有关。

3. **知识缺乏**：患儿及家长缺乏有关泌尿系统感染的预防及护理知识。

## （五）护理措施

1. 急性期注意休息，鼓励患儿多饮水，通过增加尿量以冲洗尿路，减少细菌在尿路的停留时间，并促进细菌毒素和炎症分泌物的排出。给易消化富营养的流质或半流质饮食，高热者给予物理降温。

2. 尿路刺激症状明显者，可应用山莨菪碱（654-2）等抗胆碱药解痉止痛，提供合适的排尿环境，因患儿有尿急、尿频的表现，故要将患儿安排在离厕所较近的床位或将便器放在易取的位置，并做好消毒和消臭的处理。观察患儿排尿频率、尿量、排尿时的表情及尿液性状并记录。

3. 按医嘱取尿培养标本时，要做到无菌操作。若 30 分钟未留到尿液，需再次消毒。由于细菌在尿液中繁殖很快，标本要在 30 分钟内送检，否则应放在 4℃冰箱内保存。

考点：泌尿道感染的典型临床表现

## （六）健康教育

1. 勤给患儿换尿布，尿布用开水烫洗、晒干。

2. 保持会阴部清洁，尽早穿合裆裤，大便后清洗臀部时要自前向后擦洗，以减少尿道口的污染，每日冲洗会阴部1～2次，清洗时要自前向后擦洗。

3. 解释取中段尿标本时，洗净外阴并进行消毒的目的是防止细菌污染尿液，干扰检查结果，指导家长配合取尿。

4. 出院时对家长说明出院后的随访时间和次数，一般急性感染疗程结束后每月随访1次，做中段尿培养，连续3个月，如无复发可认为治愈，反复发作者每3～6个月复查1次，共2年。

## 小　结

急性肾小球肾炎是泌尿系统最常见的疾病，多继发于链球菌感染后。主要表现为水肿、少尿、血尿和高血压，重者可合并严重循环充血、高血压脑病、急性肾衰竭。肾病综合征的发病仅次于急性肾炎，临床具有高度水肿、大量蛋白尿、低蛋白血尿、高脂血症四大特征。泌尿道感染的发病仅次于前两种，位居第三。无论是急性肾炎、还是肾病综合征或泌尿系感染，均需全面评估致病因素，提出护理诊断，确定护理目标，并针对体液过多、潜在并发症、排尿异常的护理诊断采取有效的护理措施，如强调休息、按医嘱用药、调整饮食、预防感染、避免药物副作用等。同时，加强对家长及患儿的健康教育，告知休息和饮食的重要性，特别是肾病患儿需定期随诊，不能随意将激素减量或停药。

## 自测题

$A_1$型题

1. 急性肾炎患儿恢复上学的标准是（　　）

A. 尿常规正常　　B. 血沉正常

C. 血压正常　　　D. Addis 计数正常

E. 血尿消失

2. 肾病综合征患儿用激素治疗的减量阶段饮食宜选用（　　）

A. 高蛋白　　　B. 高糖

C. 高脂肪　　　D. 低钾

E. 低钙

3. 泌尿系感染途径多是（　　）

A. 血行感染　　B. 下行感染

C. 上行感染　　D. 直接蔓延

E. 淋巴感染

4. 学龄儿童少尿的标准为每昼夜少于（　　）

A. 100ml　　　B. 300ml

C. 200ml　　　D. 400ml

E. 500ml

5. 小儿无尿是指每昼夜尿量少于（　　）

A. 30ml　　　B. 80ml

C. 50ml　　　D. 120ml

E. 100ml

6. 不属于急性肾小球肾炎的临床特点是（　　）

A. 水肿　　　　B. 低蛋白血症

C. 血尿　　　　D. 尿少

E. 高血压

7. 原发性肾病综合征最主要病理生理改变为（　　）

A. 水肿　　　　B. 大量蛋白尿

C. 高胆固醇血症　D. 低蛋白血症

E. 氮质血症

$A_2$型题

8. 患儿，男，10岁。以急性肾小球肾炎收入院，目前血压140/95mmHg，昨日尿量300ml，今日主诉头痛、眩晕、恶心、眼花，应考虑（　　）

A. 电解质紊乱　　B. 颅内出血

C. 脑疝　　　　D. 高血压脑病

E. 脑积水

9. 患儿，男，6岁。因颜面水肿2周以"肾病综合征"收住院。现患儿阴囊皮肤薄而透明，水肿明显，对该患儿首要的护理措施是（　　）

A. 绝对卧床休息

B. 高蛋白饮食

C. 严格控制水的入量

D. 保持床铺的清洁、柔软

E. 用丁字带托起阴囊并保持干净

10. 患儿，男，10岁，诊断为肾病综合征2年，激素治疗尿蛋白转阴，但一年内蛋白反复至＋＋＋以上3次，治疗应考虑选用（　　）

A. 免疫抑制剂

B. 中药

C. 中药＋免疫抑制剂

D. 中药＋利尿剂

E. 激素＋免疫抑制剂

11. 患儿，男，7岁，因尿少、浮肿、肉眼血尿诊断为急性肾小球肾炎入院，入院当天出现头痛、呕吐、惊厥1次，嗜睡，眼眶周围见针刺状出血点，此时最可能的并发症是（　　）

A. 癫痫　　　　B. 高血压脑病

C. 急性肾衰竭　D. 心力衰竭

E. 败血症

12. 患儿，女，6岁，因尿频、尿急、尿痛就诊，无发热，腰酸，尿常规：白细胞满视野，红细胞3～5个/HP，血沉正常，C-反应蛋白阴性，应考虑（　　）

A. 上尿路感染　B. 下尿路感染

C. 尿频综合征　D. 肾结核

E. 出血性膀胱炎

A₃型题

（13～15题共用题干）

患儿，男，8岁，浮肿5日，尿少、肉眼血尿2日入院。2周前，患化脓性扁桃体炎，用青霉素治疗5日。体检：眼睑、双下肢浮肿，呈非凹陷性，血压120/90mmHg，尿蛋白＋＋，红细胞满视野，白细胞8～10个/HP，少量红细胞管型，肾功能正常。

13. 下列哪一种诊断较符合患儿的病情（　　）

A. 药物性肾炎

B. 急性链球菌感染后肾炎

C. 急性肾盂肾炎

D. IgA肾炎

E. 肾炎性肾病

14. 进一步需做哪项检查对诊断有意义（　　）

A. 血沉和抗链球菌溶血素"O"的测定

B. 抗链球菌溶血素"O"和补体的测定

C. 胆固醇和蛋白电泳的测定

D. 肾脏B超

E. 中段尿培养

15. 入院后可采取下列治疗措施但除外（　　）

A. 低盐饮食　　B. 卧床休息

C. 应用利尿剂　D. 青霉素治疗

E. 高蛋白饮食

（王建磊）

# 第14章 神经系统疾病患儿的护理

宝宝"感冒"了，妈妈带去看医生，医生却说是"脑膜炎"，非需住院不可。小家伙被抽了很多血，又做腰穿，妈妈的心揪得难受，日夜不安，担心宝宝智力会受损害。让我们学习本章内容，用科学知识帮助宝宝早日康复，解除妈妈的担心与烦恼。

## 第1节 小儿神经系统解剖生理特点

（一）概述

1. 脑、脊髓 小儿出生时脑皮质细胞数已与成人相同，出生时新生儿大脑重量370g，占体重的10%～12%，3个月形成脑神经髓鞘，4岁后形成周围神经髓鞘，所以婴幼儿对外来刺激反应慢且易泛化，遇强刺激时容易发生昏迷或惊厥。儿童对缺氧的耐受性较成人差。小儿出生时脊髓末端位于第3～4腰椎水平，4岁时上移到第1～2腰椎间隙，故对小儿行腰椎穿刺时进针位置要低，以第4～5腰椎间隙为宜（图14-1），4岁以后同成人。

2. 脑脊液 腰椎穿刺取脑脊液检查是诊断颅内感染和蛛网膜下腔出血的重要依据。新生儿脑脊液量少，压力低，以后逐渐增多，压力升高。正常脑脊液外观透明，压力为0.69～1.96kPa，细胞数为（0～10）×$10^6$/L，蛋白量为200～400mg/L，氯化物为118～128mmol/L，糖含量为2.8～4.5mmol/L。

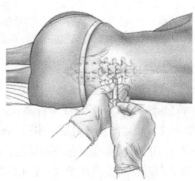

图14-1 腰椎穿刺

考点：4岁以内小儿腰椎穿刺的部位

考点：出生时即存在的永久反射有哪些

3. 神经反射

（1）出生时即存在终身不消失的反射：角膜反射、结膜反射、瞳孔反射、咽反射及吞咽反射等。这些反射减弱或消失均提示神经系统有病理改变。

### ✎ 护考链接

$A_1$型题

小儿出生时就存在，永不消失的神经反射是（　　　）

A. 吸吮反射　　　　B. 觅食反射　　　　C. 拥抱反射
D. 吞咽反射　　　　E. 握持反射

分析：出生时即存在终身不消失的反射有角膜反射、结膜反射、瞳孔反射、咽反射及吞咽反射等。故答案选D。

（2）出生时存在以后逐渐消失的反射：拥抱反射、觅食反射、吸吮反射、握持反射、颈肢反射等。出生时存在，生后3～6个月消失。这些反射若在新生儿时期减弱或到该消失时仍存在均为病理状态。

（3）出生时不存在以后逐渐出现的永久反射：提睾反射、腹壁反射、各种腱反射。新生儿时期不易引出，到1岁时才稳定。这些反射该出现时引不出或减弱则为异常。

（4）病理反射：检查、判断方法与成人相同，正常2岁以内婴儿可呈现巴宾斯基征（Babinski）阳性，2 岁后继续阳性，提示锥体束病变。

（5）脑膜刺激征：包括颈强直、凯尔尼格征（Kering）征、布鲁津斯基（Brudzninski）征。布鲁津斯基征、凯尔尼格征等因小儿屈肌张力高，故生后 3～4 个月表现阳性时无病理意义。

# 第 2 节　化脓性脑膜炎

**案例 14-1**

患儿，男，16 个月，平时体弱多病，特别爱感冒。最近几天咳嗽、流涕、发热，在社区医院按急性上呼吸道感染治疗。上午因反复呕吐、突然双眼凝视、肢体抽搐，家长恐慌抱患儿入院。查体：表情淡漠，前囟膨隆有搏动，颈抵抗、布鲁津斯基征、凯尔尼格征阳性。辅助检查：白细胞 $22 \times 10^9$/L，中性粒细胞 0.91，红细胞 $3.7 \times 10^{12}$/L，血红蛋白 92g/L，脑脊液外观为米汤样，白细胞数为 $4700 \times 10^6$/L，检菌阴性，蛋白定量 20g/L。临床诊断：①化脓性脑膜炎；②轻度贫血（营养性）。

**问题：** 1. 你能说出临床诊断的依据吗？
　　　　2. 该患儿存在哪些护理问题？

**（一）概述**

1. **概念**　化脓性脑膜炎是由各种化脓性细菌感染引起的脑膜炎症。婴幼儿时期多见，病死率 5%～15%，约有 1/3 幸存者留有神经系统后遗症。6 个月以下婴儿患本病预后更为严重。

2. **病因与发病机制**　本病的病原体与年龄有关。新生儿及 2 个月以下的小婴儿，致病菌多为革兰阴性杆菌和金黄色葡萄球菌，最常见的是大肠埃希菌；3 个月至儿童期以流感嗜血杆菌、脑膜炎奈瑟菌、肺炎链球菌为主；12 岁以上患儿以脑膜炎奈瑟菌、肺炎链球菌为最常见。细菌大多由呼吸道侵入，也可由皮肤、黏膜或新生儿脐部侵入，经血行到达脑膜引起脑膜和脑组织的炎性改变。少数化脓性脑膜炎可因患乳突炎、中耳炎或头颅骨折时，细菌直接侵入到脑膜所致。此外若出现颅脑外伤、脑脊髓膜膨出等情况时，细菌可通过与颅腔存在的直接通道进入蛛网膜下腔造成脑膜炎症。

**考点：** 不同年龄化脓性脑膜炎的病原体

**护考链接**

$A_1$ 型题
2 个月以下婴儿化脓性脑膜炎最常见的病原体是（　　　）
A. 呼吸道合胞病毒　　　　B. 肺炎双球菌　　　　C. 大肠埃希菌
D. 溶血性链球菌　　　　E. 轮状病毒

**分析：** 新生儿及 2 个月以下的婴儿患化脓性脑膜炎时，致病菌多为革兰阴性杆菌和金黄色葡萄球菌，最常见的是大肠埃希菌；3 个月至儿童期以流感嗜血杆菌、脑膜炎奈瑟菌、肺炎链球菌为主；12 岁以上患儿以脑膜炎奈瑟菌、肺炎链球菌为最常见。故答案选 C。

**（二）护理评估**

1. **健康史**　多急性起病，部分患儿病前有上呼吸道或消化道感染史，新生儿要评估有无脐部感染史。

2. **身体状况**　90%的病例在生后 1 个月至 5 岁发病，1 岁以下是患病高峰年龄。一年四季均有发生。

（1）暴发型：多由脑膜炎奈瑟菌引起，患儿起病急，有发热、头痛、呕吐、烦躁、抽搐，脑膜刺激征阳性。皮肤迅速出现出血点或瘀斑，有意识障碍、血压下降、弥散性血管内凝血、进行性休克的症状，治疗不及时 24 小时内死亡。

（2）亚急型：发病前数日常有呼吸道或胃肠道感染史，病原菌多为肺炎链球菌、流感嗜血杆菌。典型表现为头痛、发热、意识逐渐改变，烦躁或精神委靡、嗜睡直至惊厥、昏迷。神经系统可出现脑膜刺激征（颈项强直、布鲁津斯基征、凯尔尼格征）阳性，颅内压增高（剧烈头痛，频繁呕吐呈喷射状、婴儿前囟饱满、颅缝增宽，甚者发生脑疝）等表现。

3个月以下尤其是新生儿起病隐匿，常因缺乏典型的症状和体征而被忽略。病原菌多为大肠埃希菌和葡萄球菌。表现为体温升高或降低，面色青灰，吸吮力差，拒乳、呕吐、哭声高尖，不典型性惊厥发作（两眼凝视、面肌抽动、眼皮跳动、口部吸吮或咀嚼动作及呼吸暂停、肢体强直）。神经系统表现为嗜睡、前囟饱满膨隆，头围增大或颅骨缝裂开，使颅内压增高和脑膜刺激征不明显。

考点：化脓性脑膜炎的典型表现

（3）并发症

1）硬脑膜下积液：发生率较高，1岁以下婴儿多见。常规治疗48～72小时后，脑脊液好转，但发热、意识改变、颅内压增高等表现无改善，或在症状体征逐渐好转时病情又出现反复应首先怀疑本病的可能性。

2）脑积水：由脑膜炎症造成的脑脊液循环障碍所致，表现为头颅进行性增大，颅缝裂开，患儿额大面小，眼呈落日状，头颅"破壶音"和头皮静脉扩张（图14-2）。

3）脑室管膜炎：主要发生在治疗被延误的婴幼儿，经抗生素治疗后发热、惊厥等症状持续存在，颈强直逐渐加重，脑脊液检查结果始终异常，易造成较高的死亡率和致残率。

4）其他：炎症可导致各种神经功能障碍，如脑神经受累造成的耳聋、失明、面瘫，脑实质病变产生瘫痪、智力低下等。

3. 心理-社会状况　本病病情严重，家长多担心疾病会危及生命及留有后遗症，应注意评估家长对本病的认知程度、焦虑或恐惧程度及应对方式。

4. 辅助检查

（1）血常规：白细胞总数增高，可达（20～40）×10⁹/L，以中性粒细胞为主。

（2）脑脊液检查：是确诊本病的重要依据。典型表现为压力增高、外观呈混浊、白细胞数达 $1000×10^6/L$ 以上，以中性粒细胞为主，糖和氯化物含量下降，蛋白质增多，涂片和细菌培养可进一步明确病因（表14-1）。

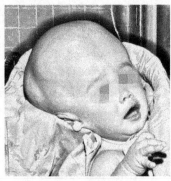

图14-2　脑积水患儿

考点：化脓性脑膜炎的血常规及脑脊液检查典型表现

表14-1　不同病原体引起的脑膜炎脑脊液的鉴别

| 类型 | 压力（kPa） | 外观 | 白细胞（×10⁶/L） | 蛋白（g/L） | 糖（mmol/L） | 氯化物（mmol/L） |
|---|---|---|---|---|---|---|
| 正常 | 0.69～1.96 | 清 | 0～10 | 0.2～0.4 | 2.8～4.5 | 117～127 |
| 化脓性脑膜炎 | 增高 | 混浊脓性 | 数百至数千以中性粒细胞为主 | 增高 | 明显减少 | 多数降低 |
| 结核性脑膜炎 | 增高 | 毛玻璃样 | 数十至数百，以淋巴细胞为主 | 增高 | 减少 | 降低 |
| 病毒性脑膜炎 | 正常或增高 | 多清 | 正常至数百，以淋巴细胞为主 | 正常或稍高 | 正常 | 正常 |

（三）治疗要点

1. 抗生素治疗　本病病情严重，进展迅速，治疗时应及时采用可通过血脑屏障的抗生素，原则是联合、早期、足量、足疗程、静脉给药，力争在用药 24 小时内将脑脊液中致病菌杀灭。在病原菌未查明之前，目前主张选用第三代头孢菌素，如头孢曲松钠或头孢噻肟钠。待病原菌明确后再根据药物敏感试验结果选用敏感的抗生素。

用药疗程：流感嗜血杆菌、肺炎链球菌引起的脑膜炎应由静脉滴注用药 10～14 日；脑膜炎奈瑟菌用药 7 天；革兰氏阴性杆菌和金黄色葡萄球菌疗程应在 21 日以上。有并发症者应延长给药时间。

2. 肾上腺皮质激素治疗　肾上腺皮质激素能抑制多种炎性因子的产生，降低毛细血管的通透性，使脑水肿和颅内高压症状得以减轻，并利于退热。一般选用地塞米松 0.6mg/（kg·d），分 4 次静脉注射，一般连续用 2～3 日，过长使用并无益处。

3. 并发症治疗

（1）硬脑膜下积液：大量液体积聚可使颅内压增高，还可压迫损伤脑组织，影响远期预后，采用硬膜下反复穿刺的方法（放液量每次每侧 15ml 以内），多数患儿的积液可逐渐减少而治愈。

（2）脑室管膜炎：采用侧脑室穿刺引流减压，同时还可选用适宜的抗生素行脑室内注药。

（3）脑积水：可行正中孔粘连松解、导水管扩张、脑脊液分流手术进行治疗。

4. 对症治疗　降低颅内压，高热者给予物理降温，惊厥者给予镇静，保持呼吸道通畅。

（四）常见护理诊断/问题

1. 体温过高　与细菌感染有关。

2. 疼痛　与颅内压增高有关。

3. 有受伤的危险　与惊厥发作、偏瘫有关。

4. 潜在的并发症：脑疝。

（五）护理措施

1. 维持正常体温　保持病室温度在 18～22℃，湿度在 55%～65%。监测体温每 4 小时 1 次，鼓励患儿多饮水，必要时给予静脉补液。当体温超过 38.5℃时，应及时给予物理降温（头枕冰袋、温水浴）或药物降温处理，在 30 分钟内使体温降至正常水平，以减少大脑的耗氧量，防止惊厥。遵医嘱定时给予抗生素。做好口腔护理，每日 2～3 次。

2. 降低颅内压

（1）防止颅内压增高：病室应尽量保持安静，避免光线刺激，患儿可采取侧卧位，将床头抬高 15°～30°利于静脉回流，以减轻头痛；防止呕吐物吸入呼吸道，各项护理操作最好集中进行，避免多次刺激。

（2）按医嘱用药：应用 20% 甘露醇先缓慢静脉推注后静脉滴注，降低颅内压，注意药物不要漏出血管外，避免刺激局部引起水肿。静脉输液的速度不宜过快，以免加重脑水肿。

（3）密切观察病情变化：观察患儿的生命体征及面色、神志、瞳孔、囟门等变化，15～30 分钟巡视病房一次，定时监测生命体征及神志、瞳孔的变化，做好急救准备工作。如患儿出现意识障碍、囟门紧张、瞳孔扩大、频繁呕吐、肢体发紧等惊厥先兆说明有脑水肿；若出现呼吸节律不规则、瞳孔忽大忽小、对光反射迟钝、血压增高则说明出现脑疝，遵医嘱及时给予镇静、脱水、利尿等抢救措施。

**考点**：颅内压增高的护理要点

✎ **护考链接**

A₂ 型题

患儿，男，11 个月，出现喷射性呕吐，前囟饱满，诊断为化脓性脑膜炎，其不正确的护理措施为（　　）

A. 严密观察患儿生命体征及瞳孔的变化　　　B. 保持室内安静，避免一切刺激

C. 将患儿头肩抬高15°～30°，侧卧位　　　D. 给予甘露醇治疗

E. 增加补液量

**分析：** 颅内压增高宜脱水利尿减轻脑水肿，不宜增加补液量，静脉输液宜慢，防止出现更严重的脑疝。故答案选 E。

---

3. 保证足够的营养供应　满足患儿机体对能量的要求，维持水、电解质平衡；对呕吐频繁者，可根据个体情况，采取静脉补液的方式维持液体量与能量的摄入。

4. 加强安全保护　惊厥发作时防止坠床、舌咬伤，将患儿头偏向一侧，及时清理呕吐物，保持呼吸道通畅，避免窒息，必要时应给予镇静剂。

### （六）健康教育

主动向患儿家长介绍病情、用药原则及护理方法，使其主动配合。为患儿制订相应的功能训练计划促进其恢复，指导家长具体的护理措施，减少后遗症的发生。

1. 指导昏迷患儿家长观察患儿呼吸、脉搏、神志等情况，示范帮助患儿翻身及清洁皮肤、口腔、鼻腔等操作，指导患儿家长在患儿臀部及骨突出部位下面垫海绵垫防止发生压疮。

2. 行腰椎穿刺的患儿，穿刺前向家长说明检查脑脊液的目的及安全性，穿刺后嘱家长让患儿去枕平卧 4～6 小时，防止发生头痛。硬脑膜下积液需穿刺放液的患儿，应向家长解释其治疗意义，消除家长恐惧心理。术后让患儿平卧 1 小时，注意观察术后反应。

3. 指导家长对恢复期患儿继续观察是否发生并发症及后遗症，如每日测量头围，观察患儿的反应和肢体活动情况，如有异常及时复诊。对有后遗症的患儿，积极进行各种功能训练，以减轻后遗症。

4. 预防化脓性脑膜炎，首先预防细菌引起的上呼吸道感染，同时注意皮肤、黏膜、脐部的清洁护理，防止感染。

# 第3节　病毒性脑膜炎、脑炎

### （一）概述

1. 概念　病毒性脑膜炎、脑炎是由多种病毒引起的中枢神经系统急性感染性炎症，主要侵袭脑膜则临床表现为病毒性脑膜炎；若病变主要累及脑实质则以病毒性脑炎为特征；若病毒侵犯脑膜同时亦侵犯脑实质则形成脑膜脑炎。

2. 病因与发病机制　多种病毒均可引起脑炎、脑膜炎，80%为肠道病毒，主要为柯萨奇病毒、埃可病毒等；其次是虫媒病毒、腮腺炎病毒、疱疹病毒等。本病多为散发，暴发流行罕见，多具有自限性。

病毒通过两种途径侵犯中枢神经系统，一种为血行播散，病毒通过呼吸道、肠道等途径侵入人体，进入血流后侵犯各脏器，形成病毒血症，病毒进一步繁殖，通过血脑屏障侵犯脑膜及脑实质。另一种途径为病毒直接侵犯中枢神经系统。如单纯疱疹病毒经嗅神经直接侵入脑部，导致神经系统的炎症。

**考点：** 病毒性脑膜炎的主要病因

### （二）护理评估

1. 健康史　了解患儿近 1～3 周有无消化道及呼吸道感染史，有无接触动物或被昆虫叮咬史，以及其他病毒感染史；预防接种史；社会流行情况等。

2. 身体状况

（1）病毒性脑膜炎：起病急，患病前多有上呼吸道及胃肠道感染史，表现为发热、恶心、呕

吐、软弱、嗜睡。婴儿哭闹烦躁、易激惹。年长儿常诉头痛。但意识清楚，无惊厥，可有颈项强直等脑膜刺激征。病程多在1～2周，有自限性，预后良好，多无并发症。

（2）病毒性脑炎：发热为首发症状，随后出现不同程度意识障碍、惊厥及颅内压增高。

1）前驱症状：一般为全身感染症状如发热、头痛、呕吐、腹泻、疲倦多睡等。

2）中枢神经系统表现：①意识障碍：轻者表情淡漠、反应迟钝、嗜睡或烦躁，重者谵妄、昏迷；②惊厥：多表现为全身性抽搐，严重者可呈惊厥持续状态；③颅内压增高：头痛、呕吐、婴儿前囟饱满，若出现呼吸节律不规则，或瞳孔不等大，要考虑颅内高压并发脑疝可能性；④运动功能障碍：中枢神经系统由于受损部位的不同，可出现偏瘫、单瘫、不自主运动、共济失调等；⑤精神障碍：病变累及额叶底部、颞叶边缘系统，可发生幻觉、狂躁、失语，以及定向力、计算力与记忆力障碍等精神情绪异常。

3）病程：一般为2～3周，多数完全恢复，但少数遗留癫痫、肢体瘫痪、智力倒退等后遗症。

**考点：** 病毒性脑膜炎、脑炎的主要表现

### ✎ 护考链接

$A_2$ 型题

患儿，男，5岁，一周前流涕。继之高热、头痛、嗜睡、意识清楚、脑膜刺激征阳性。口唇有疱疹。白细胞正常。实验室检查脑脊液基本正常。首先应考虑（　　）

A. 结核性脑膜炎　　　B. 化脓性脑膜炎　　　C. 病毒性脑膜炎
D. 脑脓肿　　　　　　E. 病毒性脑炎

**分析：** 发热、头痛、脑膜刺激征阳性是各种脑膜炎的共有表现，但脑脊液检查可反映不同病原体引起的脑膜炎，只有病毒性脑膜炎时脑脊液检查基本正常。故答案选C。

3．**心理-社会状况**　重症脑炎容易发生急性期死亡或后遗症，患儿家长出现焦虑和恐惧。

4．**辅助检查**

（1）脑脊液检查：外观清亮，压力正常或增高。白细胞总数轻度增多，早期以中性粒细胞为主，后期以淋巴细胞为主。蛋白质轻度升高，糖和氯化物在正常范围之内。

（2）病原学检查：部分患儿取脑脊液进行病毒分离及特异性抗体检测均为阳性。恢复期血清特异性抗体滴度高于急性期4倍以上有诊断价值。

（3）脑电图：病程早期脑电图即出现慢波，提示脑功能异常。

**（三）治疗要点**

（1）药物治疗：抗病毒治疗常选用阿昔洛韦，每次5～10mg/kg，每8小时1次。或其衍生物更昔洛韦，每次5mg/kg，每12小时1次。主要对单纯疱疹病毒作用最强，对其他如水痘-带状疱疹病毒、巨细胞病毒、EB病毒也有抑制作用。两种药物均需连用10～14天，静脉滴注给药。由柯萨奇病毒或埃可病毒引起的病毒性脑膜炎一般采用激素地塞米松静脉滴注控制炎性反应。

（2）对症治疗：由于本病呈自限性，急性期正确的支持与对症治疗，是保证病情顺利恢复、降低病死率和致残率的关键。如降温、控制惊厥（可选地西泮、苯妥英钠等）、降低颅内压（用甘露醇、呋塞米等脱水剂）；卧床休息，供给充足的营养；也可给胞磷胆碱、维生素 $B_6$、维生素E、吡拉西坦等促进脑细胞代谢的药物。

**（四）护理诊断/问题**

1．**体温过高**　与病毒血症有关。

2．**急性意识障碍**　与脑实质炎症有关。

3．**躯体移动障碍**　与昏迷、瘫痪有关。

4. 营养失调：低于机体需要量　与摄入不足有关。

5. 潜在并发症：颅内压增高。

（五）护理措施

1. 高热护理　监测体温，观察热型及伴随症状。体温上升阶段，寒战时注意保暖；发热持续阶段，体温超过 38.5℃时给予物理降温或药物降温；降低大脑耗氧量，退热阶段及时更换汗湿衣物，防止受凉。评估患儿有无脱水症状，保证摄入足够的液体量。

2. 昏迷患儿的护理　保持呼吸道通畅，头偏向一侧，及时吸痰、排痰，必要时行气管切开或使用人工呼吸机；每 2 小时翻身一次，防止压疮的发生；可抬高床头 30°，利于静脉回流，降低颅内压；密切观察瞳孔和呼吸，防止因移动体位致脑疝形成和呼吸骤停；尽早给予鼻饲，保证热量供应；保持镇静，因任何躁动不安均能加重脑缺氧，可使用镇静剂。

3. 促进肢体功能尽快恢复

（1）细心的生活护理：协助患儿做好洗漱、进食、大小便、个人卫生等生活护理。对于清醒的患儿，要更多关心，经常交流，促进其语言功能的恢复。

（2）恢复肢体功能：保持瘫痪肢体处于功能位置；及早进行肢体肌肉按摩及伸缩运动；对恢复期患儿鼓励和协助其进行肢体的主动功能锻炼，活动时要循序渐进，加强保护措施，防止碰伤等意外。

4. 饮食指导　进食清淡、易消化的食物，如瘦肉稀饭、面条、果汁、青菜汤等。

5. 密切观察病情变化　观察体温、脉搏、呼吸、血压、瞳孔大小。如患儿出现烦躁不安、意识障碍，头痛、呕吐，婴儿前囟饱满、颅缝增宽等应考虑颅内压增高；如发生呼吸不规则、两侧瞳孔不等大、对光反射迟钝，提示脑疝及呼吸衰竭。出现上述情况及时通知医生，尽快处理。

**考点：**颅内压增高、脑疝的特征

（六）健康教育

向患者介绍病情及治疗护理过程，说明本病大多在 2～3 周内可以恢复。若伴发脑炎可能出现后遗症，如偏瘫、失语、学习障碍和癫痫发作等，指导家长作好智力训练和瘫痪肢体功能训练的方法。指导预防措施，主要是注意小儿个人卫生，预防呼吸道、消化道感染，注意避免蚊虫叮咬，以防发生本病。

## 小　结

小儿年龄不同神经反射的特点也不同，婴幼儿腰穿位置为第 4～5 腰椎间隙。引起化脓性脑膜炎的细菌与患儿的年龄有关，新生儿及 2 个月以下的小婴儿，多为大肠埃希菌和金黄色葡萄球菌；3 个月至儿童期以流感嗜血杆菌、脑膜炎奈瑟菌、肺炎链球菌为主。化脓性脑膜炎主要表现是发热、头痛、呕吐、烦躁、嗜睡、惊厥、脑膜刺激征尤其以脑脊液化脓性改变为特征，脑脊液检查是确诊本病的重要依据。颅内压增高的护理要点是：取侧卧位，头肩抬高 15°～30°利于静脉回流，防止窒息；按医嘱应用 20%甘露醇静脉注射降低颅内压；密切观察，及时发现脑疝症状并处理。病毒性脑膜炎、脑炎 80%由肠道病毒引起。病毒性脑炎较重，表现为发热、意识障碍、精神障碍、惊厥及颅内压增高等，抗病毒治疗多用阿昔洛韦。

## 自 测 题

A₁型题

1. 2 个月正常婴儿不存在的神经反射是（　　）

　A. 拥抱反射　　　B. 角膜反射

　C. 觅食反射　　　D. 提睾反射

　E. 吸吮反射

2. 可出现在化脓性脑膜炎脑脊液检查结果中的是（　　）

　A. 外观清亮　　　B. 糖含量正常

　C. 淋巴细胞大量增多

　D. 蛋白质明显增多　E. 氯化物含量正常

3. 病毒性脑膜炎患儿的脑脊液检查结果中可出现（　　）

　A. 外观混浊　　　B. 压力降低

　C. 细胞数减少　　D. 蛋白质明显增高

　E. 糖和氯化物正常

4. 新生儿化脓性脑膜炎最常见的致病菌是（　　）

　A. 葡萄球菌　　　B. 肺炎双球菌

　C. 大肠埃希菌　　D. 脑膜炎奈瑟菌

　E. 铜绿假单胞菌

A₂型题

5. 患儿，女，2 个月。体检示：角膜反射灵敏，腹壁反射未引出，双侧巴宾斯基征阳性，应属于（　　）

　A. 正常

　B. 中枢神经系统感染

　C. 发育迟缓

　D. 需报告医生查找原因

　E. 口服促进脑细胞代谢药物

6. 患儿，男，1 岁，发热 3 日，呕吐数次，患儿精神委靡，前囟饱满，怀疑化脓性脑膜炎，拟行腰椎穿刺，穿刺部位应选择（　　）

　A. 1～2 腰椎间隙　　B. 2～3 腰椎间隙

　C. 3～4 腰椎间隙　　D. 4～5 腰椎间隙

　E. 第 5 腰椎与第 1 骶椎间隙

7. 患儿，男，6 个月，诊断化脓性脑膜炎，经抗生素治疗 1 周后热退，病情好转，复查脑脊液细胞数由 1500×10⁶/L 降至 50×10⁶/L。近 2 日又开始发热，体温 39.8℃，并出现频繁呕吐，可能并发了（　　）

　A. 硬膜下积液　　　B. 脑性瘫痪

　C. 胶质细胞瘤　　　D. 蛛网膜下腔出血

　E. 神经母细胞瘤

A₃型题

（8～10 题共用题干）

患儿，女，8 个月。5 日前咳嗽、发热后出现烦躁、惊厥，神经系统检查脑膜刺激征阳性，诊断为化脓性脑膜炎，护士巡视时发现患儿出现喷射性呕吐、精神委靡、反复惊厥。

8. 患儿此时主要的护理问题为（　　）

　A. 体温过高　　　B. 颅内高压

　C. 急性意识障碍　D. 营养失调

　E. 恐惧心理

9. 此时应给予的护理措施是（　　）

　A. 保持安静，平卧位

　B. 腰椎穿刺，放出脑脊液

　C. 加快输液速度，防止休克

　D. 输液速度宜慢、量宜少

　E. 各项护理操作分开进行

10. 按医嘱静脉给甘露醇，下列哪项操作错误（　　）

　A. 每次用药前检查药液有无结晶

　B. 不与其他药物混合滴注

　C. 若药液中有结晶须加碱使其消失后再用

　D. 先缓慢推注后静脉滴入

　E. 注射时勿使药液漏到血管外

（庞静舒）

$10^6$

# 第15章 结缔组织疾病患儿的护理

**引言**

　　结缔组织疾病是指以结缔组织发炎、水肿、增生和变性为主要病变，出现关节、肌肉疼痛或僵硬症状的一组疾患。因结缔组织在人体分布广，故本病常多系统同时或陆续受累。在这组疾病中，发生在儿童期的有风湿热、川崎病，那么我们在临床工作过程中如何护理这些患儿呢？让我们一起来学习一下吧！

## 第1节 风 湿 热

**案例15-1**

　　患儿，男，11岁，上学途中淋了雨，当晚发热，第二日咽喉疼痛，口服抗生素后好转。两周后患儿感觉心慌，四肢关节疼痛，体温39℃，妈妈焦急地带孩子到医院就诊。

问题：1. 患儿目前可能的诊断是什么？
　　　2. 患儿应进一步做哪些检查？

（一）概述

1. 概念　风湿热是一种与 A 组乙型溶血性链球菌感染密切相关的全身性结缔组织的非化脓性疾病。发病年龄以 5～15 岁多见，冬春季节、寒冷、潮湿地区发病率高。临床表现为发热，多伴有心脏炎、游走性关节炎，较少出现环形红斑、皮下结节或舞蹈病。其中心脏炎是最严重的表现，急性期可危及患儿生命，慢性反复发作可形成永久性风湿性心脏瓣膜病变。

2. 病因和发病机制　风湿热与 A 组乙型溶血性链球菌感染后而引起的两种免疫反应相关：①变态反应：有些抗链球菌抗体与人的某些组织发生免疫交叉反应，导致Ⅱ型变态反应性组织损伤；还可因链球菌菌体成分及其产物与相应抗体作用形成的免疫复合物沉积于关节、心肌、心瓣膜，导致Ⅲ型变态反应性组织损伤。②自身免疫反应：风湿性心脏病患儿可出现抗心肌抗体，损伤心肌组织发生心脏炎。另外近年研究发现风湿热的发病存在遗传易感性。

**考点：风湿热的主要病因**

（二）护理评估

1. 健康史　评估患儿发病前有无咽峡炎病史，有无发热、关节痛、不自主动作及皮肤异常等表现，既往是否有关节炎及心脏病病史。

2. 身体状况

（1）一般表现：急性起病，小儿常有发热，热型不规则，面色苍白、食欲差、多汗、疲倦、腹痛等多种症状。

（2）心脏炎：是本病最严重的表现，也是风湿热唯一的持续性器官损害，占 40%～80%，年龄越小，心脏受累的机会越多，可表现为心肌炎、心内膜炎、心包炎或全心炎。其中心肌炎、心内膜炎最常见。

1）心肌炎：轻者可无症状，重者可伴有不同程度的心力衰竭。心率增快与体温升高不成比例，心尖区可闻及第一心音减弱，出现期前收缩、心动过速、奔马律等心律失常。心电图示 P-R 间期延长、ST 段下移、T 波改变等。X 线检查心脏增大。

2）心内膜炎：主要是二尖瓣受累，其次为主动脉瓣。二尖瓣关闭不全时，可在心尖区闻及吹风样全收缩期杂音，并向腋下传导；主动脉瓣关闭不全时，可在胸骨左缘第3肋间闻及舒张期叹气样杂音。如果多次反复发作，则可引起心瓣膜形成永久性瘢痕，导致风湿性心瓣膜病。

3）心包炎：常表现为心前区疼痛、呼吸困难或端坐呼吸，积液少时患儿心底部可闻及心包摩擦音，积液量多时患儿则可出现心前区搏动消失，心音遥远，有颈静脉怒张、肝大等表现。胸部X线检查心影向两侧扩大，呈烧瓶形，卧位时心腰部增宽。

（3）关节炎：多见于年长患儿，占风湿热总数的50%～60%，以游走性和多发性为特点，常伴有膝、踝、肩、肘、腕等大关节病变，局部表现为红、肿、热、痛，其中以疼痛和功能障碍为主。经治疗后患儿可痊愈，且不留畸形和强直。轻症患儿可仅有关节酸痛而无其他表现。

（4）舞蹈病：女孩多见，占风湿热患儿总数的3%～10%，是由于锥体外系受累所致，为风湿热的后期表现，表现为面部肌肉和四肢肌肉不自主、不协调、无目的的快速运动，如伸舌歪嘴、耸肩缩颈、挤眉弄眼、语言障碍、书写困难、细微动作不协调等，激动或兴奋时加剧，入睡后消失。可单独存在，也可与其他症状同时并存，部分患儿伴有心脏损害，极少伴有关节炎。

（5）皮肤损害

1）皮下结节：见于5%～10%的风湿热患儿，常伴有严重心脏炎，好发于肘、腕、膝、踝等关节伸侧面的骨质隆起或肌腱附着处，呈圆形、质硬、无压痛、可活动、粟米或豌豆大小的结节，可孤立存在或几个聚在一起，经2～4周自然消失。

2）环形红斑：见于6%～25%的风湿热患儿，斑块呈明显的淡红或暗红色，环形或半环形，边界清晰，大小不等，边缘可轻度隆起，中心肤色苍白，皮疹可融合为不规则形，多分布于躯干及四肢屈侧，呈一过性，或时隐时现呈迁延性，可持续数周，不留痕迹。

3. 心理-社会状况　因本病易复发，且伴有心脏损害，可导致慢性风湿性心脏病，严重影响患儿生命质量。所以，应评估家长有无焦虑，以及对本病的预后、疾病的护理方法、药物副作用、如何预防复发等方面的认识程度。对年龄大的患儿还需注意评估有无因长期休学带来的担忧，有无因舞蹈病而引起的自卑等。评估患儿家庭环境及家庭经济承受能力的情况。

4. 辅助检查

（1）血常规：可见轻度贫血，周围血白细胞计数和中性粒细胞增高，且伴有核左移现象。

（2）风湿热活动指标：血沉增快、C-反应蛋白（CRP）升高、黏蛋白增高，此为风湿活动的重要标志，但对诊断本病无特异性。

（3）链球菌感染证据：最直接证据是咽拭子培养出A组乙型溶血链球菌，血清抗链球菌溶血素"O"（ASO）、抗链球菌激酶（ASK）和抗链球菌透明质酸酶（AH）增高，说明近期有过链球菌感染，提示有风湿热可能。

（4）心电图检查：可出现P-R间期延长，伴有T波低平和ST段异常等。

**知识链接**　　　　　　　　**风湿热的Jones诊断标准**

如果有确定链球菌感染证据，且有两项主要表现或一项主要表现伴有两项次要表现就可作出诊断。

1. 主要表现　心脏炎、游走性多发性关节炎、舞蹈病、环形红斑、皮下结节。

2. 次要表现　发热、关节痛、既往风湿热病史、血沉增快、C-反应蛋白（CRP）阳性、P-R间期延长。

3. 链球菌感染证据　近期有猩红热病史、咽拭子培养阳性、快速链球菌抗原试验阳性、抗链球菌抗体滴度增高。

主要表现为关节炎的患者，关节痛不再作为次要表现；主要表现为心脏炎的患者，P-R间期延长不再作为次要表现。

## （三）治疗要点

本病缺乏特效治疗，主要是支持对症、抗链球菌感染、抗风湿。抗链球菌治疗多数用青霉素肌内注射，每日2次，持续2～3周，对青霉素过敏者可改用其他有效抗生素如红霉素等。抗风湿治疗主要选用水杨酸盐和糖皮质激素。严重心脏炎伴有充血性心力衰竭时推荐使用糖皮质激素，常用泼尼松或地塞米松，症状好转后逐渐减量至停药，总疗程为8～12周。无心脏炎患儿可口服阿司匹林，至体温恢复正常、关节肿痛消失和实验室活动性指标正常后，剂量减半，总疗程为4～8周。

## （四）护理诊断/问题

1. 心排血量减少　与心脏受累有关。
2. 疼痛　与关节受损有关。
3. 焦虑　与疾病程度和并发症有关。
4. 体温过高　与细菌感染有关。
5. 潜在并发症　与药物不良反应有关。

## （五）护理措施

1. 尽量减轻心功能损害

（1）监测病情：注意观察患儿面色、呼吸、心率、心律及心音的变化，如果患儿出现烦躁不安、面色苍白、多汗、气急等心力衰竭的表现，应给予及时处理。

（2）限制活动：卧床休息的时间和心功能损害程度有关系。急性期卧床休息2周，有心脏炎时轻者绝对卧床4周，重者6～12周，至急性症状完全消失，血沉接近正常时方可下床活动，伴有心力衰竭者应待心功能恢复后再卧床3～4周，活动量应根据心率、心音、呼吸、有无疲劳而调节。一般恢复至正常活动量所需时间是：无心脏受累者1个月，轻度心脏受累者2～3个月，严重心脏炎伴心力衰竭者6个月。

（3）加强饮食管理：给予富于营养并容易消化的食物，少食多餐，有心力衰竭者应适当限制盐和水的摄入，详细记录出入水量，并保持大便通畅。

（4）做好生活护理：保持病房内空气新鲜、温度适宜，患儿卧床期间帮助其洗漱、进食、大小便及清洁卫生活动等。

（5）药物治疗：遵医嘱抗风湿治疗，伴有心力衰竭者可加用洋地黄制剂，同时配合吸氧、利尿、维持水电解质平衡等治疗。

2. 减轻关节疼痛　患儿关节疼痛时，使关节置于功能位，并保持舒适的体位，避免痛肢受压，移动肢体时动作轻柔，可用热水袋热敷局部关节以止痛。注意患肢保暖，避免寒冷潮湿，并作好皮肤护理。

3. 心理护理　关心爱护患儿，向患儿家长耐心解释各项检查、治疗、护理措施的意义，争取合作。及时解除患儿的各种不适感，如发热、出汗、疼痛等，帮助其增强战胜疾病的信心。

4. 降低体温　密切监测体温变化，注意热型。高热时采用物理降温并遵医嘱使用药物治疗。

5. 用药护理　服药期间应注意观察药物的不良反应，如阿司匹林可引起胃肠道反应、出血和肝功能损害，可饭后服用或同服氢氧化铝以减少对胃的刺激，并加用维生素K防止出血；泼尼松可引起消化道溃疡、精神症状、电解质紊乱、血压增高、肾上腺皮质功能不全、抑制免疫等，应密切观察；心肌炎时对洋地黄敏感且易出现中毒，服药期间如果出现恶心、呕吐、心动过缓、心律不齐、色觉障碍等症状，应及时停药，并应注意补钾。

（六）健康教育

向患儿及家长讲解疾病的有关知识和护理要点，使家长学会病情观察、预防感染和防止复发的各种措施；合理安排患儿的日常生活，增强体质，防止受凉，改善居住条件，避免去公共场所，不参加剧烈的活动以免过劳，指导定期门诊复查。让家长及患儿了解治疗计划，使用阿司匹林或泼尼松所必需的疗程和可能出现的不良反应，帮助他们树立信心，能够主动配合并坚持治疗。强调预防复发的重要性，预防用药首选肌内注射长效青霉素 120 万单位，每 3～4 周 1 次，至少 10 年，最好坚持至 25 岁，有风湿性心脏病者宜终身预防性用药。

# 第 2 节　川　崎　病

**案例 15-2**

患儿，男，2 岁，跟妈妈从公园游玩回家，当夜开始发热，体温在 39℃以上。服用抗生素和退热药无效，一直高热不退，持续 7 日，期间出现眼结膜充血，嘴唇干裂，手足肿胀。父母对患儿病情很担心。

**问题：** 1. 该患儿可能的诊断是什么？
　　　　 2. 护士的护理重点有哪些？

（一）概述

1. 概念　川崎病 1967 年由日本川崎富作医师首先报道，又称为小儿皮肤黏膜淋巴结综合征，是一种以全身血管炎为主要病理改变的急性发热出疹性疾病。主要表现为急性发热、皮肤黏膜病损和淋巴结肿大，15%～20% 未经治疗的患儿发生冠状动脉损害。本病以 5 岁以下婴幼儿多见，男多于女。成人及 3 个月以下小儿少见。

2. 病因与发病机制　本病的发病原因不明，可能与 EB 病毒、逆转录病毒、链球菌、丙酸杆菌、支原体、立克次体等多种病原感染有关，其中最受关注的是链球菌，但未得到证实；目前认为川崎病是易患宿主对多种病原体感染后所触发的一种免疫介导的全身性血管炎。

（二）护理评估

1. 健康史　评估患儿发病前有无感染病史，评估发热出现和持续的时间及发热规律，了解皮疹出现的时间、部位和特点等。

2. 身体状况

（1）主要表现

1）发热：是患儿最早出现的症状，体温一般在 39～40℃，呈稽留热或弛张热，可持续 7～14 日或更长，抗生素治疗无效。

2）双眼球结膜充血：起病的 3～4 日后出现，无脓性分泌物，热退后症状消失。

3）唇及口腔表现：口腔及咽部黏膜弥散充血，口唇充血皲裂，舌乳头突起、充血，呈杨梅舌。

4）手足改变：为本病特征性表现，急性期常表现为手足硬性水肿、掌跖红斑，恢复期指、趾端甲下与皮肤交界处出现膜状脱皮，轻者指、趾甲有横沟，重者指、趾甲可脱落。

5）皮肤表现：常在第 1 周内出现，呈多形性红斑和猩红热样皮疹，部分患者可表现为肛周脱屑。

6）颈部淋巴结肿大：一侧或双侧，非化脓性，坚硬有触痛，有时肿胀波及颌下，易误诊为腮腺炎。病初出现，热退时消散。

知识链接　**川崎病的诊断标准**

　　患者不明原因的发热 5 日以上，并伴有下列 5 项主要表现中 4 项者，排除其他疾病后，即可诊断为川崎病。

1. 四肢改变，急性期掌跖红斑、手足硬性水肿，恢复期甲周脱皮。
2. 多形性红斑，出疹主要在躯干。
3. 双侧眼结合膜非化脓性充血。
4. 唇充血皲裂，口腔及咽部黏膜弥漫充血，舌乳头突起、充血，呈杨梅舌。

　　（2）心脏表现：是本病最严重的并发症，在病程的 1～6 周可出现心肌炎、心包炎及心内膜炎；冠状动脉损害常在疾病的第 2～4 周发生，如冠状动脉扩张、冠状动脉瘤；心肌梗死和冠状动脉瘤破裂可导致心源性休克，甚至猝死。

　　（3）其他：可有间质性肺炎、无菌性脑膜炎、消化道症状（呕吐、腹泻、腹痛、肝大、黄疸等）、关节炎等。

　　3. 心理-社会状况　评估患儿及其家长对本病相关知识的认识程度，以及有无因此而带来的焦虑、紧张及恐惧等心理。

　　4. 辅助检查

　　（1）血液检查：轻度贫血，白细胞计数升高，以中性粒细胞增高为主，有核左移现象。血沉加快，C 反应蛋白升高，免疫球蛋白增高，为炎症活动指标。

　　（2）免疫学检测：血清 IgG、IgM、IgA、IgE 和血循环免疫复合物均增高。

　　（3）心血管系统检查：心脏受损者注意观察心电图和超声心动图改变，必要时行冠状动脉造影。心电图常表现为 ST 段和 T 波改变、P-R 间期和 Q-T 间期延长、低电压、心律失常等。

**（三）治疗要点**

　　尽早口服阿司匹林和静脉注射丙种球蛋白，以控制炎症，预防或减轻冠状动脉病变发生；病情严重者可考虑使用糖皮质激素。血小板显著增多或冠状动脉病变，血栓形成者加用双嘧达莫。同时，根据病情给予对症和支持治疗。

**（四）护理诊断/问题**

　　1. 体温过高　与病原体感染、免疫反应等因素有关。
　　2. 皮肤黏膜受损　与小血管炎有关。
　　3. 潜在并发症：心脏受损。

**（五）护理措施**

　　1. 降低体温　急性期患儿应绝对卧床休息。维持病房内适宜的温湿度。观察体温变化、热型及伴随症状，警惕高热惊厥的发生，并及时采取必要的治疗护理措施。评估患儿体液状态，给予营养丰富、清淡易消化的流质或半流质饮食。鼓励患儿多饮水，必要时静脉补液。按医嘱用药并注意观察口服阿司匹林是否有出血倾向和静脉注射丙种球蛋白有无过敏反应，一旦发生立即处理。

　　2. 皮肤护理　保持患儿皮肤清洁，衣被质地柔软，剪短指甲，避免抓伤和擦伤皮肤；每次便后清洗臀部；对半脱的痂皮用消毒剪刀剪除，切忌强行撕脱，防止出血和继发感染。

　　3. 黏膜护理　观察口腔黏膜病损情况，进食前后应漱口，每日口腔护理 2～3 次，口唇干裂者涂润唇油；禁止食用生、辛、硬的食物。每日用生理盐水洗眼部 1～2 次，也可涂眼膏，以保持眼部的清洁，预防感染。

4. 监测病情 密切观察患儿有无心血管损害的表现，如面色、精神状态、心率、心律、心音、心电图异常等，根据心血管损害程度采取相应的护理措施。

5. 心理护理 家长因患儿心脏受损及可能发生猝死而产生焦虑的情绪，故应及时向家长解释病情发展情况，给予相应的心理支持，以便在进行治疗和护理时取得家长的积极配合；协助患儿制订合理的休息与活动计划，减少不良刺激。

### （六）健康教育

本病预后大多良好，大多数患儿可自行恢复，对于少数恢复不理想的患儿，及时向家长交代病情，并给予心理支持。指导家长观察病情变化，定期带患儿复查，对于无冠状动脉病变的患儿，应在出院后 1 个月、3 个月、6 个月及 1 年全面检查 1 次。有冠状动脉损害者应密切随访。

## 小 结

风湿热是与 A 组乙型溶血性链球菌感染密切相关的、具有反复发作倾向的免疫炎性疾病。以心脏损害多见，严重者可能会形成永久性心脏瓣膜变形。治疗和护理的重点为抗感染、控制风湿活动，预防复发，避免导致风湿性心脏瓣膜病。川崎病是变态反应性全身小血管炎性结缔组织病，以急性发热、皮肤黏膜病损和淋巴结肿大为主要表现。患儿常因心肌梗死或心肌炎而死亡，应加强病情监测，及时防治心脏病损，避免药物副作用是医护的中心工作。

## 自 测 题

A₁ 型题

1. 与风湿热发病有关的病原菌是（　　）

A. 肺炎链球菌

B. 金黄色葡萄球菌

C. 皮肤溶血性链球菌

D. A 组 A 型溶血性链球菌

E. A 组乙型溶血性链球菌

2. 风湿热心内膜炎中最常受累的是（　　）

A. 心包　　　　B. 二尖瓣

C. 三尖瓣　　　D. 主动脉瓣

E. 肺动脉瓣

3. 抗风湿治疗，选用肾上腺皮质激素的指征是（　　）

A. 心脏炎　　　B. 舞蹈病

C. 皮下结节　　D. 环形红斑

E. 多发性关节炎

4. 预防风湿热复发最常用的药物是（　　）

A. 红霉素　　　B. 青霉素

C. 泼尼松　　　D. 地塞米松

E. 阿司匹林

5. 风湿热的前驱期感染常发生于起病前（　　）

A. 1～4 周　　　B. 1 个月

C. 2～3 个月　　D. 4～6 个月

E. 7～9 个月

6. 风湿性心脏炎患者，抗风湿治疗疗程是（　　）

A. 1～2 周　　　B. 3～4 周

C. 5～6 周　　　D. 8～12 周

E. 6 个月

7. 风湿热的好发年龄是（　　）

A. 3 岁以下　　　B. 4～5 岁

C. 6～15 岁　　　D. 16～18 岁

E. 成年人

8. 风湿热中最严重的表现是（　　）

A. 心脏炎　　　B. 关节炎

C. 舞蹈病　　　D. 环形红斑

E. 皮下结节

9. 风湿热患儿予阿司匹林治疗的注意事项中，错误的是（　　）

A. 最好空腹服用

B. 最好饭后服用

C. 最好同服氢氧化铝

D. 加服维生素 K 可预防出血

E. 应注意观察药物的副作用

10. 风湿热是 A 组乙型溶血性链球菌（　　）

A. 引起的化脓性感染

B. 咽峡炎后的变态反应

C. 感染后的免疫性疾病

D. 毒素引起的炎症性疾病

E. 咽峡炎后的晚期并发症

$A_2$ 型题

11. 患者，女，13 岁，发热 2 周余，胸腹部间断的出现环形红斑，化验：血红蛋白 100g/L，白细胞 13.6×10$^9$/L，中性粒细胞 0.82，淋巴细胞 0.17，血沉 50mm/h，CRP(＋)，ASO 500U/ml，心电图正常，诊断为风湿热。应首选的药物为（　　）

A. 青霉素　　　　B. 阿司匹林

C. 青霉素＋泼尼松　D. 阿司匹林＋泼尼松

E. 青霉素＋阿司匹林

12. 6 岁小儿因发热 2 周、双膝关节痛 1 周入院。查体：体温 38℃，脉搏 101 次/分，咽稍充血，心肺（－），双膝关节红肿，活动受限。血沉 98mm/h，CRP（＋）。为证实风湿热的诊断，需化验的指标是（　　）

A. ASO　　　　B. 尿常规

C. 黏蛋白　　　D. 血常规

E. 血清抗核抗体

（田金娥）

# 第16章　感染性疾病患儿的护理

**引言**

小儿从小到大需要打很多种疫苗，主要是预防传染病。传染病就像各种各样的"敌人"，它们很"厉害"，小朋友要是被传染了，有的会出疹子，有的耳朵周围肿了起来，有的甚至会有生命危险……是什么样的"敌人"呢？得病后会给小儿机体造成什么样的影响？怎样使小儿不得传染病呢？学了本章内容，你会知道答案的。

## 第1节　麻　疹

**案例16-1**

　　患儿，男，3岁，4日前开始出现发热、流涕等症状，家长诉患儿所在幼儿园近日出现1例麻疹患儿。查体：体温38.2℃，脉搏130次/分，呼吸43次/分。急性病容，神志稍差，发育正常，面色潮红，眼结膜充血，咽充血，在两颊黏膜各有1个灰白色小点，周围有红晕，心肺及腹部查体未见异常。血常规：白细胞 $7.0\times10^9$/L，淋巴细胞增多。

**问题：** 1. 应从哪些方面对该患儿进行评估？

　　　　2. 应提出哪些护理诊断？

　　　　3. 如何预防感染的传播？

**（一）概述**

1. **概念**　麻疹是麻疹病毒所致的一种急性呼吸道传染病。临床表现主要有发热、上呼吸道炎（咳嗽、流涕）、结膜炎、口腔麻疹黏膜斑及皮肤斑丘疹。

2. **病因和发病机制**　麻疹病毒为 RNA 病毒，属副黏液病毒，不耐热，对日光和消毒剂均敏感，但在低温下能长期存活。

　　麻疹病毒侵入呼吸道上皮细胞及局部淋巴结并繁殖，少量病毒进入血液形成第 1 次病毒血症；此后病毒在全身单核-巨噬细胞系统内大量复制、繁殖，导致大量病毒再次进入血液，造成第 2 次病毒血症，机体出现一系列临床表现，如高热、皮疹等。此时传染性最强。

3. **流行病学**　麻疹一年四季均可发病，以冬春季节多见。好发年龄为 6 个月至 5 岁的小儿。麻疹患儿是唯一的传染源。本病传染性极强，病毒存在于前驱期和出疹期患儿的眼结膜、口、咽及气管等分泌物中，主要通过飞沫传播，也可通过污染的生活用品、玩具、衣服等间接传播。患儿自出疹前 5 天至出疹后 5 天内均有传染性，有并发症的患者传染性可延长至出疹后 10 天。自麻疹疫苗普遍接种以来，发病的周期性消失，发病年龄后移，青少年及成人发病率相对上升。

**知识链接**　　　　　　　　　　　　　**什么是传染病？**

　　传染病是由病原微生物和寄生虫感染人体后产生的具有传染性的疾病。传染过程是病原体侵入机体后，病原体与机体之间相互作用、相互斗争的过程。此过程受病原体的致病能力、机体的免疫应答及外界干预的影响。在传染的过程中可产生以下 5 种不同的结局：病原体被清除、隐性感染（最常见）、显性感染（少见）、病原携带状态、潜伏性感染。传染病与其他疾病主要有下列 4 个不同特征：①有病原体；②有传染性；③有流行病学特征；④有感染后免疫。传染病流行的三个环节：①传染源，是指病原体已在体内生长繁殖并能将其排出体外的人和动物；②传播途径，指病原体离开传染源后到达另一个易感者所经历的途径，传播途径有空气、水、食物、虫媒、手、用具、玩具、血液、土壤、母婴传播等；③人群易感性，是易感者在特定人群中所占比例。传染病的流行受自然因素和社会因素影响。由于小儿免疫功能低下，传染病仍是小儿时期常见的疾病，做好小儿传染病的护理管理极为重要。

### （二）护理评估

1. 健康史　询问发病之前有无与麻疹患者的接触史、麻疹疫苗的接种史、既往有无麻疹或其他慢性疾病史，评估皮疹的出疹时间、出疹部位和出疹顺序等。

2. 身体状况

（1）潜伏期：一般为6～18日，平均为10日左右。

（2）前驱期（出疹前期）：一般为3～4日。主要症状有：①发热，为首发症状，多数为中度以上，且逐渐增高达40～40.5℃；②上呼吸道炎，发热同时出现咳嗽、流涕、喷嚏、咽部充血等卡他症状，眼结膜充血、流泪、畏光及眼睑水肿是本病的特点；③麻疹黏膜斑（又称柯氏斑 Koplik's spot），90%以上的患儿有麻疹黏膜斑，发疹前24～48小时，在两颊下臼齿相对应的颊黏膜上，可出现0.5～1.0mm大小的灰白色小点，周围有红晕，出疹后1～2日逐渐消失，有早期诊断价值；④其他症状，部分患儿常伴有精神委靡、食欲下降、呕吐及腹泻等。 考点：麻疹黏膜斑

（3）出疹期：一般为3～5日。皮疹多在发热3～4日后按耳后发际、面、颈、躯干、四肢、手掌及足底顺序出现。开始为淡红色的斑丘疹，呈充血性，皮疹略高出皮肤，压之褪色，直径为2～4mm，散在分布，以后可融合成片，颜色逐渐加深呈暗红，皮疹痒，疹间皮肤正常。此期全身毒血症状加重，高热、精神委靡、嗜睡，重者有谵妄、抽搐，咳嗽加剧，肺部可闻及湿啰音，易并发肺炎、喉炎等并发症。 考点：麻疹出疹顺序

（4）恢复期：一般为3～5日。出疹3～4日后皮疹按出疹顺序消退，并有米糠样脱屑及褐色色素沉着，经1～2周消退。体温下降，全身情况好转。

3. 常见并发症　在麻疹病程中患儿易并发肺炎、喉炎、中耳炎、气管炎及支气管炎、心肌炎、脑炎、营养不良和维生素A缺乏，并可使原有的结核病恶化。其中肺炎是麻疹最常见的并发症，多见于5岁以下患儿，占麻疹死因90%以上（表16-1）。 考点：麻疹的主要临床表现及并发症

**知 识 链 接**　　　　　疹子"内陷"是怎么回事？

如果麻疹的疹子按出疹的顺序陆续出疹，其他情况良好，为顺疹。如果麻疹的皮疹刚露，色紫发暗，突然隐退，余下无几，稀疏散在，为疹子"内陷"，是不正常现象，一般因合并了心肌炎、肺炎等其他疾病。另外，也可能是由于患儿高热、进食少、出汗多或腹泻造成体内水分不足，以致血液循环不良而引起。应积极给予透疹等措施，以免加重病情。

**表 16-1　麻疹与其他出疹性传染病鉴别**

| 疾病 | 病原体 | 临床特征 | 皮疹特点 | 发热与皮疹关系 |
|---|---|---|---|---|
| 麻疹 | 麻疹病毒 | 全身症状重，呼吸道症状明显，有结膜炎，发疹前24～48小时口腔出现麻疹黏膜斑 | 红色斑丘疹，疹间皮肤正常，出疹顺序自耳后发际→面部→颈→躯干→四肢→手掌、足底，疹退后有色素沉着及米糠样脱屑 | 发热3～4日出疹，出疹期热更高，热退疹渐退 |

续表

| 疾病 | 病原体 | 临床特征 | 皮疹特点 | 发热与皮疹关系 |
|---|---|---|---|---|
| 水痘 | 水痘-带状疱疹病毒 | 典型水痘全身症状轻，表现为发热、全身不适、食欲缺乏等。重症水痘可出现高热及全身中毒症状 | 皮疹分批出现，按红色斑疹、丘疹、疱疹（感染时为脓疱）、结痂的顺序演变。上述几种皮疹常同时存在 | 发热第1日可出疹 |
| 风疹 | 风疹病毒 | 全身症状轻，耳后、枕部淋巴结肿大并触痛 | 淡红色斑丘疹，出疹顺序自面部→躯干→四肢，2～3日消退，无色素沉着及脱屑 | 发热后半天至1日出疹 |
| 幼儿急疹 | 人疱疹病毒6型 | 全身症状轻，耳后、枕部淋巴结亦可肿大，高热时可有惊厥 | 红色斑丘疹，颈、躯干部多见，1日出齐，次日消退 | 高热3～5日，热退疹出 |
| 猩红热 | A组乙型溶血性链球菌 | 全身中毒症状明显，高热，有咽峡炎、草莓舌、杨梅舌、口周苍白圈 | 皮肤弥漫充血，有密集针尖大小的丘疹，持续3～5日退疹，1周后全身大片脱皮 | 发热1～2日出疹，出疹时高热 |

4. 心理-社会状况　麻疹患儿因需要隔离治疗，产生孤独、恐惧、紧张心理，常表现为大哭大闹、拒食、拒绝治疗等，影响疾病的康复。多数麻疹患儿需要在家护理，应注意评估家长对疾病的认知程度和护理能力，有无恐惧及焦虑。

### ✎ 护考链接

A₁ 型题

早期诊断麻疹最有价值的依据是（　　　）

A. 发热、呼吸道症状　　　　B. 红色斑丘疹　　　　C. 口腔麻疹黏膜斑

D. 1周前有麻疹接触史　　　E. 颈部淋巴结肿大

**分析：** 麻疹黏膜斑（柯氏斑）是麻疹病毒感染机体后，在口腔黏膜发生的特征性改变，具有早期诊断价值。考点为麻疹的身体状况。故答案选C。

5. 辅助检查

（1）血常规：外周血白细胞总数减少，淋巴细胞相对增多。若中性粒细胞增多，提示继发细菌感染，淋巴细胞严重减少，常提示预后不良。

（2）病原学检查：从呼吸道分泌物中分离出麻疹病毒或检测到麻疹病毒，均可做出特异性诊断。

（3）血清学检查：皮疹出现1～2日内酶联免疫吸附试验检测血清中麻疹 IgM 抗体，有早期诊断价值。

（三）治疗要点

1. 一般治疗　注意补充维生素，尤其是维生素 A 和维生素 D。鼓励患儿多饮水，维持体液平衡，必要时静脉补液。

2. 对症治疗　体温>40℃者酌情给予小剂量退热剂（常用量的 1/3～1/2）。伴有烦躁不安或惊厥者给予镇静剂。继发感染可给抗生素。配合中药治疗，有助于清热、解毒、透疹。

（四）护理诊断/问题

1. 有传播感染的危险　与呼吸道排出病毒有关。

2. 体温过高　与病毒血症、继发感染有关。

3. 有皮肤完整性受损的危险　与皮肤出疹并有瘙痒有关。

4. 营养失调：低于机体需要量　与消化吸收功能下降、消耗增多有关。

5. 潜在并发症：肺炎、喉炎、心肌炎、脑炎。

（五）护理措施

1. 一般护理　绝对卧床休息至皮疹消退、体温正常。病室每日通风2次，保持空气新鲜，

避免对流风，防止受凉。室温在 18～22℃，湿度在 55%～65%。衣被厚薄适宜，忌捂汗，出汗后及时擦干并更换衣被。

2. 预防感染的传播　对患儿宜采取呼吸道隔离至出疹后 5 日，有并发症者延至出疹后 10 日；接触过患儿的易感儿应隔离观察 3 周，若接触后接受过被动免疫者延至 4 周。每天用紫外线消毒患儿房间或通风 30 分钟，患儿衣物在阳光下暴晒。医护人员接触患儿前后应洗手、更换隔离衣或在空气流动处停留 30 分钟。流行期间易感儿应尽量避免去公共场所。托幼机构应加强晨间检查。接触麻疹患儿后 5 日内注射血清免疫球蛋白可预防发病。8 个月以上未患过麻疹者均应接种麻疹减毒活疫苗，7 岁时进行复种。

考点：麻疹的隔离期及检疫期

3. 维持正常体温　处理麻疹高热时需兼顾透疹，不宜用药物及物理方法强行降温，禁用冷敷及乙醇擦浴，因体温骤降可引起末梢循环障碍而使皮疹骤然隐退，导致并发症。体温升至 40℃以上者，可用小剂量退热剂，防止热性惊厥，可给予物理降温，如少盖衣被或用温水擦浴。

4. 保证营养的供给　饮食以清淡、易消化的流质、半流质饮食为宜，如稀粥、牛奶、豆浆等，少量多餐。鼓励患儿多饮水，以利于排毒、退热、透疹。恢复期应给予高蛋白、高维生素的食物，无须忌口。

5. 加强皮肤护理　保持床单整洁干燥和皮肤清洁，在保温的情况下，每日用温水擦浴（忌用肥皂），更衣 1 次。勤剪指甲以防抓伤皮肤继发感染。如出疹不畅，可用中药或鲜芫荽煎水服用并抹身，以促进血液循环和透疹。

6. 观察病情　出疹期如出现透疹不畅、疹色暗紫、持续高热、咳嗽加剧、呼吸困难、肺部湿啰音增多等表现，可能并发了肺炎，重症肺炎可致心力衰竭；患儿如出现频繁咳嗽、声音嘶哑、吸气性呼吸困难、三凹征等表现，可能并发了喉炎；患儿出现嗜睡、惊厥、昏迷等为脑炎的表现。如出现上述并发症及时报告医生给予相应处理。

（六）健康教育

1. 应向家长介绍麻疹的流行特点、疾病过程、隔离时间，指导切断传播途径的方法，使其有充分的心理准备，积极配合隔离、消毒、治疗和护理。

2. 指导家长对患儿居室定期紫外线消毒，保持室内清洁，空气新鲜，阳光充足。

3. 指导家长做好患儿口、眼、鼻、耳部的护理，多喂白开水，可用生理盐水或 2% 硼酸液洗漱，保持口腔清洁、舒适。常用生理盐水清洗双眼，再滴入抗生素滴眼液或涂抹眼膏，可服用维生素 A 预防眼干燥症。及时清除鼻痂，保持气道通畅。防止呕吐物或泪水流入外耳道，发生中耳炎。

# 第 2 节　水　痘

**案例16-2**

　　患儿，女，7 岁，发热 1 日，今日因背部出现许多疹子而就诊。体检：体温 37.5℃，心率 105 次/分，呼吸 32 次/分。胸背部可见红色斑疹、斑丘疹、疱疹，斑疹压之褪色，伴瘙痒，有抓痕，四肢皮疹较少。初步诊断为水痘。

**问题：** 1. 该患儿存在哪些护理问题？

　　　　2. 患儿应隔离多长时间？

　　　　3. 应对家长进行哪些健康教育？

**（一）概述**

1. **概念**　水痘是由水痘-带状疱疹病毒引起的小儿常见的、传染性极强的出疹性疾病。临床特征是分批出现的皮肤黏膜斑疹、丘疹、疱疹和结痂并存，全身症状轻微。

2. **病因和发病机制**　水痘-带状疱疹病毒即人类疱疹病毒3型，病毒在外界抵抗力弱，不耐热和酸，对乙醚敏感，在痂皮中不能存活。在小儿时期，该病毒原发感染为水痘，恢复后病毒可长期潜伏在体内，可出现带状疱疹。

病毒经呼吸道或眼结合膜进入人体并繁殖，然后进入血液，形成病毒血症，当患者的免疫能力不能清除病毒时，病毒则可到达单核-巨噬细胞系统再次增殖后入血，引起各器官病变。主要损害皮肤、黏膜，偶有累及内脏。由于病毒进入血液呈间歇性，故皮疹分批出现。

3. **流行病学**　水痘患儿是唯一的传染源。病毒存在于患儿上呼吸道鼻咽分泌物及疱疹液中，经飞沫传播或直接接触传播。出疹前1～2天至疱疹结痂，均有很强的传染性。感染后可获得持久免疫。本病一年四季均可发生，以冬春季高发，10岁以内患儿多见。

✎ **护考链接**

$A_1$型题

关于水痘的叙述，以下哪项不正确（　　）

A. 由水痘-带状疱疹病毒引起　　　　　　　　B. 水痘只通过飞沫传播

C. 一年四季均可发病，以冬春季节为高　　　　D. 以全身水疱疹为特征

E. 感染后一般可获得持久免疫力，但可发生带状疱疹

**分析：** 水痘-带状疱疹病毒主要经飞沫传播，也可经直接接触患儿而感染。故答案选B。

**（二）护理评估**

1. **健康史**　询问近2～3周内有无水痘患者或带状疱疹患者接触史，有无肾上腺糖皮质激素和免疫抑制剂等药物使用史，有无水痘-带状疱疹病毒减毒活疫苗接种史。

2. **身体状况**　潜伏期多为2周，有时达3周。

（1）前驱期：前驱期仅1天左右，如低热、头痛、乏力、食欲缺乏、咽痛等。

（2）出疹期：常在起病当天或次日出疹，发热也可以与皮疹同时发生。皮疹特点：①皮疹分批出现，开始为红色斑疹或斑丘疹，迅速发展为清亮、椭圆形小水疱，3～5mm 大小，周围有红晕，无脐眼，经24小时疱液由透明变为混浊，随之凹陷呈脐状，疱壁薄易破，瘙痒感重，2～3日开始干枯结痂，愈后多不留瘢痕，在疾病高峰期可见到丘疹、新旧水疱和结痂同时存在，是水痘皮疹的重要特征；②皮疹呈向心性分布，躯干多，四肢少，这是水痘皮疹的又一特征；③黏膜疱疹可出现在口腔、咽、眼结膜、生殖器等处，破溃后形成溃疡，疼痛明显。

**考点：** 水痘的皮疹特点

水痘为自限性疾病，一般10日左右自愈。少数体质很弱或正在应用肾上腺糖皮质激素的小儿如果感染水痘，可发生出血性和播散性皮疹，表现为高热，皮疹分布广泛，可融合形成大疱疹或出血性皮疹。

水痘患儿常继发皮肤细菌感染，如脓疱疮、蜂窝织炎等。少数病例可发生肺炎、脑炎、心肌炎、肝炎等。

3. **心理-社会状况**　水痘疱疹痒感极重，由于身体不适，患儿可能出现烦躁、哭闹。水痘传染性极强，常在托幼机构引起流行，要评估家长、保育人员在水痘预防、护理和隔离、消毒方面的认知水平。

4．辅助检查

（1）血常规：外周血白细胞总数大多正常，继发细菌感染时可增高。

（2）疱疹刮片检查：瑞氏染色可发现多核巨细胞及核内包涵体，可供快速诊断。

（3）血清学检查：血清特异性抗体 IgM 在出疹 1～4 日后即出现，2～3 周后双份血清抗体滴度增高 4 倍以上即可诊断。

（三）治疗要点

1．对症治疗　高热时给予退热剂，皮肤瘙痒者可局部应用炉甘石洗剂及口服抗组胺药。

2．抗病毒治疗　遵医嘱给抗病毒药物，阿昔洛韦为目前首选药物，治疗越早越好，一般在水痘发病 48 小时内应用才有效。酌情选用干扰素。

3．肾上腺皮质激素和免疫抑制剂可使病情加重，尽快减量或停药，以免导致重症水痘。

（四）护理诊断/问题

1．有传播感染的危险　与呼吸道及疱液排出病毒有关。

2．皮肤完整性受损　与水痘病毒引起的皮疹及继发感染有关。

3．体温过高　与病毒血症有关。

4．潜在并发症：肺炎、脑炎。

（五）护理措施

1．预防感染的传播

（1）无并发症的水痘患儿多在家隔离治疗至疱疹全部结痂。易感儿接触后应隔离观察 3 周。

（2）保持室内空气新鲜，避免易感者与患儿接触，尤其是体弱儿、孕妇或免疫功能低下者。托幼机构应采用紫外线消毒。

（3）对已使用大剂量激素、免疫功能受损、恶性病患儿及孕妇，在接触传染源后 3 日内肌内注射水痘-带状疱疹免疫球蛋白或恢复期血清肌内注射，可预防或减轻症状。1 岁以上健康小儿可以接种水痘-带状疱疹病毒减毒活疫苗，可获得持久免疫。

2．加强皮肤护理　室内温度适宜，衣被不宜过厚，以免造成患儿不适，增加痒感。保持皮肤清洁、干燥。勤换内衣，剪短指甲，婴幼儿可戴并指手套，以免抓伤皮肤继发感染或留下瘢痕。皮肤瘙痒时，设法分散患儿注意力或用温水洗浴，疱疹破溃前，局部涂 0.5%冰片炉甘石洗剂或5%碳酸氢钠溶液，也可按医嘱口服抗组胺药物。继发感染者局部用抗生素软膏，或按医嘱给予抗生素治疗。

3．降低体温　卧床休息至热退、症状减轻。中低度发热者不必用药物降温。如有高热，可用物理降温或适量退热剂，忌用阿司匹林，以免诱发 Reye 综合征（即急性弥漫性脑水肿和肝脏为主的内脏脂肪变性）。饮食宜清淡富含营养，多饮水，保证机体足够的水分和营养。

4．观察病情　注意观察患儿精神状态、体温、食欲及有无呕吐等。水痘临床过程一般顺利，偶发肺炎、脑炎。如患儿出现发热、咳嗽、肺部湿啰音等，提示可能并发了肺炎；如患儿出现剧烈呕吐、嗜睡、昏迷、惊厥等表现，提示可能并发了脑炎。应密切观察及早发现，并给予相应的治疗及护理。

（六）健康教育

1．水痘传染性强，护理人员应向家长、保育人员及社区居民讲解水痘的预防知识，流行期间易感儿避免去公共场所。应指导家长隔离水痘患儿至疱疹全部结痂为止。

2．指导家长做好皮肤护理，注意皮肤清洁，避免抓伤皮肤，向家长示范皮肤护理的方法，防止继发感染。注意观察患儿的情况，发现异常及时到医院就诊。

**考点**：水痘的皮肤护理、隔离期及检疫期

3. 1 岁以上的健康小儿接种水痘-带状疱疹病毒减毒活疫苗，1～12 岁接种 1 次（0.5ml），大于 13 岁接种 2 次，间隔 6～10 周。感染水痘后可获得持久免疫。

# 第3节　手足口病

**（一）概述**

1. 概念　手足口病是由多种人肠道病毒引起的常见传染病，婴幼儿多见。临床表现为发热、口腔和四肢末端的斑丘疹、疱疹，重者可出现脑膜炎、脑炎、脑脊髓膜炎、肺水肿和循环障碍等。致死原因主要为脑干脑炎及神经源性肺水肿。由于病毒传染性很强，常在托幼机构流行。

2. 病因与发病机制　手足口病（特别是肠道病毒 71 感染）的发病机制目前还不完全清楚。肠道病毒由消化道或呼吸道侵入机体后，在局部黏膜或淋巴组织中增殖，由此进入血液循环导致病毒血症，并随血流播散到脑膜、脑、脊髓、心脏、皮肤、黏膜等靶组织继续复制，引发炎症病变并出现相应的临床表现。大多数患者由于宿主的防御机制，感染可被控制而停止发展，成为无症状感染或临床表现为轻症；仅极少数患儿，病毒在靶器官广泛复制，成为重症感染。

**（二）护理评估**

1. 健康史　询问患儿有无与手足口患儿接触史，有无发热、咳嗽、拒食、流涎，以及手、足、臀部斑丘疹和疱疹等。

2. 身体状况　手足口病主要发生在 4 岁以下的小儿，潜伏期多为 2～10 日，为 3～5 日。

（1）普通病例：起病急，大多有发热，可伴有咳嗽、流涕、食欲缺乏等症状。口腔内可见散在的疱疹或溃疡，多位于舌、颊黏膜和硬腭等处，引起口腔疼痛，导致患儿拒食、流涎。手、足和臀部出现斑丘疹和疱疹，偶见于躯干，呈离心性分布。皮疹消退后不留瘢痕或色素沉着，多在 1 周内痊愈，预后良好（图 16-1～图 16-3）。

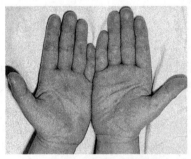

图 16-1　手足口病-手部疱疹

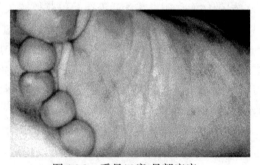

图 16-2　手足口病-足部疱疹

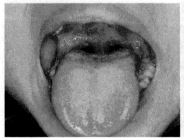

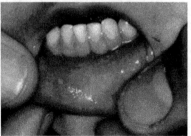

图 16-3　手足口病-口腔黏膜疱疹

（2）重症病例：少数病例病情进展迅速，在发病1～5日出现脑膜炎、脑炎、脑脊髓膜炎、肺水肿、循环障碍等，极少数病例病情危重，可致死亡。

1）神经系统表现：多出现在病程1～5日内，患儿持续高热，出现中枢神经系统损害的表现，如精神委靡、嗜睡或激惹、易惊、头痛、恶心、呕吐、食欲缺乏、谵妄甚至昏迷；肢体抖动、肌阵挛、眼球震颤、共济失调、眼球运动障碍、肌无力或急性弛缓性瘫痪、惊厥等。颈项强直在大于1～2岁的小儿中较为明显，腱反射减弱或消失，布鲁津斯基征、凯尔尼格征阳性。

2）呼吸系统表现：呼吸增快并浅促、呼吸困难或呼吸节律改变、口唇发绀，咳嗽加重，咳白色、粉色或血性泡沫样痰，肺部可闻及湿啰音或痰鸣音。

3）循环系统表现：心率增快或减慢、面色苍白、皮肤花纹、四肢发凉、出冷汗，指（趾）端发绀，持续血压降低，毛细血管充盈时间延长。

3. 心理-社会状况　本病因传染性强，应评估家长对本病的了解程度和护理能力，观察是否有恐惧心理，针对具体情况做好家长的心理安慰。

4. 辅助检查

（1）血常规：白细胞计数正常或降低，病情危重者白细胞计数可明显升高。

（2）血生化：部分病例可见轻度谷丙转氨酶（ALT）、谷草转氨酶（AST）、肌酸激酶同工酶（CK-MB）升高，病情危重者可有肌钙蛋白和血糖升高。

（3）脑脊液检查：神经系统受累时可表现为外观清亮，压力增高，细胞计数增多，以单核细胞为主，蛋白质正常或轻度增多，糖和氯化物正常。

（4）血清学检查：急性期与恢复期血清CoxA16、EV71等肠道病毒中和抗体有4倍以上的升高。

（5）胸部X线检查：可表现为双肺纹理增多，网格状、斑片状阴影，部分病例初期以单侧病变为主。

（三）治疗要点

1. 普通病例　对症治疗；注意隔离，避免交叉感染；适当休息；注意饮食；做好口腔护理。

2. 重症病例

（1）神经系统受累：使用甘露醇控制颅内高压、酌情应用糖皮质激素、酌情静脉注射免疫球蛋白、降温、镇静止惊。

（2）呼吸、循环衰竭：保持呼吸道通畅，吸氧；监测呼吸、心率、血压和血氧饱和度；及时气管插管使用正压机械通气；保护重要脏器的功能，维持内环境稳定。

3. 恢复期治疗　促进各脏器功能恢复；功能康复治疗；中西医结合治疗。

（四）护理诊断/问题

1. 体温过高　与病毒感染有关。

2. 皮肤完整性受损　与口腔、手足疱疹有关。

3. 防护无效　与病毒传播力强有关。

4. 潜在并发症：脑水肿、循环衰竭、肺水肿等。

（五）护理措施

1. 维持体温正常　急性期应卧床休息，体温恢复正常，斑丘疹及疱疹消退，再休息1周。高热时鼓励多饮水，减少衣着，保持皮肤清洁干燥。体温>38.5℃应采取降温措施，避免体温过高引起热性惊厥。给予清淡、易消化、高热量、高维生素的流质或半流质饮食，禁食冰冷、辛辣、咸等刺激性食物。

2. 皮肤黏膜护理

（1）口腔护理：保持口腔清洁，餐后用温水或生理盐水漱口。

（2）皮疹护理：衣服、被褥保持清洁、干燥、平整；剪短指甲，防止抓破皮疹。保持臀部清洁干燥，手足部皮疹初期可涂炉甘石洗剂，疱疹破溃时可涂聚维酮碘溶液，如有感染应用抗生素软膏。

3. 预防感染的传播

（1）与其他患儿分病室收治，做好接触隔离和呼吸道隔离，轻症至少 2 周，重症患儿不少于 3 周。

（2）病室做好消毒工作，患儿用过的物品可用含氯的消毒液浸泡及煮沸消毒，不宜浸泡或煮沸的物品可在日光下暴晒。

（3）患儿的呼吸道分泌物、粪便应经过消毒处理，可用含氯消毒剂消毒 2 小时后倾倒。

（4）诊疗、护理患儿过程中已使用的非一次性仪器、物品等要擦拭消毒。

4. 病情观察　严密观察病情进展，如持续高热不退，末梢循环不良，呼吸、心率明显增快，精神差、呕吐、抽搐、肢体抖动或无力等为重症病例的早期，应及早与医生联系以便及时处理。

**考点：手足口病的护理措施**

（六）健康教育

由于手足口病传染性强，为控制疾病的流行，应让患儿及家长了解手足口病的传染源、传播途径及隔离的意义。让家长了解一般护理应注意的事项，如饮食护理、皮疹护理等。帮助家长掌握预防手足口病的方法，如患儿的隔离、居室的消毒、分泌物的消毒和正确的洗手方法等。

# 第 4 节　流行性腮腺炎

## 案例 16-3

患儿，女，8 岁，因发热、头痛 2 日，右侧耳垂周围的面颈部肿痛 1 日而就诊。体检：体温 38.0℃，右侧肿大以耳垂为中心，边缘不清，局部紧张发亮、灼热，未见充血发红，有轻微压痛，左侧未见明显肿大。初步诊断为流行性腮腺炎。经治疗后 1 周，患儿持续发热，并出现头痛、呕吐症状，伴抽搐。

**问题：** 1. 该患儿出现了什么情况？

2. 应提供哪些护理措施及健康教育？

（一）概述

1. 概念　流行性腮腺炎是由腮腺炎病毒感染引起的急性呼吸道传染病。临床上以腮腺肿大、疼痛为特征，各种腺体组织或脏器均可受累，为非化脓性炎症。

2. 病因和发病机制　腮腺炎病毒为副黏病毒 RNA 病毒，存在于患儿唾液、血液、尿液及脑脊液中，对外界抵抗力弱，加热至 56℃ 20 分钟或甲醛、紫外线等很容易使其灭活，但在低温条件下可存活较久。

**考点：流行性腮腺炎的病原体**

3. 流行病学　本病一年四季均可发病，以冬春季为主。患者和隐性感染者为传染源。病毒主要通过直接接触、飞沫传播，也可经唾液污染的食具、玩具等间接传播。腮腺肿大前 1 天到消肿后 3 天均有传染性。15 岁以下小儿是主要的易感者，感染后可获持久免疫。人是唯一宿主。

（二）护理评估

1. 健康史　评估患儿接触史，有无腮腺炎疫苗接种史。

2. 身体状况　潜伏期 14～25 日，平均 18 日。本病前驱期很短，症状较轻，部分患儿有发热、头痛、乏力等。腮腺肿大是疾病的首发症状，通常一侧先肿大，2~4日后累及对侧，也可两侧同时肿大或始终限于一侧者。体温可上升达39℃，腮腺肿大的特点是以耳垂为中心，向前、后、下发展，局部皮肤表面发热不红，边缘不清，触之有弹性并有触痛，咀嚼食物时疼痛加重。在上颌第二磨牙旁的颊黏膜处，可见腮腺导管口红肿，但挤压无脓性分泌物流出。腮腺肿大3~5日达高峰，1周左右逐渐消退。

考点：流行性腮腺炎腮腺肿大的特点

腮腺炎病毒常侵入中枢神经系统及其他腺体或器官，可使患儿发生脑膜脑炎（较常见）、睾丸炎、急性胰腺炎等并发症。

**知识链接**　　　　　　　　　**腮腺炎会影响生殖功能吗？**

腮腺炎最严重的并发症是脑炎和生殖器炎，合并生殖器炎就一定会出现无精子症吗？不一定，主要取决于病毒的毒性大小和自身的免疫系统是否强大。此外，青春发育期或成人患者合并生殖器炎的较多，腮腺炎病毒主要侵犯成熟的生殖腺体，只有腺体炎症比较严重时，造成生殖器萎缩，才可能会影响生殖功能。儿时患过腮腺炎的人，绝大多数不会对生育造成影响。但也不要掉以轻心，一旦确诊为腮腺炎，应积极对症治疗。最有效的预防措施就是注射疫苗。

3. 心理-社会状况　患儿因发热、肿痛，外表形象的改变及担心学习成绩落后等，产生焦虑、抑郁等心理变化。家长因为孩子患病而焦急，渴望寻求治疗方法。

4. 辅助检查

（1）血常规：外周血白细胞总数正常或稍低，淋巴细胞相对增多。有并发症时白细胞总数及中性粒细胞可增高。

（2）血清和尿淀粉酶测定：病程早期约90%患儿血、尿液淀粉酶增高，其增高程度与腮腺肿大的程度成正向关系。血脂肪酶增高，有助于胰腺炎的诊断。

（3）血清学检查：血清中特异性 IgM 抗体增高提示近期感染。

（4）病毒分离：患儿唾液、脑脊液、血液及尿液中可分离出病毒。

（三）治疗要点

本病主要为对症处理和支持治疗。急性期卧床休息，清淡饮食。睾丸胀痛可用棉花垫和丁字带托起。对重症或并发脑膜脑炎、心肌炎者，可用激素治疗。发病早期可用利巴韦林每日 15mg/kg，静脉滴注，疗程 5~7 日。

（四）护理诊断/问题

1. 有传播感染的危险　与患儿排出病原体有关。

2. 疼痛　与腮腺炎症有关。

3. 体温过高　与病毒感染有关。

4. 潜在并发症：脑膜脑炎、睾丸炎、胰腺炎。

（五）护理措施

考点：流行性腮腺炎的隔离期及检疫期

1. 预防感染的传播　患儿呼吸道隔离至腮腺肿大完全消退后 3 日。对患儿呼吸道分泌物及其污染的物品进行消毒。有接触史的易感儿应检疫 3 周。8 个月以上易感儿可接种腮腺炎减毒活疫苗。

2. 减轻疼痛

（1）饮食管理：鼓励患儿多饮水，给予富有营养的半流质饮食或软食，忌酸、辣、干、硬食物，减少唾液分泌，避免因张口及咀嚼食物而加重疼痛。

（2）减轻腮腺肿痛：局部冷敷，以减轻炎症充血及疼痛，可用中药如意金黄散调茶水或青黛散调醋局部湿敷。

（3）保持口腔清洁：用温盐水漱口，防止继发感染。

3. 维持体温正常　随时监测体温变化，高热者给予物理或药物降温，发热伴有并发症者应卧床休息至热退。

4. 病情观察　注意观察有无脑膜脑炎、睾丸炎、胰腺炎等并发症，如出现持续高热、剧烈头痛、呕吐、颈强直、烦躁或惊厥等表现，可能发生了脑膜脑炎；出现睾丸肿大、触痛、睾丸鞘膜积液和阴囊水肿，可能发生了睾丸炎，应用丁字带托起阴囊消肿或局部冰袋冷敷止痛；如出现中上腹剧痛，伴发热、寒战、呕吐、腹胀、腹泻或便秘等，提示可能发生了胰腺炎，应及时报告医生并协助处理。

### ✎ 护考链接

$A_1$ 型题

对流行性腮腺炎患儿实施的隔离时间应该是（　　　）

A. 体温退至正常　　　B. 腮腺肿胀消退后 3 日　　　C. 腮腺疼痛消失

D. 食欲好转　　　E. 咽拭子培养 3 次阴性

**分析：** 患儿呼吸道隔离至腮腺肿大完全消退后 3 日。故答案选 B。

### （六）健康教育

无并发症的患儿在家中隔离治疗，指导家长做好饮食、隔离、用药、止痛等护理，如有并发症表现，及时送医院就诊。做好患儿和家长的心理护理，介绍减轻疼痛的方法，取得患儿配合。腮腺炎流行期间，避免带孩子到人群密集的公共场所。

# 第5节　猩　红　热

### （一）概述

1. 概念　猩红热是由 A 组 β 型溶血性链球菌引起的急性呼吸道传染病。其临床特征为急性起病、发热、化脓性咽峡炎、草莓舌、全身弥漫性鲜红色皮疹和疹后脱屑。少数儿童在病后 2~3 周由于变态反应可出现心、肾及关节损害。

2. 病因和发病机制　A 组 β 型溶血性链球菌对热及干燥敏感，加热 56℃ 30 分钟或用一般消毒剂均可将其杀灭，但在痰及脓液中可生存数周。

**考点：** 猩红热的病原体

3. 流行病学　患者和带菌者是主要的传染源。主要经呼吸道飞沫经传播，偶可经被污染的日用品及食物等间接传播。本病一年四季均可发病，冬春季发病较多。5~15 岁为好发年龄。

### （二）护理评估

1. 健康史　评估患儿有无与猩红热患者接触史，居住环境是否阴暗潮湿、空气不流通，有无发热、咽痛等病史。

2. 身体状况　潜伏期通常 2~4 日。典型病例起病急骤，猩红热有三大特征性表现。

（1）发热：畏寒，高热，多为持续性，体温可达 39℃ 左右，伴有头痛、恶心、呕吐、全身不适、食欲缺乏等一般中毒症状，婴幼儿可有惊厥。

（2）咽峡炎：表现有咽痛、吞咽痛、咽部和扁桃体充血、肿胀，表面覆有脓性分泌物。软腭黏膜充血，可见红色小点或出血点，称猩红热黏膜内疹，可出现于皮疹之前。

（3）皮疹：发热后第 2 日开始出疹，始于耳后，颈部，很快扩展至胸、背、腹及上肢，24

小时内迅速蔓延至全身。典型皮疹是在弥漫性充血的皮肤上出现分布均匀的针尖大小的丘疹，压之褪色，伴有痒感，严重者可表现为出血性皮疹。皮疹多于48小时达高峰，然后体温下降，继之依出疹顺序开始消退，2～3日内退尽，重者可持续1周。在腋下、肘窝、腹股沟等皮肤皱褶处，皮疹密集，因摩擦出血而呈紫红色线状，称为"线状疹"（亦称Pastia线）。在颜面部位仅有充血而无皮疹，口鼻周围充血较轻，与面部充血相比显得发白，称为"口周苍白圈"。

疹退后开始皮肤脱屑，皮疹越多越密脱屑越明显，以粟粒疹为重，面部及躯干常为糠皮状，手足掌、指（趾）处由于角质层较厚，呈大片状脱皮，可呈指（趾）套状。脱皮持续1～2周，无色素沉着。

出疹同时出现舌乳头肿胀，初期舌苔白，舌乳头红肿凸起称为"草莓舌"，2～3日后舌苔脱落，舌面光滑呈绛红色，舌乳头凸起，称为"杨梅舌"，可作为猩红热的辅助诊断依据。

近年来由于早期应用抗生素使病情得以控制，症状不典型。并发症少见，有化脓性淋巴结炎、中毒性心肌炎、中毒性肝炎及感染性休克等。在病程2～3周，可并发风湿热、肾小球肾炎和关节炎，为免疫反应所致。

**考点：猩红热的主要表现**

---

✎ **护考链接**

$A_2$型题

患儿，女，4岁，因发热、咽痛2日，皮肤出疹1日而就诊。全身大部分皮肤可见分布均匀的针尖大小的丘疹，压之褪色，触之有砂纸感，并伴有痒感，疹间皮肤弥漫充血，腋下、腘窝有紫红色线状疹。咽充血，扁桃体Ⅱ度肿大，覆盖有脓性分泌物，草莓舌。该患儿可能患了（　　　）

A. 水痘　　　　　　　　B. 猩红热　　　　　　　　C. 麻疹

D. 风疹　　　　　　　　E. 幼儿急疹

**分析：** 患儿有咽峡炎的表现，皮疹、线状疹、草莓舌等都符合猩红热的主要表现。故答案选B。

---

3. 心理-社会状况　高热致患者虚弱、疲惫，皮肤瘙痒使患者烦躁、睡眠差，在疾病恢复期由于患病部位的皮肤大片脱皮，担心外表形象，会引起患儿恐惧、焦虑。

4. 辅助检查

（1）血常规：白细胞总数增高，多为（10～20）×$10^9$/L，中性粒细胞比例常在80%以上，严重患者中性粒细胞胞质内可出现中毒颗粒。

（2）细菌培养：咽拭子或其他病灶分泌物培养可有β型溶血性链球菌生长。

（3）免疫荧光检查：可用免疫荧光法检测咽拭子涂片进行快速诊断。

**（三）治疗要点**

本病主要是抗菌治疗和对症治疗。

（1）抗菌治疗：青霉素为首选药物，对青霉素过敏者可选用红霉素。

（2）对症治疗：卧床休息，高热患儿给予积极降温。中毒症状明显者，除应用大剂量青霉素外，可给予肾上腺糖皮质激素，发生休克者给予抗休克治疗。

**考点：猩红热的治疗**

**（四）护理问题**

1. 有传播感染的危险　与呼吸道排出病原有关。

2. 体温过高　与链球菌感染有关。

3. 皮肤完整性受损　与皮疹瘙痒、脱皮等因素有关。

4. 潜在并发症：化脓性感染、风湿热、肾小球肾炎等。

（五）护理措施

1. 预防感染的传播　患儿隔离至临床症状消失后 1 周，咽拭子培养连续 3 次阴性。对接触者进行医学观察 7 天，一旦有咽痛、扁桃体炎表现给予隔离观察治疗。

2. 一般护理　急性期严格卧床休息 2～3 周，防止猩红热引起肾炎、心肌炎等并发症。病室应良好通风，室温维持在 16～18℃，湿度以 60%左右为宜。给予高热量、高蛋白、高维生素、易消化的流质或半流质饮食，供给足够的液体，必要时静脉输液。

3. 维持正常体温　有高热者物理降温，或按医嘱采用药物降温。禁用乙醇擦浴，以免刺激皮肤。

4. 保持皮肤黏膜完整性　出疹期皮肤有瘙痒感，局部可涂炉甘石洗剂，勤换内衣裤，忌穿绒布或化纤内衣裤，以免加重痒感。可用温水清洗皮肤、禁用肥皂。剪短指甲，避免抓破皮肤。脱皮时忌用手撕扯，应任其自然脱落，可用消毒的剪刀修剪，以防感染。注意口腔护理，用生理盐水或朵贝尔溶液漱口，预防口腔感染。

5. 观察病情变化　应注意观察体温变化、咽痛症状、咽部分泌物变化及皮疹变化。警惕并发症的发生，注意有无其他部位化脓性病灶，定时检查尿常规，及时发现肾损害。

（六）健康教育

病情轻者可在家隔离，指导家长进行皮肤、口腔及用药护理。发热期间给予营养丰富的流质或半流质饮食，多饮水，体温较高时正确降温。告诉患儿及家长急性期严格卧床休息的重要意义，在病程第 2～3 周时要特别注意患儿尿液颜色的变化，并定期到医院化验检查，及时发现肾炎等并发症。

# 第 6 节　中毒型细菌性痢疾

（一）概述

1. 概念　细菌性痢疾是由志贺菌属引起的肠道传染病。中毒型细菌性痢疾是急性细菌性痢疾的危重型，起病急骤，临床以突发高热，反复惊厥，迅速发生休克及昏迷为特征。

2. 病因　痢疾杆菌，属志贺氏菌属，为革兰氏阴性杆菌，对外界抵抗力较强，耐寒、耐湿，但加热 60℃ 10 分钟即可杀死，一般消毒剂均可将其灭活。

3. 流行病学　在环境和个人卫生差的地区发病率明显增高，农村高于城市。一年四季均可发病，以夏秋季多见。急性、慢性痢疾患者及带菌者是主要传染源。主要通过消化道传播，即病原体污染食物、水、生活用品，经口使人感染。流行季节可引起暴发流行。人群普遍易感，2～7岁平素体格健壮、营养状况好的小儿易患，病死率高。

（二）护理评估

1. 健康史　询问发病前有无不洁饮食史，家庭及周围有无类似患者。了解患儿平时身体状况。

2. 身体状况　潜伏期通常为 1～2 日，短者数小时。起病急骤，患儿突然高热，体温可达40℃以上（少数患儿体温不升），反复惊厥，迅速发生呼吸衰竭、休克或昏迷。肠道症状多不明显。临床上按主要表现分为四型：

（1）休克型（皮肤、内脏微循环障碍型）：主要表现为感染性休克。早期患儿精神委靡、面色苍白、四肢厥冷、脉搏细速、血压下降。随病情进展，出现唇甲发绀、皮肤花纹、心音低钝、少尿或无尿及不同程度的意识障碍。

（2）脑型（脑微循环障碍型）：以颅内压增高、脑水肿、脑疝和呼吸衰竭为主要表现。患儿出现剧烈头痛、呕吐、血压增高，心率相对缓慢，反复惊厥及昏迷。严重者瞳孔大小不等，对光反射迟钝，呼吸不规则，意识由烦躁、谵妄逐渐进入昏迷。此型较重，病死率高。

（3）肺型（肺微循环障碍型）：主要表现为呼吸窘迫综合征。以肺微循环障碍为主，常由脑型或休克型发展而来，患儿突然呼吸加深加快，呈进行性呼吸困难，直至呼吸停止。病情凶险，死亡率高。

（4）混合型：同时具有以上两型或三型的征象，病情最为严重。

3. 心理-社会状况　本病来势凶猛，往往在发病 48 小时内迅速恶化，患儿持续昏迷、频繁惊厥。家庭成员极度焦虑、恐惧。应注意评估家庭成员对本病的认知程度，了解患儿家庭居住条件、卫生习惯及能否积极地配合治疗与护理。

考点：中毒性细菌性痢疾的临床特点

### 护考链接

A₂型题
患儿，4 岁，突然出现发热、惊厥，经询问有不洁饮食史，该患儿可能是（　　）
A. 急性上呼吸道感染　　B. 急性支气管炎　　C. 急性喉炎
D. 急性中毒型细菌性痢疾　　E. 急性肾小球肾炎
**分析**：患儿 4 岁，有不洁饮食史，突发高热、惊厥，符合急性中毒型细菌性痢疾的病因和发病特点。故答案选 D。

4. 辅助检查
（1）血常规：白细胞总数可达（10～20）×10⁹/L 以上，以中性粒细胞增高为主，可见核左移。
（2）便常规：有黏液脓血便的患儿，镜检可见大量脓细胞、红细胞和巨噬细胞。
（3）大便培养：可有志贺氏菌属痢疾杆菌生长。

考点：中毒型细菌性痢疾的便常规及大便培养的意义

（三）治疗要点
本病病情凶险必须积极迅速进行抢救。
1. 降温止惊　对高热的患儿可综合使用物理降温、药物降温和亚冬眠疗法。如用冷盐水灌肠，既可降温，又能获得大便标本送检；也可用 50%乙醇擦浴，冰袋置于枕部、颈侧、腋窝、腹股沟等处降温。惊厥患儿用地西泮或用水合氯醛灌肠。
2. 抗生素治疗　可选用阿米卡星、头孢噻肟钠或头孢曲松钠等静脉滴注，病情好转后改口服。
3. 防治脑水肿和呼吸衰竭　保持呼吸道通畅，给氧；使用脱水剂降低颅内压，首选 20%甘露醇每次 0.5～1g/kg 静脉快速注入，每 6～8 小时一次，或与利尿剂交替使用，必要时用肾上腺皮质激素。若出现呼吸衰竭及早使用呼吸机。
4. 防治微循环衰竭　患儿取平卧位，注意保暖，密切监测病情变化。首先用低分子右旋糖酐扩充血容量，疏通微循环；待血压回升后继续输液，维持水、电解质平衡，纠正酸中毒；必要时遵医嘱给东莨菪碱、酚妥拉明、多巴胺等血管活性药物，改善微循环。

（四）护理诊断/问题
1. 潜在并发症：休克、颅内高压症、呼吸衰竭。
2. 体温过高　与痢疾杆菌感染有关。

（五）护理措施

1. 密切观察病情，积极配合抢救，防治并发症

（1）每 15～30 分钟监测生命体征一次，密切观察神志、面色、体温、脉搏、瞳孔、血压、尿量、呼吸节律变化和抽搐情况。观察患儿排便次数和大便性状，准确记录 24 小时出入液量，正确采集大便标本及时送检。

（2）积极配合医生抗休克，迅速建立静脉输液通道，取平卧位或中凹体位，保暖，改善周围循环；按医嘱使用镇静剂、脱水剂、利尿剂等，控制惊厥，降低颅内压；保持呼吸道通畅，做好人工呼吸、气管插管、气管切开的准备，必要时使用呼吸机；实施亚冬眠疗法的患儿，取平卧位，头侧向一侧，减少搬动，防止直立性低血压，应用冬眠药物时，需控制输液速度，以免血压急剧下降。

2. 维持正常体温　保持室内空气流通，控制室温在 25℃以下。监测患儿体温变化，每 2～4 小时监测体温一次并记录。高热时给予物理降温，控制体温在 37℃左右，高热惊厥者给予地西泮、水合氯醛和苯巴比妥钠。

3. 排便异常护理　观察记录大便次数、性质、量，准确采集大便标本及时送检，注意应采取黏液脓血部分化验以提高阳性率。便后及时更换尿布，清洗臀部，保持局部干燥清洁，防止臀红的发生。

4. 预防感染的传播　对患儿采取肠道隔离至临床症状消失后 1 周或 3 次大便培养阴性为止。有密切接触者应医学观察 7 日。患儿餐具单独使用，用后煮沸消毒，玩具及用物定期在阳光下暴晒直到隔离期结束。加强对饮水、饮食、粪便管理及消灭苍蝇、蟑螂。

（六）健康教育

向家长解释消毒隔离的重要性，介绍细菌性痢疾的发生原因、传播方式和预防知识。指导家长注意饮食卫生，如不喝生水，不吃变质、不洁食品等。养成饭前、便后洗手的良好习惯。做好预防接种，细菌性痢疾流行期间，易感者口服多价痢疾减毒活疫苗，保护率可达 85%～100%，免疫期维持 6～12 个月。

# 第7节　小儿结核病

## 一、总　　论

（一）概述

1. 概念　结核病是由结核杆菌引起的慢性呼吸道传染性疾病。全身各个脏器均可受累，但以原发型肺结核最常见，严重病例可引起血行播散发生粟粒型肺结核或结核性脑膜炎，后者为小儿结核病的主要死因。近年来由于人类免疫缺陷病毒（HIV）的流行和耐药结核菌株的产生，许多国家结核病发病率有上升趋势。

2. 病因和发病机制　结核杆菌属于分枝杆菌属，为需氧菌，具有抗酸性，革兰氏染色阳性，抗酸染色呈红色。对人有致病性的主要是人型和牛型，小儿结核病大多数由人型结核杆菌引起。结核杆菌对酸、碱、消毒剂有较强的抵抗力。冰冻 1 年仍保持活力，但对湿热较敏感，经 65℃ 30 分钟即可灭活，干热 100℃ 20 分钟灭活。痰液内结核菌用 5%苯酚或 20%漂白粉需经 24 小时处理才被杀灭。

小儿接触结核杆菌后是否发病，主要取决于机体的免疫力、细菌的数量和毒力，尤其与细胞

免疫强弱相关。人体初次感染结核杆菌4～8周后产生细胞免疫，出现组织超敏反应。细菌量少而组织敏感性高时，则形成由淋巴细胞、巨噬细胞和成纤维细胞组成的肉芽肿；细菌量多而组织敏感性高时，导致组织坏死不完全，产生干酪样物质；细菌量多而组织敏感性低时，则引起感染播散和局部组织破坏。机体感染结核杆菌后，在获得免疫力同时也产生变态反应，结核免疫力和变态反应是同一细胞免疫过程的两种不同表现。适度的变态反应，机体抵抗力最强，病情局限；变态反应过弱，说明机体反应性差；而变态反应过强时，能加剧炎症反应，甚至发生干酪样坏死，造成组织严重损伤或结核菌播散，对机体不利。

3. 流行病学 开放性肺结核患者是主要传染源，正规化疗2～4周后，痰中细菌排出量减少而传染性降低。主要通过呼吸道传播，小儿吸入带结核菌的飞沫或尘埃即可引起感染，少数经消化道传播。小儿是结核病的主要易感者，居住拥挤、营养不良、经济落后等是人群结核病高发的诱因。

（二）诊断

1. 结核菌素试验

（1）试验方法：常用结核菌纯蛋白衍生物（PPD）0.1ml（内含结核菌素5单位）于左前臂掌侧中下1/3交界处行皮内注射，皮丘直径≥6mm。

**知识链接**　　　　　　　　　　**结核菌素试验抗原制剂**

结核菌素试验常用的抗原制品有两种，即旧结核菌素（OT）和结核菌纯蛋白衍生物（PPD）。PPD不像OT含有培养基成分，不产生非特异性反应，因此反应更准确，目前临床主要采用PPD进行结核菌素试验。

（2）结果判断：注射后48～72小时观察反应结果，测硬结直径，以毫米数表示，先记横径，后记纵径，取两者的平均值来判断，记录时应标记其实际数值而不以符号表示（表16-2）。

表16-2 结核菌素试验结果判断

| 判断结果 | 表示符号 | 局部反应 |
|---|---|---|
| 阴性 | − | 无硬结，有时只有轻度发红 |
| 阳性 | + | 红肿，硬结直径5～9mm |
| 中度阳性 | ++ | 红肿，硬结直径10～19mm |
| 强阳性 | +++ | 红肿，硬结直径≥20mm |
| 极强阳性 | ++++ | 硬结≥20mm或局部有水疱、破溃、淋巴管炎 |

（3）临床意义

1）阳性反应：①强阳性反应者，表示体内有活动性结核病灶；②接种卡介苗后；③年长儿无明显临床症状仅呈一般阳性反应者，表示曾感染过结核杆菌，但不一定有活动病灶；④婴幼儿尤其是未接种过卡介苗者，阳性反应提示体内有新的结核病灶，其年龄越小，活动性结核的可能性越大；⑤近期由阴性转为阳性，反应强度由<10mm增至>10mm，且增幅>6mm，表示有新近感染。

2）阴性反应：①未感染过结核。②初次感染结核菌4～8周内。③假阴性反应，由于机体免疫反应低下或受抑制所致，如重症结核病；急性传染病如麻疹、水痘、风疹、百日咳等；体质极度衰弱如重度营养不良、重度脱水、重度水肿等；原发或继发免疫缺陷病；糖皮质激素或其他免

考点：结核菌素试验的方法、结果判断、临床意义

疫抑制剂使用期间。④技术误差或结核菌素制剂失效。

2. 实验室检查

（1）结核菌检查：确诊的重要手段是从痰液、胃液、脑脊液、浆膜腔液中找到或培养出结核杆菌。

（2）免疫学诊断及分子生物学诊断：应用酶联免疫吸附试验、核酸杂交、聚合酶链反应等检测结核杆菌抗体及结核杆菌核酸物质。

（3）红细胞沉降率：结核病活动期血沉增快，可协助判断病灶的活动性。

3. 影像学检查　胸部 X 线可检查结核病灶的范围、性质、类型和病灶活动或进展情况，定期复查可观察治疗效果，必要时作 CT、MRI 检查。

4. 其他　纤维支气管镜检查、周围淋巴结穿刺涂片检查、肺穿刺活检或胸腔镜取肺活检对特殊疑难病例诊断有帮助。

（三）治疗

本病主要是给予抗结核药物治疗。用药原则是早期、适量、联合、规律、全程、分段治疗。

1. 常用的抗结核药物

（1）全杀菌药：如异烟肼（INH）、利福平（RFP）。

（2）半杀菌药：如链霉素（SM）、吡嗪酰胺（PZA）。

（3）抑菌药：常用者有乙胺丁醇（EMB）、乙硫异烟胺（ETH）。

2. 化疗方案

（1）标准疗法：主要用于无明显自觉症状的原发型肺结核，每日服用 INH、RFP 和（或）EMB，疗程为 9~12 个月。

（2）两阶段疗法：用于活动性原发型肺结核、急性粟粒型肺结核、结核性脑膜炎。强化治疗阶段：联用 3~4 种杀菌药物。长程疗法一般需要 3~4 个月；短程疗法时一般为 2 个月。巩固治疗阶段：为防止复发，应联用 2 种抗结核药。长程疗法达 12~18 个月，短程疗法一般为 4 个月。

（3）短程疗法：是结核病现代疗法的重大进展，远期复发少，可选用以下几种 6 个月短程化疗方案：2HRZ/4HR（数字为月数，下同）；2SHRZ/4HR；2EHRZ/4HR。若无 PZA 则将疗程延长至 9 个月。

（四）预防

1. 控制传染源　结核菌涂片阳性患儿是主要传染源，故早期发现、合理治疗结核菌涂片阳性的患儿是预防小儿结核病的根本措施。

2. 切断传播途径　注意呼吸道及消化道隔离，对患儿呼吸道分泌物、餐具、痰杯及污染的衣物进行消毒处理，室内每日进行空气消毒。

3. 保护易感人群

1）卡介苗接种：是预防小儿结核病的有效措施，可降低发病率和死亡率。目前我国计划免疫要求在全国城乡普及新生儿卡介苗接种。

2）预防性用药：服用 INH 每次 10mg/kg，每日 1 次，疗程 6~9 个月。适用于：①密切接触家庭内开放性肺结核患者者；②3 岁以下未接种卡介苗而结核菌素试验阳性者；③结核菌素试验新近由阴转为阳性者；④结核菌素试验阳性伴结核中毒症状者；⑤结核菌素试验阳性，新患麻疹或百日咳小儿；⑥结核菌素试验阳性需长期使用糖皮质激素或其他免疫抑制剂治疗者。

# 二、原发型肺结核

> **案例16-4**
>
> 患儿，女，5 岁，因近 2 周发热、咳嗽、食欲减退、疲乏无力来院就诊。查体：体温 38.2℃，轻度营养不良，双颈部淋巴结肿大，两肺呼吸音增粗，叩诊呈浊音。胸部 X 线示右肺"双极影"，结核菌素试验（＋＋＋）。临床初步诊断为原发型肺结核。
>
> **问题**：1. 应提出哪些护理诊断？
> 　　　2. 应提供哪些护理措施？
> 　　　3. 患儿出院后应进行哪些健康教育？

（一）概述

1. **概念**　原发型肺结核是结核杆菌初次侵入肺部发生的原发感染，是原发型结核病中最常见的，包括原发综合征和支气管淋巴结结核。前者由肺原发灶、局部淋巴结病变和两者之间的淋巴管炎组成；后者以胸腔内肿大的淋巴结为主。

2. **病因和发病机制**　结核杆菌侵入肺部，引起结核性细支气管炎，而后形成结核结节或结核性肺炎。其基本病变为渗出、增殖和坏死。原发型肺结核预后良好，多数吸收好转或钙化，少数可进展为干酪性肺炎、甚至恶化导致急性粟粒型肺结核或结核性脑膜炎。

（二）护理评估

1. **健康史**　询问患儿有无与开放性肺结核患者的接触史；小儿出生后是否接种过卡介苗；既往健康状况如何，近期有无患过其他急性传染病（如百日咳、麻疹等），使机体抵抗力降低而诱发潜伏的结核发病。

2. **身体状况**　原发型肺结核症状轻重不等。轻者可无症状，仅于 X 线检查时被发现。一般起病缓慢，可有低热、乏力、盗汗、食欲缺乏等结核中毒症状。婴幼儿及症状较重者可急性起病，表现为高热 39～40℃，但一般情况尚好，与发热不相称，2～3 周后转为低热。若有胸内淋巴结高度肿大可能出现压迫症状：如压迫气管分叉处出现类似百日咳样的痉挛性咳嗽；压迫支气管而出现喘鸣；压迫喉返神经引起声音嘶哑；压迫静脉导致胸部一侧或双侧静脉怒张。部分患儿可有疱疹性结膜炎、皮肤结节性红斑或多发性、一过性关节炎等结核变态反应表现。

体检可见周围淋巴结不同程度肿大，肺部体征不明显，肺部叩诊可能出现浊音，听诊呼吸音减低或有少量的干啰音，婴儿可伴肝脾肿大。

✏️ **护考链接**

$A_1$ 型题

以下不符合原发型肺结核的临床特点是（　　　）

A. 起病缓慢　　　　　　B. 有结核中毒症状　　　　C. 肺部体征明显

D. 肝脾大　　　　　　　E. 有结核过敏表现

**分析**：原发型肺结核由于在肺部形成的原发病灶小，肺部体征不明显。故答案选 C。

3. **心理-社会状况**　本病疗程较长，且须隔离治疗，患儿可因活动受限、不能与小朋友玩耍、学习中断等产生焦虑；家长因缺乏结核病的相关知识，会产生焦虑、怨恨或自责等心理反应；因结核病有一定的传染性，友邻可有不同程度的恐惧、躲避和怜悯心理，给患儿及家长造成较大的心理压力。

4．辅助检查

考点：原发型肺结核的主要表现及辅助检查

（1）胸部 X 线检查：是诊断小儿肺结核的主要方法之一。原发综合征的典型特征是由肺部原发灶、淋巴管炎和肿大的肺门淋巴结组成的哑铃型"双极影"。支气管淋巴结结核 X 线表现为肺门淋巴结肿大，肺门处有圆形团状阴影。边缘模糊者称炎症型，边缘清晰者称结节型。

（2）结核菌素试验：呈强阳性或阴性转为阳性。

（3）CT 扫描：对胸部平片正常的可疑病例，可行胸部 CT 扫描有助于诊断。

**知识链接**

**小儿肺结核活动性指标**

有发热及其他结核中毒症状；结核菌素试验强阳性；3 岁以下尤其是 1 岁以下未接种过卡介苗而结核菌素试验阳性者；痰液或胃液中查到结核菌；胸部 X 线检查有活动性原发型肺结核的改变；纤维支气管镜检查有明显支气管结核病变；血沉加快而无其他原因解释者。

（三）治疗要点

无明显症状者选用标准疗法；活动性原发型肺结核宜采用直接督导下短程疗法（DOTS）。强化治疗阶段联用 3～4 种杀菌药：INH、RFP、PZA 或 SM，2～3 个月后以 INH、RFP 或 EMB 巩固维持治疗。常用方案为 2HRZ/4HR。

（四）护理问题

1．营养失调：低于机体需要量　与食欲缺乏、消耗过多有关。

2．活动无耐力　与结核杆菌感染有关。

（五）护理措施

1．保证营养供给　尽量提供患儿喜爱的食物，注意食物的制作方法，以增加食欲。给予高热量、高蛋白、高维生素和富含钙质的食物，以增强抵抗力，促进机体的修复能力，使病灶愈合。

2．建立合理的生活制度　室内空气新鲜，阳光充足，保证患儿足够的睡眠时间，适当进行户外活动，但避免劳累；发热或中毒症状重时应卧床休息。盗汗时及时更换衣服并做好皮肤护理。积极防治各种急性传染病，如麻疹、百日咳等，以免结核病情恶化。

3．预防感染传播　避免继续与开放性结核患儿接触，以免重复感染；对活动性原发型肺结核患儿行呼吸道隔离，对患儿呼吸道的分泌物、餐具、痰杯等进行消毒处理，遵医嘱正规、全程抗结核治疗，化疗期间密切观察药物疗效及不良反应。

（六）健康教育

介绍本病的病因、传播途径及消毒隔离方法，说明痰液、食具的消毒方法。指导日常生活护理和饮食护理。指导家长对患儿的居室定期紫外线消毒，每次 10～20 分钟，患儿玩具及用物也可直接在阳光下照射，每次 2 小时。患儿食具与家人分开，每次用完煮沸消毒。痰液灭菌处理。讲解早治疗和坚持全程正规化疗是结核病治愈的关键，指导家长观察药物的疗效和不良反应。如出现胃肠道反应、耳鸣耳聋、眩晕、视力减退或视野缺损、手足麻木、皮疹等，应及时与医生联系，以决定是否停药。定期到医院检查尿常规、肝功能，复查胸部 X 线。

# 三、急性粟粒性肺结核

（一）概述

1．概念　急性粟粒型肺结核又称急性血行播散型肺结核，是结核杆菌经血行播散而引起的肺结核。多见于婴幼儿，常是原发综合征恶化的结果，多在原发感染后 3～6 个月内发生。年幼或麻疹、百日咳、营养不良、机体免疫功能低下尤其是 HIV 感染可诱发本病。

2. **病因和发病机制** 由于婴幼儿免疫功能低下，机体处于高度敏感状态，感染结核后，易形成结核杆菌血症。当原发病灶或淋巴结干酪样坏死发生溃破时，则大量细菌由此侵入血液而引起急性全身粟粒型结核病，可累及肺、脑膜、脑、肝、脾、肾、心、肾上腺、肠、腹膜、肠系膜淋巴结等。

**（二）护理评估**

1. **健康史** 询问患儿有无与开放性肺结核患者的密切接触史，是否接种过卡介苗，有无原发型肺结核病史，是否接受过正规治疗，既往健康状况如何，近期是否患过其他急性传染病，如麻疹、百日咳等。

2. **身体状况** 起病急骤，多突发高热，呈稽留热或弛张热，多伴有寒战、盗汗、面色苍白、食欲缺乏、咳嗽、气促及发绀等全身中毒症状。6 个月以下婴儿患急性粟粒型肺结核时，病情重而不典型，累及器官多，特别是伴发结核性脑膜炎者居多，病程进展快，病死率高。

常缺少明显的肺部体征。表现为症状和体征与 X 线的不一致性。肺部可闻及细湿啰音，易被误诊为肺炎；部分病例还伴有肝、脾、淋巴结肿大等，易与败血症、伤寒等混淆；少数患儿主要表现为发热、食欲缺乏、消瘦、乏力等，临床上易被误诊为营养不良。

✎ **护考链接**

A₁ 型题

6 个月以下婴儿患急性粟粒性肺结核的特点是（ ）

A. 病情重而不典型　　　　B. 常可见皮肤粟粒疹　　　C. 肺部常可闻及湿啰音

D. 症状不典型而体征明显　　E. 症状和体征及 X 线表现一致

**分析：** 6 个月以下婴儿患急性粟粒性肺结核的特点为病情重而不典型，病死率高。故答案选 A。

3. **心理-社会状况** 年长儿因病程长、同学或小朋友的疏远及担心学习受到影响而表现出抑郁、焦虑、烦躁等心理反应。家长认为由于自己对孩子照顾不周、缺乏结核病的预防知识而使孩子患病，感到内疚、自责，又因病情较重，担心预后而表现出焦虑不安。

4. **辅助检查**

（1）胸部 X 线检查：发病 2～3 周后胸片可见大小一致、分布均匀的粟粒状阴影，密布于两侧肺野。

（2）结核菌素试验：强阳性，重症患儿可呈假阴性。

**（三）治疗要点**

（1）常采用 INH 配以 RFP、SM 及 EBM，分为强化治疗和巩固治疗两阶段，总疗程 1.5 年以上。

（2）肾上腺皮质激素：适用于中毒症状重者，在有效抗结核药物治疗的同时加用肾上腺皮质激素，常用泼尼松每日 1～2mg/kg，疗程 1～2 个月。

**（四）护理诊断/问题**

1. **体温过高** 与结核杆菌感染有关。

2. **气体交换受损** 与肺部广泛结核病灶影响气体交换有关。

**（五）护理措施**

1. **维持正常体温** 密切观察体温变化，体温超过 38.5℃时给予物理降温或遵医嘱给予药物

**考点：** 急性粟粒性肺结核的临床特点及辅助检查

降温，保证充足的营养和水分供给。

2. 改善呼吸功能　保持病室环境舒适，空气流通，温度在 18～22℃，湿度在 50%～60%。保持安静，治疗、护理工作尽可能集中进行。及时清除患儿口鼻分泌物，定时翻身、拍背，鼓励患儿咳嗽，以保持呼吸道通畅。凡有呼吸困难、喘憋、口唇发绀等情况应立即给氧。

（六）健康教育

制订合理的生活制度，保证足够的休息时间，病情允许可进行适当的户外活动，做好患儿的饮食护理。坚持全程、合理用药，指导家长观察患儿病情及药物副作用，定期复查。避免与开放性肺结核患者接触，以免重复感染，积极防治各种急性传染病。其余同"原发型肺结核"。

# 四、结核性脑膜炎

（一）概述

1. 概念　结核性脑膜炎简称结脑，是由结核杆菌侵入脑膜引起的炎症，为小儿结核病中最严重的类型，亦是小儿结核病死亡的主要原因，其死亡率和后遗症的发生率较高，在初染结核 3～6 个月最易发生，3 岁以内的婴幼儿多见。各种急性传染病，如麻疹、百日咳等常可诱发本病。

2. 病因和发病机制　结核性脑膜炎常为全身性粟粒型结核病的一部分，由于婴幼儿中枢神经系统发育不成熟，血脑屏障功能不完善，免疫功能低，入侵的结核菌容易经血行播散透过血脑屏障而形成结核性脑膜炎。少数是由脑内结核病灶破溃所致。

（二）护理评估

1. 健康史　询问预防接种史、结核病接触史、近期急性传染病史。患儿是否患过结核病，是否进行过治疗。有无早期性格改变及呕吐等。

2. 身体状况　典型病例大多起病缓慢，但婴儿可急性起病，临床上大致分为以下 3 期。

（1）早期（前驱期）：持续 1～2 周，主要表现为性格改变，如少言、懒动、易疲倦、烦躁、易怒等，可伴有低热、厌食、盗汗、消瘦、便秘及不明原因的呕吐等，年长儿可诉头痛。

（2）中期（脑膜刺激期）：持续 1～2 周，因颅内压增高而导致剧烈头痛、喷射性呕吐、感觉过敏、嗜睡或烦躁不安、惊厥等。脑膜刺激征是本期的主要体征。婴幼儿则表现为前囟膨隆、颅骨缝裂开。此期可出现脑神经障碍症状，最常见的是面神经瘫痪，其次为动眼神经和展神经麻痹。部分患儿可出现运动、语言障碍等脑炎的表现。

（3）晚期（昏迷期）：持续 1～3 周，症状逐渐加重，由意识朦胧、半昏迷进入昏迷，惊厥频繁发作。患儿极度消瘦，呈舟状腹，常伴有水、电解质代谢紊乱。最终因颅内压急剧升高致脑疝而死亡。

考点：结核性脑膜炎的临床分期特点

如治疗不及时，会出现脑积水、脑实质损害、脑出血及脑神经功能障碍等并发症，其中前 3 种是导致患儿死亡的常见原因。严重后遗症为脑积水、肢体瘫痪、智力低下、失明、失语、癫痫及尿崩症等。

3. 心理-社会状况　家长因缺乏结核性脑膜炎的相关知识、担心疾病对孩子生命的影响、误工及家庭负担等，会产生焦虑、恐惧、自责、缺乏信心等心理反应；社会公众因缺乏对此病有关知识的了解，可有不同程度的恐惧心理，对待患儿及其家长表现为怜悯或躲避，给患儿及家长造成较大的心理压力。

4. 辅助检查

（1）脑脊液检查：是诊断本病的重要依据。压力增高，外观无色透明或呈毛玻璃样，静置 12～24 小时出现蜘蛛网状薄膜，取之涂片检查可检出结核杆菌；白细胞数（50～500）×$10^6$/L，以淋巴细胞为主；蛋白质定量增加；糖和氯化物均降低为结核性脑膜炎的典型改变。脑脊液结核菌培养阳性即可确诊。

（2）胸部 X 线检查：约 85% 本病患儿胸片有结核病变，其中 90% 为活动性肺结核，胸片证实有血行播散对确诊本病很有意义。

（3）其他检查：头颅 CT 或 MRI 检查可显示结核病灶的变化，对估计预后和指导治疗有意义；结核菌素试验阳性反应可帮助诊断，但晚期可呈假阴性。

考点：结核性脑膜炎的脑脊液特点

### 护考链接

$A_2$ 型题

患儿，3 岁，3 个月前患原发型肺结核，近日患儿出现少言、懒动、烦躁等症状。脑脊液检查：压力增高，白细胞总数为 $100 \times 10^6/L$，以淋巴细胞为主，糖和氯化物均降低。护士考虑该患儿可能发生了（　　）

A. 化脓性脑膜炎 　　　　 B. 粟粒型肺结核 　　　　 C. 结核性脑膜炎

D. 败血症 　　　　 E. 精神障碍

**分析：**该患儿为原发型肺结核恶化的结果，出现了结核性脑膜炎的早期症状，脑脊液检查符合结核性脑膜炎的特点。故答案选 C。

### （三）治疗要点

本病治疗主要抓住抗结核治疗和降低颅内压两个重要环节。同时注意对症治疗，如控制惊厥、降温等，加强营养支持等。

1. 抗结核治疗　分阶段治疗：①强化阶段联合使用 INH、RFP、PZA 及 SM，疗程 3～4 个月；②巩固阶段继续应用 INH、RFP 或 EMB 9～12 个月。抗结核总疗程不少于 12 个月，或待脑脊液恢复正常后继续治疗 6 个月。

2. 降低颅内压　常用脱水剂 20% 甘露醇；利尿剂如乙酰唑胺，一般于停用甘露醇前 1～2 天加用。另外，视病情可考虑做侧脑室穿刺引流、腰穿减压、分流术等。

3. 应用糖皮质激素　一般使用泼尼松，疗程 8～12 周。早期使用可减轻炎症反应，降低颅内压，并可减少粘连，防止或减轻脑积水的发生。

### （四）护理诊断/问题

1. 潜在并发症：颅内压增高、脑疝。

2. 营养失调：低于机体需要量　与摄入不足、消耗增加有关。

3. 有皮肤完整性受损的危险　与长期卧床有关。

### （五）护理措施

1. 密切观察病情，防止并发症

（1）监测生命体征，密切观察患儿神志、瞳孔、尿量、惊厥发作情况，备好抢救物品，一旦出现颅内压增高、脑疝征兆，立即配合医生抢救。

（2）患儿绝对卧床休息，昏迷者应取侧卧位。保持室内安静，护理操作尽量集中进行，动作轻柔，减少对患儿的刺激。

（3）惊厥发作时，立即松解衣领，牙齿间放置牙垫，防止舌咬伤。保持呼吸道通畅，呼吸困难者给予氧气吸入，必要时吸痰或进行人工辅助呼吸。

（4）遵医嘱给予抗结核药物、脱水剂、利尿剂及肾上腺皮质激素等。注意输液的速度和药物的副作用。

（5）必要时配合医生行腰椎穿刺或侧脑室引流术，减低颅内压，做好术前准备及术后护理，定期复查脑脊液。

2. 营养支持　给予高热量、高蛋白质、高维生素的易消化食物，少量多餐。昏迷患儿可行鼻饲或胃肠外营养，维持体液平衡。

3. 加强皮肤黏膜护理　保持床单位清洁、平整、干燥。及时清除呕吐物，保持口腔清洁；患儿大小便后用温水清洗臀部，及时更换尿布。昏迷及瘫痪患儿每2小时翻身、拍背一次，以防压疮和坠积性肺炎；眼睑不能闭合者，可涂眼膏并用纱布覆盖，保护角膜。

4. 消毒隔离　采取呼吸道隔离措施。

5. 心理护理　关怀体贴患儿及家长，了解其心理需求。耐心解释疾病的进展情况，给予其心理支持，使其克服焦虑和恐惧心理，积极配合治疗和护理。

（六）健康教育

1. 讲解正规治疗的重要性，坚持全程、合理用药，切勿私自停药或换药，以防耐药菌株的产生。指导家长观察患儿病情及药物副作用；定期复查；停药后坚持随访3～5年。

2. 制订合理的生活制度；注意饮食，保证充足的营养。有后遗症者，指导家长康复锻炼的方法，如瘫痪肢体的被动运动与按摩，对失语和智力低下患儿进行语言训练和适当教育。

3. 避免继续接触开放性结核病患儿，以防重复感染。积极预防各种急性传染性疾病。

## 小　结

传染病的流行具备三个基本条件：传染源、传播途径、易感人群。麻疹、水痘主要由患者经呼吸道进行传播，两种疾病都以发热、皮疹为主要临床表现，护理应注意降温措施和皮肤护理。流行性腮腺炎患儿主要表现为腮腺的肿大和疼痛，对患儿护理时应注意在饮食、药物等方面减轻疼痛。猩红热患者以发热、化脓性咽峡炎、皮疹为主要表现，更有草莓舌等特有症状，临床工作中应注意和麻疹、水痘的鉴别。中毒型细菌性痢疾易发于2～7岁体质好的儿童，消化道症状轻，中毒症状重。传染病患者多需要进行隔离治疗，应对患儿及家属进行健康教育，使其积极配合临床护理工作。小儿结核病主要是由开放性肺结核患者经呼吸道进行传播。临床有原发型肺结核、急性粟粒型肺结核、结核性脑膜炎三种类型，其中原发型肺结核最常见。结核菌素试验是协助判断结核杆菌是否感染的重要检查项目。抗结核治疗以"早期、适量、联合、规律、全程、分段"用药为原则。加强结核病的预防，及早发现结核病患者并进行隔离治疗，加强居室通风、消毒，可有效阻止结核病的传播，对新生儿和结核菌素试验阴性的小儿接种卡介苗是预防小儿结核病的关键。

## 自　测　题

$A_1$型题

1. 麻疹的出疹顺序是（　　）

A. 四肢—躯干—面部—颈部

B. 躯干—四肢—手心—足底

C. 上肢—前胸—下肢—背部

D. 头面—耳后—躯干—四肢—全身

E. 耳后发际—头面—躯干—四肢—手心、足底

2. 小儿患水痘后重返托幼机构的要求是（　　）

A. 体温正常　　　B. 食欲好转

C. 皮疹消退　　　D. 疹退后1周

E. 皮疹全部结痂

3. 猩红热的致病菌是（　　）

A. 空肠弯曲菌

B. A组β型溶血性链球菌

C. 大肠埃希菌

D. 金黄色葡萄球菌

E. 肺炎链球菌

4. 流行性腮腺炎患儿常见的并发症是（　　）

A. 脑膜脑炎　　　　B. 肺炎

C. 喉炎　　　　　　D. 心肌炎

E. 急性胰腺炎

5. 确诊中毒性细菌性痢疾的依据是（　　）

A. 黏液脓血便

B. 吐、泻、惊厥、昏迷

C. 大便镜检可见大量脓细胞

D. 夏秋季节，急起高热

E. 大便培养发现痢疾杆菌

6. 预防结核病最有效的措施是（　　）

A. 隔离患者　　　B. 禁止随地吐痰

C. 口服抗结核药　　D. 接种卡介苗

E. 吃富含维生素的食物

7. 小儿结核性脑膜炎的早期临床表现主要是（　　）

A. 反复惊厥　　　　B. 脑膜刺激征明显

C. 喷射性呕吐　　　D. 持续性头痛

E. 性格改变

A₂型题

8. 患儿，1 岁。发热、流涕、咳嗽 3 天，耳后发际处可见红色斑疹，皮疹痒，疹间皮肤正常，诊断为麻疹。该病的主要传播途径是（　　）

A. 呼吸道传播　　　B. 虫媒传播

C. 胃肠道传播　　　D. 血液传播

E. 接触传播

9. 患儿，4 岁，因患麻疹住院治疗 3 天，近日患儿持续高热，咳嗽增多，今晨检查患儿发现大部分皮疹突然消失，且颜色暗紫，余下的稀疏散在。患儿口唇发绀，双肺可闻及较多湿啰音。该患儿可能并发了（　　）

A. 心力衰竭　　　　B. 肺炎

C. 支气管炎　　　　D. 心肌炎

E. 脑炎

10. 患儿，3 岁，于入院前曾与水痘患儿接触，现应采取的措施是（　　）

A. 多饮水　　　　　B. 晒太阳

C. 加强晨检　　　　D. 静脉滴注抗生素

E. 进行隔离检疫 3 周

11. 患儿，4 岁，发热、咽痛 2 天后，全身皮肤出现针尖大小的丘疹，压之褪色，触之有砂纸感，皮肤弥漫性充血，伴有痒感。护士应首先考虑该患儿可能是（　　）

A. 麻疹　　　　　　B. 水痘

C. 猩红热　　　　　D. 幼儿急疹

E. 风疹

12. 患儿，6 岁，发热 2 天，体温 39℃，咽痛，咽部有脓性分泌物，周身可见针尖大小的皮疹，全身皮肤鲜红，诊断为猩红热，护士对家长的健康教育正确的是（　　）

A. 高热时用乙醇擦浴

B. 可用肥皂水清洗皮肤以止痒

C. 病后会有色素沉着

D. 大片蜕皮时可让患儿用手撕掉

E. 隔离至症状消失后 1 周，连续咽拭子培养 3 次阴性

13. 患儿，5 岁，因流行性腮腺炎在家休息，护士指导家长的家庭护理中错误的是（　　）

A. 忌酸、辣、硬而干燥的食物

B. 为减轻腮腺肿痛，采用局部热敷

C. 可用中药湿敷患处

D. 隔离患儿至腮腺肿大完全消退后 3 天

E. 可采用温水浴进行物理降温

14. 患儿，女，4 岁，接种过卡介苗，结核菌素试验呈强阳性提示（　　）

A. 有过结核感染

B. 无结核感染

C. 为变态反应

D. 体内有活动性结核病灶

E. 接种卡介苗后的反应

15. 患儿，1 岁。其母患开放性肺结核，出生时未接种卡介苗，72 小时前做 OT 试验，皮内注射局部红肿、硬结，硬结直径为 10mm，恰当的处理是（　　）

A. 加强营养　　　　B. 预防性用药

C. 隔离小儿　　　D. 接种卡介苗

E. 严密观察

16. 患儿，6岁，患原发型肺结核，经治疗后好转，护士对其家长进行的健康教育中不恰当的是（　　）

A. 定期复查

B. 给予高热量、高蛋白、高维生素饮食

C. 坚持全程正规服药

D. 对患儿的呼吸道分泌物应消毒处理

E. 坚持全程服药，出现毒副作用亦不可停用

17. 患儿，女，3岁，因患原发型肺结核入院，按医嘱给予抗结核药物治疗。不属于抗结核治疗的用药原则是（　　）

A. 早期　　　　　B. 联合

C. 全程　　　　　D. 规律

E. 静脉给药

18. 患儿，男，6个月，1周前出现哭闹、盗汗，今日出现神志不清、喷射性呕吐，PPD试验呈阴性，初步诊断为结核性脑膜炎。需进行腰椎穿刺，该患儿的脑脊液改变的特点应是（　　）

A. 外观混浊

B. 糖和氯化物均降低

C. 压力降低

D. 白细胞数增加，以中性粒细胞为主

E. 静置24小时外观无改变

19. 患儿，2岁，患原发型肺结核4个月后，因急性粟粒型肺结核入院治疗，其胸部X线改变是（　　）

A. 起病2~3周后可发现两侧肺野的粟粒状阴影

B. 两肺密布云絮状或斑片状阴影

C. 两肺下野可见散在的斑片状阴影

D. 哑铃型"双极影"

E. 以肺间质病变为主，常有肺气肿表现

A₃型题

（20~21题共用题干）

患儿，4岁，2周前有与麻疹患儿的接触史，3日前出现发热、咳嗽、肺部有湿啰音，口腔颊黏膜上出现直径约1.0mm灰白色小点，耳后发际及颈部出现红色斑丘疹，临床初步诊断为麻疹。

20. 该患儿首要的护理诊断是（　　）

A. 体温过高

B. 有传播感染的危险

C. 有继发感染的危险

D. 有皮肤完整性受损的危险

E. 潜在并发症：喉炎、脑炎、心肌炎

21. 该患儿口腔颊黏膜上出现的灰白色小点是（　　）

A. 鹅口疮　　　　B. 口腔溃疡

C. 麻疹黏膜斑　　D. 口腔疱疹

E. 食物着色

（庞静舒）

## 第17章

# 急症患儿的护理

## 引 言

小儿疾病多为常见病、多发病，一般病情较轻，治疗数日即可好转。但部分患儿起病急，病情变化快，进展迅速，且缺乏特异性表现，因此护理人员需要掌握各种常见急症的相关知识，才能识别提示疾病严重的危险信号，配合医生给予及时恰当的诊疗和护理措施。那就让我们开始下面的学习吧！

# 第1节 小 儿 惊 厥

## 案例17-1

患儿，女，15个月。因发热、咳嗽，精神弱，食欲降低，呕吐1日后出现抽搐前来就诊。有惊厥史，查体：体温39.3℃，咽部充血明显，前囟平坦，血钙2.35mmol/L。

**问题：** 1. 引发该患儿惊厥的原因可能是什么？

　　　 2. 如何进行急救处理？

### （一）概述

1. **概念** 惊厥是脑功能暂时紊乱，神经元异常反复放电导致全身或局部骨骼肌群突然发生不自主的收缩，常伴意识障碍。多见于婴幼儿，是儿科常见的急症。

2. **病因与发病机制** 惊厥的病因包括感染性疾病和非感染性疾病两大类。其中感染性疾病有：各种颅外感染造成的高热惊厥最常见，其次是中毒性脑病、脑炎、脑膜炎等颅内感染。非感染性疾病：药物中毒、低血钙、低血镁、低血糖、溺水、缺血缺氧性脑病、心肺严重疾病、颅内占位、癫痫、颅脑损伤等。

**考点：** 引发小儿惊厥最常见的原因

## 护考链接

$A_2$型题

患儿，10个月，因发热、咳嗽、惊厥来院就诊，体检：体温39.8℃，咽充血，前囟平。该患儿惊厥的原因可能是（　　）

A. 癫痫发作　　　　　　B. 低钙惊厥　　　　　　C. 高热惊厥

D. 中毒性脑病　　　　　E. 化脓性脑膜炎

**分析：** 惊厥的病因包括感染性疾病和非感染性疾病两大类。其中感染性疾病有各种颅外感染造成的高热惊厥。故答案选C。

### （二）护理评估

1. **健康史** 评估患儿有无引起惊厥的相关病史，如感染及传染病史、中毒史、出生时有无产伤及窒息史，既往发作史，评估有无发作诱因，有无先兆表现、发热及伴随症状等。

2. **身体状况**

（1）惊厥：典型表现为突然意识丧失，同时伴全身或局部肌群强直性或阵挛性抽搐，眼球上翻、凝视或斜视，影响呼吸时面色发绀。发作持续时间为数秒至数分或更长，甚至呈持续状态（是指惊厥持续30分钟以上，或反复发作间歇期意识不能完全恢复者）。惊厥反复发作或呈持续状态，常提示病情严重，因持续发作导致体内耗氧过多，可引起缺氧性脑损伤、脑水肿甚至死亡，多见于癫痫发作、破伤风、严重的颅内感染、代谢紊乱、脑肿瘤等。

**考点：引发热性惊厥的原因**

热性惊厥：是小儿最常见的惊厥类型，有年龄依赖性，患病率为3%～5%，好发年龄为6个月至5岁，18～22个月为发病高峰期。除外颅内感染和其他导致惊厥的器质性和代谢性疾病，既往没有无热惊厥史即可诊断。多发生于急性上呼吸道感染等发热性疾病的初期，当体温骤升至38～40℃或更高时，突然发生惊厥。持续数秒至数分钟，发作后短暂嗜睡；无神经系统阳性体征。可在以后的发热性疾病时再次发作。热性惊厥发病机制未明，主要与脑发育不成熟、发热、遗传易感性三方面因素有关。

（2）其他状况：如因咀嚼肌痉挛抽搐而咬伤舌体；抽搐时按压肢体或约束不当造成骨折或脱臼；肢体抽动摩擦造成皮肤擦伤；抽搐时因意识丧失而跌落摔伤、溺水、烫伤；部分患儿可出现呕吐物吸入、喉肌痉挛而致窒息等。

3. 心理-社会状况　患儿家长多表现为惊慌及不知所措，并采取错误的处置方式如大声喊叫、摇晃患儿等。缓解期担心再次发生及预后差。年长儿因担心再次发作，可产生失控感、自卑、恐惧等心理。

4. 辅助检查　有选择地做相关实验室检查，如血、尿、便常规，脑脊液检查、脑电图用于癫痫的诊断与治疗效果的观察，颅脑超声、CT检查、磁共振成像等可用于颅脑病变的诊断。

（三）治疗要点

1. 治疗原则　及时控制发作，防止脑损伤，减少后遗症；维持生命功能；积极寻找病因，祛除病因是控制惊厥的根本措施；防止复发。

**考点：惊厥的治疗要点、药物选择**

2. 惊厥发作时的首要措施是控制惊厥，防止因缺氧引发脑水肿。首选地西泮，其次是苯巴比妥、苯妥英钠静脉注射，或10%水合氯醛灌肠。保持呼吸道通畅，给予吸氧。积极治疗原发病，祛除病因和诱因，给予对症支持治疗。

（四）护理诊断/问题

1. 有窒息的危险　与惊厥发作、意识障碍、咳嗽反射减弱导致误吸有关。

2. 有受伤的危险　与抽搐发作有关。

3. 体温过高　与感染有关。

4. 知识缺乏：家长缺乏有关惊厥的急救知识。

（五）护理措施

1. 预防窒息

（1）立即就地抢救：保持安静，避免一切不必要的刺激，以免惊厥加重。切勿大声喊叫或摇晃患儿。

（2）保持呼吸道通畅：立即让患儿平卧，头偏向一侧（呕吐者可侧卧），以防呕吐物误吸入气道发生窒息；解开衣领，以防衣服对颈、胸部的束缚影响呼吸；及时清除呼吸道分泌物及口腔呕吐物，保持呼吸道通畅；患儿喉痉挛时将其舌轻轻向外牵拉，防止舌后坠造成呼吸不畅。

**考点：惊厥的急救措施**

（3）遵照医嘱用药：惊厥超过5分钟，应遵医嘱合理使用药物以控制惊厥，观察患儿用药后的表现，并详细记录。

2. 防止外伤　惊厥发作时立即平置患儿防止跌倒伤害；将纱布放在患儿手中和腋下，防止皮肤摩擦受损；不可将物品塞入患儿口中；牙关紧闭时，不要用力撬开，以免损伤牙齿；儿童床要拉上床栏，以免坠床，将床上的一切硬物移开，防止患儿抽搐时撞伤；切忌按压或摇晃，以免出现进一步伤害。避免诱发因素，如运动过度、熬夜、闪光、过度惊吓等。

3. 降低体温  体温超过 38.5℃时给予物理降温，或布洛芬等药物降温；遵医嘱给予抗病毒或抗菌药物以控制炎症。发热患儿每 4 小时测量一次体温，如为超高热或有热性惊厥史者 1~2小时测量一次，退热处理 1 小时后复测体温。

4. 预防脑水肿  减少不必要的刺激，以免加重或诱发惊厥；惊厥较重或持续时间较长者，可导致脑缺氧而引起脑水肿，应给予吸氧；遵医嘱立即给予止惊药；密切观察患儿的呼吸、脉搏、血压、意识及瞳孔等变化，发现异常应及时报告医生，并按医嘱给予脱水剂等，同时做好详细记录。

5. 心理护理  对患儿及其家长表达同情心，用通俗易懂的语言向家长详细交代患儿病情，解释惊厥的病因和诱因，指导家长掌握预防惊厥的措施，解除其焦虑情绪；对年长患儿注意隐私防护，避免出现自卑心理或失控感。

（六）健康教育

演示并教会家长惊厥发作时就地急救的正确方法，发作缓解后迅速将患儿送往医院；热性惊厥患儿有再次发生惊厥的可能，应告诉家长及时控制体温是预防惊厥的关键，教给家长在患儿发热时进行物理降温和药物降温的方法；癫痫患儿应强调按时规律服药的重要性，避免随意减停药，同时强调定期门诊随访；对惊厥发作时间较长的患儿应指导家长观察患儿有无神经系统后遗症，如耳聋、肢体活动障碍、智能低下等，及时给予治疗和康复训练。

# 第 2 节  急性颅内压增高

（一）概述

1. 概念  颅内压是指颅腔内容物对颅腔壁产生的压力的总和。由于多种原因引起脑实质容积增大，或颅内液体增加造成颅内压力增高超过 180mmH$_2$O 时，引起严重临床综合征称为颅内压增高，又称颅内高压。小儿急性颅内压增高多由脑水肿引起。

2. 病因  引起颅内高压的常见原因：颅内感染、脑缺氧缺血、颅内出血、颅内占位性病变、脑脊液动力学障碍。

3. 发病机制  颅内压为颅内容物对密闭、容量固定的颅腔所施加的压力，即脑组织、脑脊液及脑血管系统所产生的压力。上述任何一种成分增加，都会占用另外两种成分的空间，出现颅内压增高。颅内压持续上升，出现脑血流量下降而造成脑损伤，严重时迫使部分脑组织嵌入孔隙，形成脑疝，可危及生命。

婴儿期囟门或颅缝未闭合，对颅内压具有一定的缓冲作用，可暂时避免颅内高压的脑损伤，但也会在一定程度上掩盖颅内压增高的表现而延误诊断。

（二）护理评估

1. 健康史  询问相关病史。

2. 身体状况  头痛、喷射性呕吐、视乳头水肿称为颅内压增高的"三主征"。

（1）剧烈头痛：最常见。常为弥漫性、持续性，晨起和晚间较重。婴幼儿表现为烦躁、尖叫或拍打头部，新生儿表现为睁眼不睡和尖叫。

（2）喷射性呕吐：呕吐与饮食无关，呕吐后头痛可减轻。

（3）眼部表现：视乳头水肿、瞳孔不等大或忽大忽小。

（4）生命体征变化：代偿期可出现 Cushing 三联征（意识障碍、瞳孔扩大、血压增高伴缓脉），呼吸深慢不规则等，若不能及时发现与治疗，将很快发生脑疝。

**考点：三大典型临床表现及生命体征变化**

（5）头部体征：婴儿可有前囟饱满、隆起紧张、颅缝裂开。

3. 心理-社会状况　家长因患儿病情危重、担心预后而产生焦虑心理。

4. 辅助检查　脑脊液检查可帮助判断病因，腰椎穿刺可引发枕骨大孔疝，有明显颅内压增高者禁用。颅脑 CT、磁共振成像、脑血管造影等检查可查出脑内占位性病变。

**考点：腰椎穿刺副作用**

（三）治疗要点

本病治疗重点是降低颅内压，防止脑疝发生，病因治疗是最根本的治疗原则。

1. 降低颅内压　首选 20%甘露醇每次 0.5～1g/kg 快速静脉注入，间隔 6～8 小时一次。重症者可加用利尿剂，如呋塞米每次 0.5～1mg/kg 静脉注射。

2. 对症治疗　改善通气、纠正缺氧；对躁动或惊厥者给以止惊；高热者降温，必要时用亚冬眠疗法；注意液体量的供应，入量略少于出量。

**考点：治疗要点**

3. 原发病治疗　如抗感染、纠正休克、消除颅内占位性病变等。

（四）护理诊断/问题

1. 潜在并发症：惊厥、脑疝。

2. 头痛　与颅内压增高有关。

3. 焦虑/恐惧　与家长缺乏相关知识、担心预后有关。

（五）护理措施

1. 控制颅内压力，预防脑疝

（1）防止颅内压骤然升高：保持患儿绝对安静，避免一切刺激如声音、光线、搬动等。抬高患儿头肩部 15°～30°，以利于颅内血液回流。躁动或惊厥者，按医嘱应用止痉剂。

（2）严密监测患儿生命体征、瞳孔变化及眼球运动等，如发现脑疝指征，立即报告医生并做好相应的急救准备工作。

（3）遵医嘱给予甘露醇、山梨醇或甘油等渗透性脱水剂降颅内压，防止发生脑疝。首选快速静脉注入 20%甘露醇，重症或脑疝者可合并使用利尿剂呋塞米（速尿）。应注意：①甘露醇在冬季易产生结晶，使用时需略加温使结晶溶解。②应在 15～30 分钟内静脉注射或快速滴入才能达到高渗利尿的目的，注射过慢，影响脱水效果；注射过快，可产生一过性头痛加重、视力模糊、眩晕及注射部位疼痛。③注射时避免药物外渗引起局部组织坏死，一旦外渗，需尽快用 25%～50%硫酸镁局部湿敷并抬高患肢。

（4）遵医嘱给予补液治疗。一般每日入量应限制在 30～60ml/kg。高热、呕吐或有额外体液丢失者酌情补充，使患儿处于轻度脱水状态为宜。遵医嘱按时给予抗惊厥药物，注意观察有无呼吸抑制。有高热的患儿可应用亚冬眠疗法将体温控制在肛温 31～34℃较为理想。

2. 减轻头痛

（1）保持合适体位：绝对卧床休息，抬高床头 30°左右可降低颅内压 1.6mmHg，使头偏向一侧、头正中位，以利于血液回流、减轻颅内压、减轻头痛。疑有脑疝时宜平卧位，但要保证呼吸道通畅，防止窒息。

（2）保持绝对安静：避免搬动及不必要的一般护理，避免躁动、剧烈咳嗽，必需的检查和治疗尽可能集中进行，护理患儿时要动作轻柔。患儿躁动或惊厥者，应按医嘱给予止痉剂。

3. 心理护理　与患儿和家长交流，给以安抚和关爱，通过患儿喜爱的故事、玩具来分散其注意力，以减轻患儿的疼痛和恐惧感。向家长详细介绍患儿的病情、目前采取的主要处理措施、可能的疗效及预后，让其感受到医护人员正在全力以赴救治患儿，提高对医护人员的信任感，密切医患合作。

（六）健康教育

1. 向家长介绍护理要点　解释患儿保持安静，避免各种刺激，取头肩抬高、头侧位，避免用力的意义；教会家长观察患儿呼吸、脉搏、神志、肌张力等的变化，发现异常立即报告医护人员。

2. 做好出院时宣教　指导家长出院后观察有无并发症及后遗症，注意患儿的反应和肢体活动情况如头围大小、听力、智力障碍、肢体瘫痪等，及时就诊；指导家长对恢复期患儿进行功能训练，以降低后遗症的发生。

考点：体位及甘露醇应用的注意事项

# 第3节　急性呼吸衰竭

**案例 17-2**

患儿，8日，早产儿，因"重症肺炎"收住入院。一般情况差，张口呼吸，节律不规则，出现呼吸困难和青紫。肺部听诊：双肺呼吸音减弱，可闻及较多湿啰音。动脉血气分析：$PaO_2$ 48mmHg，$PaCO_2$ 52mmHg。

**问题：**患儿可能出现了什么严重的并发症？

（一）概述

1. 概念　急性呼吸衰竭简称呼衰，是指呼吸中枢或呼吸器官受累，引发通气或换气功能障碍，出现低氧血症或伴高碳酸血症，引起一系列生理功能和代谢紊乱的临床综合征，是小儿时期常见的急症之一。

2. 病因与发病机制

（1）中枢性疾病：中枢神经系统感染、损伤，脑水肿、颅内压增高，一氧化碳、巴比妥类药物或吗啡中毒等可致呼吸节律及频率异常。

（2）周围性疾病：胸廓的创伤或病变，肺炎、喉炎、肺水肿、新生儿肺透明膜病、ARDS等呼吸器官的病变。

考点：急性呼吸衰竭的主要病理变化

（二）护理评估

1. 健康史　询问有无原发疾病及诱发原因。新生儿以窒息、呼吸窘迫综合征、颅内出血等较常见；婴幼儿以支气管肺炎、急性喉炎、异物吸入和脑炎为主；年长儿以肺炎、哮喘持续状态、脑炎常见。

2. 身体状况　除原发病症外，主要为呼吸系统症状及低氧血症和高碳酸血症的症状。

（1）呼吸系统表现：主要表现为呼吸困难，可有鼻翼扇动及"三凹征"等。呼吸节律紊乱，早期多为潮式呼吸，晚期出现叹息样、抽泣样呼吸等，甚至出现呼吸暂停。

（2）低氧血症表现：①发绀，以口唇、口周及甲床等处较为明显；②消化系统：可出现腹胀、肠麻痹、消化道出血，部分患儿可出现应激性溃疡；③循环系统：早期出现心率增快，血压升高，严重缺氧可出现心律失常；④泌尿系统：尿中可出现蛋白质、红细胞、白细胞及管型，有少尿或无尿，甚至肾衰竭；⑤神经系统：早期出现烦躁、易激惹，逐渐出现嗜睡、意识模糊，甚至昏迷、惊厥。

（3）高碳酸血症表现：头痛、烦躁、多汗、摇头，呼吸和心率增快等，继而皮肤潮红、四肢暖、口唇樱桃红色、毛细血管扩张、眼结膜充血，严重时出现惊厥、昏迷。

考点：急性呼吸衰竭的主要临床表现

3. 心理-社会状况　患儿常因呼吸困难和缺氧或气管插管而紧张、恐惧。家长因患儿病情危重、对本症知识缺乏，产生焦虑、恐惧心理。个别家长有放弃治疗的念头。

4. 辅助检查　动脉血气分析：Ⅰ型呼吸衰竭（单纯低氧血症型）：氧分压（$PaO_2$）≤60mmHg（8.0kPa），二氧化碳分压（$PaCO_2$）正常。Ⅱ型呼吸衰竭（低氧血症伴高碳酸血症型）：氧分压（$PaO_2$）≤60mmHg（8.0kPa），二氧化碳分压（$PaCO_2$）>60mmHg（8.0kPa）。

**考点：急性呼吸衰竭的分型**

### （三）治疗要点

给氧，纠正水、电解质和酸碱平衡紊乱；维持重要脏器的功能，预防感染。

### （四）护理诊断/问题

1. 气体交换受损　与肺换气功能障碍有关。
2. 清理呼吸道无效　与呼吸道分泌物黏稠、无力咳痰、呼吸功能受损有关。
3. 营养失调：低于机体需要量　与摄入不足及疾病消耗有关。
4. 潜在并发症：继发感染、多器官功能衰竭。
5. 恐惧　与病情危重、相关知识缺乏有关。

### （五）护理措施

1. 改善呼吸

（1）环境与休息：保持室内空气新鲜，温、湿度适宜。急性期卧床休息、减少活动。护理操作集中进行，以减少刺激，避免哭闹，降低机体的氧耗。患儿衣服应宽松，被褥要松软、轻、暖，以免对呼吸运动的限制。

（2）合理用氧：有呼吸困难、发绀等缺氧情况时应及早遵医嘱给氧。Ⅰ型呼吸衰竭给予高流量吸氧，Ⅱ型呼吸衰竭给予持续低流量吸氧。

1）吸氧方式：选择鼻导管、面罩或头罩法给氧，新生儿或鼻腔分泌物多者，可用面罩、鼻塞、头罩或氧帐给氧，需要长期吸氧者最好选用面罩或头罩法。

2）氧流量及氧浓度：鼻导管给氧，氧流量婴幼儿为0.5～1L/min，儿童为1～2L/min，氧浓度为25%～40%；面罩给氧，氧流量婴幼儿为2～4L/min，儿童为3～5L/min，氧浓度为40%～60%；头罩吸氧，氧流量为4～6L/min，氧浓度为40%～50%。急性呼吸衰竭紧急抢救时，60%的氧吸入不应超过24小时；发绀不能改善可用100%的纯氧，吸入的时间不应超过4小时或6小时，以免氧中毒、发生晶体后纤维增生造成失明。

3）监测血气：氧疗期间应定期检测血气分析，氧分压一般以维持在65～85mmHg（8.67～11.33kPa）为宜。

4）气温较低时湿化液应加温至37℃以使氧气加温、加湿。

（3）合理用药：慎用呼吸中枢兴奋药物，用药后应观察患儿有无呼吸衰竭加重、惊厥等表现。一氧化氮吸入可降低肺内分流，纠正肺动脉高压和严重低氧血症，用药后应观察患儿有无出血倾向发生。如发现异常，及时报告医生并协助处理。

（4）辅助通气：对上述处理后仍无有效呼吸者，应立即进行人工辅助通气。

1）人工呼吸：在不具备抢救条件时，应立即进行胸外按压或口对口人工呼吸；婴幼儿可用气囊面罩进行有效的通气。

2）应用辅助呼吸机，维持有效通气。当吸氧的浓度达60%而动脉血氧分压仍<60mmHg时，应及时建立人工气道，进行机械通气。①根据血气分析结果调整各项参数，每小时检查1次并记录；②注意观察患儿的胸廓起伏、神志、面色、周围循环等，观察有无堵管或脱管现象；③定期清洁、更换气管内套管、呼吸机管道、湿化器等物品；④定时为患儿翻身、拍背、吸痰，注意保

持呼吸机管道的固定、畅通；⑤防止继发感染，做好病室空气和地面的消毒，有条件的可设置空气净化装置；护士接触患儿前后要洗手。

2. 气道管理

（1）增加痰液排出：指导并鼓励患儿有效咳嗽，经常更换体位，拍背，促使呼吸道分泌物的排出。对咳嗽无力、昏迷、气管插管或切开的患儿应及时吸痰。吸痰不宜过频、过慢，一般每 2 小时 1 次，每次吸痰时间 10～15 秒；吸痰后要立即吸氧，并进行肺部听诊，以观察吸痰效果。

若痰液黏稠可遵医嘱给予雾化吸入，鼓励多饮温水，入量不足者给予静脉补液。

（2）合理使用药物：遵医嘱给予祛痰剂，并注意观察药物的疗效及不良反应。

（3）密切观察病情：观察患儿生命体征和呼吸困难程度，及时了解疾病的发展情况，并协助医生积极处理。

3. 营养管理　评估患儿营养状况，给予高热量、高蛋白、易消化和富含维生素的饮食，无法进食者可管饲或肠外营养支持。

4. 防止感染　做好病室空气和地面的消毒，有条件的可设置空气净化装置；严格限制探视人数；护士接触患儿前后应洗手；气管插管应严格无菌操作，定期清洁、消毒、更换气管内套管、呼吸管道、湿化器等物品，每日更换加温湿化器滤纸，雾化液要新鲜配制；做好口腔和鼻腔的护理；遵医嘱合理使用抗生素。

5. 病情观察　观察患儿呼吸频率、节律、幅度；心率、心律、血压、神志、尿及血气分析；观察患儿皮肤及口唇颜色、末梢循环、肢体温度变化；准确记录出入液量。如发现异常应立即报告医生并协助处理。

6. 心理护理　关心体贴患儿，向家长详细介绍患儿的病情、目前采取的主要处理措施、可能的疗效及预后，让其感受到医护人员正在全力救治患儿，提高对医护人员的信任感，密切医患合作，减轻患儿及家长的恐惧和恐惧感，树立患儿信心。

（六）健康教育

1. 向家长介绍患儿的护理要点，如卧床休息，舒适体位，尽量满足患儿情感需要等。解释保持呼吸道通畅、有效排痰的意义。教会家长观察患儿呼吸、脉搏、面色等的变化，发现异常立即报告医护人员。

2. 呼吸衰竭缓解后指导家长做好预防，积极治疗原发病，并针对不同的原发病进行相应的健康指导。

考点：保持呼吸道通畅，改善呼吸功能的措施

# 第 4 节　充血性心力衰竭

**案例 17-3**

患儿，男，2 岁，就诊前 2 日出现阵发性咳嗽，发热，体温波动在 38～39℃，1 日前出现咳嗽加剧，喘憋，烦躁不安。查体：体温 38.7℃、脉搏 170 次/分、呼吸 68 次/分，面色苍白，呼吸急促，可见鼻扇及三凹征，双肺可闻及散在痰鸣音、哮鸣音及细湿啰音，心音低钝、奔马律，肝右肋下 3cm。胸片显示双肺纹理增强，双肺可见点片状阴影。

请问：1. 该患儿最主要的护理诊断是什么？

2. 根据患儿目前的状况，应采取哪些护理措施？

3. 如何对该患儿进行健康指导？

（一）概述

1. 概念　充血性心力衰竭，简称心衰，是指多种原因引起心肌收缩力下降，心排血量减少，器官、组织血液灌注不足，静脉回流受阻出现肺循环和（或）体循环淤血的一种临床综合征。本病是儿科常见的急症之一，婴儿发生率最高。

2. 病因　以先天性心脏病最多见。其次是心肌炎、支气管肺炎、毛细支气管炎、急性肾炎等。严重贫血、感染性心内膜炎等亦可引发。本病常由呼吸道感染诱发。

3. 发病机制　在多种因素作用下，心脏长期负荷过重，心肌收缩力减弱。早期通过加快心率、心肌肥厚和心脏扩大进行代偿，临床无症状。进入失代偿后心输出量进一步下降，出现体循环淤血和肺循环淤血而引发一系列临床表现。

（二）护理评估

1. 健康史　询问有无发生心力衰竭的病因及输血输液过多、过快等诱因。

2. 身体状况

（1）症状：小儿时期的心力衰竭多为全心衰竭，大多数患儿起病急骤。患儿严重呼吸困难，呈端坐呼吸，年幼儿喜竖抱。多数患儿有颜面、口唇、甲床青紫及皮肤不同程度的青紫或苍白、湿冷，活动后容易气急。吸乳后易疲乏，长期心力衰竭者可影响生长发育。尿量减少，可出现身体下垂部位浮肿，严重者可有胸腔积液、腹水或心包积液等。

> 考点：急性心力衰竭的临床表现

（2）体征

1）安静时心率增快，婴儿>180次/分，幼儿>160次/分，不能用发热或缺氧解释。

2）呼吸困难、青紫突然加重，安静时呼吸>60次/分。

3）肝大达肋下3cm以上或短时间内较前增大，年长儿可述压痛。

4）心界扩大，心音低钝，可闻及舒张期奔马律。

5）肺部可闻及干啰音或哮鸣音，有时可听到湿啰音，严重者有血性泡沫样痰。

> 考点：急性心力衰竭的主要诊断依据

6）突然出现烦躁不安、面色苍白或发灰，不能用原发病解释。

7）尿少、下肢水肿，排除营养不良、肾炎、维生素缺乏等原因所致。

上述前四项为临床诊断的主要依据。

3. 心理-社会状况　因患儿呼吸困难和发绀严重，家长容易紧张、恐惧和沮丧等，比较敏感，常坐立不安，不愿与患儿分离，渴望接受健康指导和心理支持。

4. 辅助检查　胸部X线、心电图、超声心动图和中心静脉压测定有助于疾病的诊断和治疗。

（三）治疗要点

本病应积极去除病因和诱因，保持镇静，给予吸氧、强心、利尿、扩血管，纠正代谢紊乱。

（四）护理诊断/问题

1. 心输出量减少　与心肌收缩力降低有关。

2. 活动无耐力　与组织灌注不足和循环淤血致缺氧有关。

3. 体液过多　与心功能下降、循环淤血有关。

4. 潜在并发症：药物的副作用及毒性反应。

5. 焦虑　与疾病的痛苦、病情危重及环境改变有关。

（五）护理措施

1. 减轻心脏负荷

（1）安排患儿卧床休息，床头抬高15°～30°，有明显左心衰竭时，置患儿于半卧位或坐位，双腿下垂，以减少回心血量，减轻心脏负荷。

（2）避免患儿烦躁、哭闹，必要时按医嘱应用镇静药物（地西泮）。

（3）限制钠和水的摄入，输液速度应控制在 5ml/（kg·h），即 20～30 滴/分。

（4）避免患儿用力，减少耗氧量；保持大便通畅，必要时给予甘油栓或开塞露通便。

2. 维持活动耐力

（1）运动管理：活动的原则依心力衰竭的程度而定。Ⅰ度：可起床活动，增加休息时间；Ⅱ度：限制活动，延长卧床时间；Ⅲ度：绝对卧床休息，病情好转后逐渐起床活动，以不出现症状为限。

**考点：心力衰竭患儿的体位及输液速度**

（2）合理用氧：呼吸困难或发绀者应及时给予吸氧。有急性肺水肿时，用20%～30%乙醇湿化的氧气吸入，可使肺泡表面张力降低，增加气体与肺泡壁的接触面积，改善气体交换，缓解缺氧，提高活动耐力。

**考点：心力衰竭患儿的氧疗措施**

3. 维持体液平衡

（1）限制水钠入量：给予低盐饮食，每日钠盐的摄入量 0.5～1g，重者给无盐饮食。每日水分摄入量 50～60ml/kg。

（2）评估水肿变化：观察并记录患儿的水肿和体重的变化、24 小时液体的出入量。

4. 加强用药护理

（1）遵医嘱正确应用强心苷类药物

1）给药前：用药前测脉率，必要时测心率，若发现脉率缓慢（年长儿<60 次/分，幼儿<80 次/分，婴儿<100 次/分）、脉律不齐应及时与医生联系决定是否继续用药。

2）给药时：①静脉注射速度要缓慢（每次注射时间大于 15 分钟），并密切观察患儿脉搏变化。②注意强心苷不能与其他药液混合注射，以免发生药物的相互作用而引起中毒；钙剂与洋地黄制剂有协同作用，应避免同时使用，如需要使用，应减少强心苷药物剂量，并至少间隔 4～6 小时。③口服时应与其他药物分开服用。如患儿服药后呕吐，应与医生联系，决定是否补服、补服的量及给药途径。

3）给药后：用药后 1～2 小时要监测心率和心律。

4）用药期间：①需按医嘱给氯化钾溶液，多给患儿进食富含钾的食物如香蕉、橘子等，避免因低血钾引起强心苷中毒；②暂停进食高钙的食物；③密切观察洋地黄中毒的表现，如心率过慢、心律失常，恶心呕吐、食欲下降、嗜睡、头昏、黄绿视等。若出现毒性反应，应立即停药、严格卧床并及时报告医生，遵医嘱停用排钾利尿药，积极补充镁钾盐，快速纠正心律失常。

**考点：洋地黄类药物应用注意事项及中毒时的处理**

✏️ **护考链接**

患儿，4岁，患室间隔缺损，病情较重，平时需用地高辛维持心功能。现患儿因上感后诱发急性心力衰竭，按医嘱用毛花苷C，患儿出现恶心、呕吐、视物模糊。此时你应该采取的措施是（    ）

A. 调慢输液速度　　　　B. 禁食以减轻胃肠道负担　　C. 密切观察患儿心率变化

D. 给患儿吸入乙醇湿化的氧气　　E. 暂停使用强心苷并通知医生

**分析：** 强心苷药物中毒的临床表现，如心率过慢、心律失常，恶心呕吐、食欲下降，嗜睡、头昏、黄绿视等。若出现毒性反应，应立即停药、严格卧床并及时报告医生，遵医嘱停用排钾利尿药，积极补充镁钾盐，快速纠正心律失常。故答案选E。

（2）正确应用利尿剂：宜在清晨或上午给予，以免夜间多次排尿影响睡眠；氢氯噻嗪要注意餐后服药，以减轻胃肠道刺激。观察利尿效果，注意有无脱水及电解质紊乱。

（3）血管扩张剂：应用硝酸酯制剂应注意观察不良反应的发生，如头痛、面红、心动过速、血压下降等；硝普钠静脉滴注时应严格掌握滴速，严格检测血压，改变体位时动作不宜过快，以

**考点：应用血管扩张剂的注意事项**

防发生直立性低血压。避免药液外渗，以防局部组织坏死。

考点：防止下肢静脉血栓的措施

5. 并发症的护理　保持室内空气流通，注意保暖，防止呼吸道感染；协助长期卧床患者做下肢被动运动和肌肉按摩，用温水浸泡下肢以促进血液循环，防止下肢静脉血栓形成及脱落引发肺栓塞；监测脉搏，及早发现心律失常。

6. 心理护理　耐心向家长及患儿介绍心力衰竭的防治知识，多关心体贴患儿，缓解家长及患儿的焦虑和恐惧心理，取得合作。

（六）健康教育

1. 向家长介绍患儿的护理要点，如卧床休息、避免劳累，特别强调要保持大便通畅，避免过度兴奋或不良刺激。解释要低盐饮食，给予营养丰富、易消化食物，少食多餐的意义。教会家长观察患儿呼吸、脉搏、面色等的变化，发现异常立即报告医护人员。

2. 心力衰竭缓解后指导家长做好预防，积极治疗原发病，并针对不同的原发病进行相应的健康指导。

# 第5节　心搏呼吸骤停

（一）概述

1. 概念　心搏呼吸骤停是指各种原因引起的呼吸及循环功能突然停止，是临床最紧急的危险情况。如得不到及时、有效的抢救，患儿将由临床死亡转为生物学死亡。心肺复苏可使心跳呼吸骤停患儿迅速恢复呼吸、循环功能，使生命得以维持。

考点：小儿心搏呼吸骤停的主要直接原因

2. 病因　引起儿童心搏呼吸骤停的原因，一是疾病所致，二是意外伤害，包括呼吸衰竭、新生儿窒息、婴儿猝死综合征、外伤、败血症、神经系统疾病、溺死、中毒等。新生儿和婴儿死亡的主要原因是先天性畸形、早产的并发症和婴儿猝死症等；而意外伤害逐渐成为导致年长儿童死亡的主要原因。

考点：出现脑细胞死亡的时间

3. 发病机制　心肌收缩功能减低、冠状动脉灌流量减少、血流动力学剧烈改变和心律失常均可引发心搏骤停，心搏骤停又可导致机体缺氧和二氧化碳潴留，脑组织对缺氧耐受性很差，迅速出现脑缺氧和脑水肿，引起昏迷，并在4～6分钟内开始出现脑细胞死亡。无氧糖酵解增加引起酸中毒。

## ✎ 护考链接

$A_1$ 型题

心搏骤停后最容易发生的继发性病理变化是（　　）

A. 肺水肿　　　　　　　B. 急性肾衰竭　　　　　C. 急性重型肝炎

D. 脑缺氧和脑水肿　　　E. 心肌缺氧性损伤

分析：心搏骤停可导致机体缺氧和二氧化碳潴留，脑组织对缺氧耐受性很差，迅速出现脑缺氧和脑水肿。故答案选D。

（二）护理评估

1. 健康史　详细询问病史，了解患儿起病情况，病前有无各种疾病史；接受过何种检查尤其心血管操作检查史；有无药物治疗及毒物接触史；询问生产史，有无窒息史，喂养史及生长发育情况；是否按时进行预防接种等。

2. 身体状况　突然昏迷，部分患儿有一过性抽搐，呼吸停止、面色灰暗或发绀，瞳孔扩大和对光反射消失，大动脉（颈动脉、股动脉、肱动脉）搏动消失，心音听诊消失。

3. 心理-社会状况　评估家长对心搏呼吸骤停相关知识的了解程度，家长是否有焦虑、恐惧、抱怨等不良心理反应。评估患儿既往有无心搏呼吸骤停经历，以及对医护人员的信任度、渴望接受健康指导和心理支持。评估患儿家庭状况，有无因患儿预后差，生命可能终止而放弃治疗。

4. 辅助检查　心电图检查：可见等电位线、心脏电机械分离或心室颤动。

## （三）治疗要点

为获得心搏呼吸骤停后最佳的生存率和生命质量，应立即现场心肺复苏，要争分夺秒，复苏开始时间越早抢救成功率越高，强调黄金4分钟，即在4分钟内进行基本生命支持，8分钟内进行高级生命支持。

1. 儿童基本生命支持　即防止心搏呼吸骤停、尽早进行心肺复苏，迅速启动急救医疗服务系统。婴儿和儿童心肺复苏的程序：C-A-B-D-E方法，即循环（circulation，C）、气道（airway，A）、呼吸（breathing，B）、药物（drugs，D）、电击除颤复律（electricity，E）。新生儿心肺复苏的程序则为A-B-C-D-E复苏方案，即气道（airway，A）、呼吸（breathing，B）、循环（circulation，C）、药物（drugs，D）、评估（evaluation，E）。其中A、B、C属于基础生命支持。

2. 儿童高级生命支持　为心肺复苏的第二阶段，包括给予高级气道通气、供氧、建立血管通路、电除颤、药物治疗等。常用药物为肾上腺素，静脉注射或骨髓腔给药时剂量为0.01mg/kg（1：10 000溶液0.1ml/kg），最大剂量为1mg；气管内给药时剂量为0.1mg/kg，最大剂量为2.5mg。必要时间隔3～5分钟重复1次。

**考点：心肺复苏首选药物**

3. 综合的心搏骤停后治疗　主要针对自主循环恢复后的治疗和护理，包括优化心肺等重要器官的血流灌注、转运患者至具有心肺复苏系统治疗能力的医院或重症监护病房、确定诱发心搏呼吸骤停的原因和防止复发、控制体温以有利于生存和神经系统康复、优化机械通气和减少肺损伤、器官功能支持和降低多器官衰竭风险、提供必要的复苏后康复训练等。

## （四）护理诊断/问题

1. 心排出量减少　与循环衰竭有关。

2. 不能维持自主呼吸　与呼吸停止有关。

3. 有外伤的危险　与心肺复苏术的实施有关。

4. 潜在并发症：脑功能损害、感染等　与呼吸停止、使用机械通气有关。

5. 恐惧　与病情危重、预后不良有关。

## （五）护理措施

1. 建立有效循环　应尽快实施正确而有效的胸外心脏按压，使心排出量达到正常的30%～40%，避免永久性损害发生。

（1）迅速检查反应及呼吸：快速检查是否有呼吸。如无自主呼吸，或呼吸不正常，须大声呼救，并准备开始进行CPR。应在10秒钟内完成判断。

（2）启动紧急反应系统：院内复苏或多人在场时，应立即派人启动紧急反应系统，备好体外除颤仪；院外单人复苏应首先进行5个回合CPR后再启动紧急反应系统。

（3）评估患儿脉搏：医护人员最多可用10秒触摸脉搏（婴儿股动脉、儿童颈动脉或股动脉），如10秒内无法确认触摸到脉搏，或脉搏明显缓慢（<60次/分），需开始胸外按压。非医疗人员可不评估脉搏。

（4）立即就地抢救：迅速使患儿就地仰卧在坚固的平面上，需翻转身体时必须将患儿的头、肩、躯干作为一个整体同时翻转，避免扭曲。

（5）建立人工循环：一旦判断异常，即刻实施胸外按压操作，具体操作如下。

　　按压方法：①对于新生儿或小婴儿，单人可采用双指按压法（图 17-1）：按压时用一手托住患儿背部，另一手的两手指置于乳头连线中点下一指处进行按压；②双人可采用双手环抱法（图 17-2）：两手掌及四指托住患儿两侧背部，双手大拇指置于胸骨下 1/2 处按压；③对于 1～8 岁的儿童，可采用单手按压法（图 17-3）：用一只手固定患儿头部稍向后仰，以便通气，另一手的掌根部置于胸骨下 1/2 处（中指位于双乳头连线中点，避开剑突和肋骨），手掌根的长轴与胸骨一致；④8 岁以上年长儿，用双手掌按压法（图 17-4）：将患儿置于硬板上，将一手掌根部交叉放在另一手背上，垂直按压胸骨下 1/2 处。

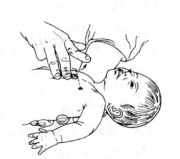

图 17-1　双指按压法
（适合新生儿和小婴儿）

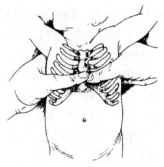

图 17-2　双手环抱法
（适合新生儿和小婴儿）

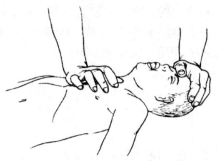

图 17-3　单手按压法
（1～8 岁儿童心脏按压）

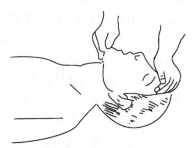

图 17-4　仰头-抬颏法开发气道

　　按压速率至少为 100 次/分（新生儿按压速率至少为 90 次/分），按压幅度至少为胸部前后径的 1/3（婴儿大约 4cm，儿童大约为 5cm），需用力按压和快速按压，减少胸外按压的中断，每次按压后胸部须回弹。按压每 2 分钟（约 5 个循环）后要重新评估，判断有无改善。

　　2. 建立有效呼吸

　　（1）保持呼吸道通畅：建立和维持气道的开放及保持足够的通气是儿童心肺复苏成功的关键措施之一。

　　1）清理气道：首先清除口咽、呼吸道的分泌物、呕吐物或异物，防止气道阻塞。气道内有异物阻塞者可采用腹部冲击法（即以一手掌根抵住患儿腹部正中线脐与剑突之间，另一只手直接放在该手上，快速向内上方冲击腹腔），小于 1 岁的患儿采用拍击背部手法，酌情重复 6～8 次。

　　2）打开气道：无头部或颈部损伤的患儿，采用"仰头-抬颏法"（图 17-4）：患儿仰卧，一只手的小鱼际（手掌外侧缘）置于患儿前额，另一手的食指与中指置于下颌骨的颏下（托颏），将颏部向上提起（抬颏），使下颌角与耳垂的连线和地面垂直。注意不要让嘴闭上或压颏下软组织，以免阻塞气道。怀疑可能存在头部或颈部损伤的患儿，采用"托颌法"来打开气道（图 17-5）：将双手置于患儿头部两侧，握住下颌角向上托下颌，头部后仰程度为使下颌角与耳垂的连线和地面呈 60°（儿童）或 30°（婴儿）；该法不能使气道通畅时，应使用"仰头-抬颏法"。

（2）口对口人工呼吸：适于现场急救。如 1 岁以内婴儿，可将嘴覆盖口和鼻，对于 1 岁以上的患儿，用口将患儿口封住，拇指和食指紧捏住患儿的鼻子，保持头稍后仰，将气吹入，同时可见患儿的胸廓抬起。停止吹气后，放开鼻孔，使患儿自然呼气，排出肺内气体。儿童 18～20 次/分，婴儿可稍加快。该操作吸入氧浓度较低（＜18%），操作者易疲劳，也有感染疾病的潜在风险（图 17-6）。

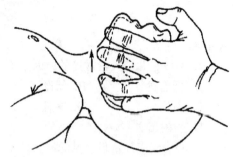

图 17-5　托颌法开放气道

考点：心脏复苏的按压部位、按压与通气之比

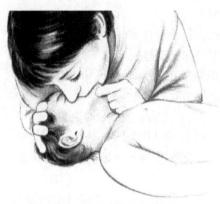

图 17-6　口对口鼻人工呼吸

按压与人工呼吸的协调：单人复苏时按压通气比为 30:2，双人复苏时按压通气比为 15:2。一般要求每 2 分钟两名施救者应交换职责，每次交换应在 5 秒内完成。

（3）机械通气：若需要持久通气，或面罩吸氧不能提供足够通气时，就需要用气管内插管代替面罩通气。气管插管后不再进行按压与人工呼吸的协调，胸外按压频率不少于 100 次/分不间断进行，呼吸频率 8～10 次/分（即每 6～8 秒给予 1 次人工呼吸），避免过度通气。

3．复苏有效指征　可触及颈动脉或股动脉搏动；扩大的瞳孔缩小，对光反射恢复；口唇、甲床颜色好转；出现自主呼吸；肌张力增强或有不自主运动。

4．停止心肺复苏的指征　经规范的心肺复苏 25～30 分钟后，仍有以下临床表现：①无自主呼吸、发绀；②深昏迷，对疼痛刺激无任何反应；③瞳孔散大、固定；④无心搏；⑤心电监测示等电位。

（六）健康教育

1．复苏成功后向家长介绍患儿的护理要点，教会家长观察患儿呼吸、心率、血压、意识变化，发现异常立即报告医护人员。

2．指导家长做好预防，积极治疗原发病，并针对不同的原发病进行相应的健康指导。

## 小　结

小儿惊厥以高热惊厥最常见，应重点防止窒息和受伤，预防脑水肿。急性颅内压增高易引发脑疝导致死亡，护理重点是降低颅内压。急性呼吸衰竭最主要的病理生理变化是低氧血症和高碳酸血症，护理重点是改善呼吸功能，维持呼吸道通畅，合理用氧。小儿先天性心脏病易引发充血性心力衰竭，表现为安静时心率加快，呼吸困难和青紫加重，肝大等，护理重点是减轻心脏负荷，预防洋地黄中毒。窒息是引起小儿心搏呼吸骤停的主要直接原因，应在 4～6 分钟内进行心肺复苏。

# 自测题

A₁型题

1. 引发小儿惊厥最常见的原因是（　　）

A. 低血钙　　　　B. 低血钾

C. 高热　　　　　D. 窒息

E. 颅内出血

2. 心力衰竭加重最多见的诱因是（　　）

A. 呼吸道感染　　B. 体力活动过多

C. 精神压力大　　D. 高盐饮食

E. 药物使用不当

3. Ⅰ型呼吸衰竭的主要病理改变是（　　）

A. 脱水　　　　　B. 二氧化碳潴留

C. 肺不张　　　　D. 电解质紊乱

E. 低氧血症

A₂型题

4. 患儿，女，1 岁，因发热、咳嗽、惊厥 1 次来院就诊。护理体检：体温 39.6℃，咽充血，前囟平软，余（－）。其惊厥最可能的诊断是（　　）

A. 低血糖　　　　B. 高热惊厥

C. 中毒性脑病　　D. 癫痫发作

E. 低钙惊厥

5. 患儿，男，2 岁。因发热、咳嗽、惊厥 1 次来院就诊。护理体检：体温 39.8℃，咽充血，余（－）。对其惊厥时紧急处理的措施不妥当的是（　　）

A. 立即松解患儿衣扣

B. 防止舌咬伤

C. 保持呼吸道通畅

D. 仰卧，头正中位，防止窒息

E. 吸氧，给解痉药物

6. 新生儿，有窒息史。今日睁眼不睡、尖叫，吐奶喷射状，全身皮肤青紫，囟门饱满，隆起紧张。医嘱给予甘露醇 50ml 快速静脉滴注，给药过程中不正确的是（　　）

A. 选择粗大的血管

B. 确保针头在血管内后再给药

C. 不可加入其他急救药品

D. 输液速度宜慢

E. 输液过程中避免药液外渗

7. 患儿，13 个月，近 3 天出现不明原因的呕吐，烦躁，喜欢用手拍头或撞头。近 1 日呕吐加重，每日 5～6 次，均为胃内容物。无发热，无传染病接触史和外伤史。体格检查：体温 36.8℃，神志清，精神稍差，前囟紧张隆起。临床诊断考虑"急性颅内压增高"。该患儿的治疗和护理措施不妥的是（　　）

A. 首选静脉注入 20%甘露醇进行脱水降颅压

B. 限制补液量在 20～30ml/kg

C. 保持患儿安静，避免一切刺激

D. 抬高患儿头颈部 15°～30°

E. 减轻头痛，避免突然咳嗽、用力等

8. 患儿，4 个月。支气管炎，突然烦躁不安，呼吸急促，三凹征明显。心率 188 次/分，心音低钝，肝肋下 4cm。该患儿可能并发了（　　）

A. 急性心力衰竭　　B. 感染性心内膜炎

C. 肺不张　　　　　D. 脓胸、脓气胸

E. 肺大疱

9. 患儿，9 个月，重症肺炎入院。突然烦躁不安，呼吸急促，三凹征明显。心率 170 次/分，心音低钝，肝肋下 2cm。遵医嘱给予强心苷治疗，为预防中毒采取的措施不恰当的是（　　）

A. 注射前先测心率

B. 心率<90 次/分应报告医生

C. 不可与其他药物混用

D. 注射速度宜慢

E. 及时补充含钙食物或药物

10. 患儿，1 岁，主因发热、咳嗽、气促 3 日，伴哭闹不安就诊。既往曾反复呼吸道感染，诊断为先天性心脏病（室间隔缺损）。查体：体温 38.5℃，呼吸 62 次/分，心率 200 次/分，唇发绀，心音低钝，肝肋下 3cm，双下肺中小水

泡音，初步诊断：先天性心脏病合并肺炎、心力衰竭。对该患儿的护理措施不包括（　　）

A. 宜取半卧位，使膈肌下降，有利于呼吸运动

B. 避免用力排便，增加心脏负担

C. 少食多餐，防止过饱

D. 给予易消化的普食

E. 限制饮水量，减轻心脏负担

11. 先天性心脏病患儿，女，2岁，突然倒地，呼叫不应。颈动脉搏动消失，心音微弱，瞳孔散大，对光反射消失。下列说法不恰当的是（　　）

A. 应立即实施心肺复苏抢救

B. 胸外心脏按压部位为胸骨中、下 1/3 交界处

C. 按压深度为 2~3cm

D. 胸外心脏按压与人工通气之比为 15：2

E. 心脏复苏首选药物是肾上腺素

（郭传娟）

# 实 训 指 导

## 实训1  小儿体格测量方法

小儿生长发育遵循一定的规律，体重、身高、头围、胸围等体格发育指标的测量与计算，以及前囟、乳牙等情况的观察是评价小儿生长发育正常与否的重要依据，具有重要的临床意义。

[案例设计]

医院在"六一"儿童节的时候去当地一所中等规模的幼儿园为部分小朋友进行义诊，作为一名白衣天使，假如你现在负责为小朋友进行体格检查，内容有体重、身高、头围、胸围、坐高、上臂围等的测量。

讨论：如何为小朋友进行体格检查？

[实训目的]

1. 学会小儿体格生长常用指标包括体重、身高（长）、坐高、头围等的测量发法。

2. 通过测量来评估小儿体格发育和营养情况，同时可以为临床观察病情变化、用药、输液、奶量等计算提供依据。

3. 培养学生认真负责、态度和蔼的职业素质。

[实训准备]

1. 用物准备  儿童体重计，身高和坐高测量计，软尺，记录表格等。

2. 护生准备  衣、帽穿戴整齐，复习小儿的心理特点相关知识，调整情绪，面带微笑，以和蔼的态度与小朋友进行有效沟通交流。

3. 小儿准备  教师提前联系好幼儿园，不同年龄段的幼儿园小朋友各抽取一部分，男女比例相近。

[操作流程及护理配合]

1. 选择一个中等规模以上的合作幼儿园，按要求抽取数十名小朋友。

2. 集中为小朋友讲明测量的目的，取得小朋友们的配合。

3. 由带教老师集中讲解和演示体重、身高、坐高、头围、胸围的测量方法及注意事项。

4. 1名学生重新演示小儿体格测量方法，教师和其他学生给予指导纠错。

5. 学生以小组为单位，每5~6人一组，每组对4~6名小儿进行测量，同时记录。

[实训评价]

1. 各组汇报测量结果，初步评价小朋友的发育状况。

2. 带教老师将各组测量结果汇总、小结。

[注意事项]

1. 整个过程以亲切、和蔼的态度与小朋友进行有效的沟通。

2. 测量过程方法正确，测量结果和评价结果客观严谨。

[实训作业]

1. 对汇总后的测量结果，按不同年龄、不同性别分组统计，算出各组平均数，与理论的正常标准对比并评价。填写汇总表。

2．写出本次实训报告。

**实训表 1　小儿体格测量汇总表**

班级：　　　　　　　　　　地点：　　　　　　　　　　日期：

| 年龄 | 性别 | 人数 | 体重（均值） | 身高（均值） | 坐高（均值） | 头围（均值） | 胸围（均值） |
|---|---|---|---|---|---|---|---|
| | 男 | | | | | | |
| | 女 | | | | | | |
| 评价 | | | | | | | |

# 实训 2　牛奶的配制、配乳法、哺喂法

[案例设计]

患儿，男，5 个月，其母因工作原因，不能继续母乳喂养，而采用人工喂养。如何为他配乳？如何哺喂？

[实训目的]

1．学会鲜牛乳、配方乳、酸乳和脱脂乳的配制方法，为人工喂养的婴儿提供适宜的食物。

2．学会乳瓶哺喂法、滴管哺喂法及鼻饲法喂养，满足不同吸吮能力及吞咽能力的婴儿进食需要。

3．实践操作中表现出认真负责的态度。

[实训准备]

1．用物

（1）配乳用物：配乳卡、大量杯、漏斗、天平、乳瓶、瓶筐、奶锅、搅拌棒、汤匙、鲜牛乳或全脂乳粉或婴儿配方乳粉、白糖、温开水、滴管、10%乳酸溶液或橘子原汁、广口容器。

（2）喂乳用物：①乳瓶或滴管哺喂法：已装牛乳的乳瓶、无菌乳头、饭巾、大广口杯、小杯、托盘、镊子、消毒滴管、记录单；②鼻饲法：消毒小儿胃管、8～10 号橡皮导管和硅胶管、已装牛乳的小杯、大广口杯，其他同成人鼻饲法。

2．环境　配乳室清洁、光线充足、空气新鲜，物品摆放整齐有序，有防蝇防尘设备。

3．婴儿　更换好清洁尿布，向家长说明操作目的，以取得合作。

4．护生　穿工作服、换鞋、戴帽子、口罩、洗手；态度认真、操作规范、富有爱心。

[操作流程及护理配合]

1．配乳法　教师先示教，然后学生每 5～6 人一组进行操作。

（1）普通牛乳配制法

1）核对配乳卡，计算出婴儿全日所需要的牛乳、糖及水量。

2）用天平称出所需的糖量，用量杯量出所需鲜牛乳量及水量，分别倾注于广口容器内并混合均匀，如用全脂乳粉，则按比例 1∶8（重量比）或 1∶4（容量比）调成乳汁。

3）按小儿一日哺乳的次数排列乳瓶，挂上床号牌（床号牌上应注明床号、姓名、每次乳量及时间）。

4）将配制好的牛乳放入奶锅内加热煮沸 3～4 分钟，用量杯准确量出每次的乳量，用漏斗将乳液倾倒于瓶内，盖好瓶盖，放于瓶筐内，待凉后置冰箱内备用。

5）配乳用具清洁，消毒后存放于橱柜中备用。

（2）酸乳配制法：将乳液煮沸消毒，冷却至 40℃后，用滴管吸取所需酸溶液（通常在 100ml 牛乳中加 10%乳酸溶液 5ml 或橘子原汁 6ml）慢慢加入，边加边搅拌，使其形成均匀而细小的凝块。

（3）脱脂牛乳配制法：将牛乳煮沸后静置于广口容器内冷却 8～12 小时，除去浮在表面的乳皮（脂肪），反复 2～3 次，即成脱脂乳，喂前再加糖煮沸。

2. 喂乳法　教师先示教，然后分三组，每组选 1 名学生进行演练，其他人观摩并对操作进行评议。

（1）乳瓶哺喂法

1）核对床号、姓名、乳液种类和乳量。

2）用镊子选择大小合适的无菌乳头，按无菌操作套在乳瓶口上。

3）抱起婴儿，围好围嘴，哺喂者坐在凳上，使婴儿头部枕于其左臂上呈半卧位。

4）哺喂者右手将乳瓶倒转，先试乳液温度，滴 1～2 滴乳液于左手背部或手臂内侧，以温热（40℃左右）不烫手为宜。轻触婴儿一侧面颊，刺激其吸吮反射，使其含住乳头吸吮，倾斜乳瓶，使乳液充满整个乳头。哺喂过程中注意观察。

5）喂毕将婴儿竖抱伏于肩上，轻拍其背部，使咽下的空气排出，然后将婴儿放回床上，置于右侧卧位。

6）整理用物，清洗、消毒备用；记录哺喂情况及进乳量。

（2）滴管哺喂法

1）用小杯盛乳液，放于盛热水的大广口杯中以保持乳液温度。用滴管吸取乳液，轻按婴儿下颌，先滴一滴乳液在小儿口内，注视其有下咽动作后再滴下一滴，每次滴入量视小儿吞咽情况而定，乳液切勿过多，以免呛咳。

2）喂毕将小儿抱起伏于肩上，轻拍其背部，使咽下的空气排出，然后将小儿放回床上，置于右侧卧位。

3）整理用物，清洗、消毒备用；记录哺喂情况及进乳量。

（3）鼻饲法

1）选择胃管：较大儿童用小儿胃管，婴幼儿用 8～10 号橡皮导管，新生儿或早产儿可用硅胶管。

2）插管长度：由鼻孔插管其长度应为自患儿鼻尖至耳垂再至剑突的距离（新生儿约为 10cm，1 岁为 10～12cm，5 岁约为 16cm，学龄儿童为 20～25cm）。

3）插管过程：基本同成人鼻饲法。

4）检查胃管确实在胃内（抽出胃液或胃内容物），将温度适宜的乳液抽入注射器（硅胶管较细，灌注时需接上粗针头），缓慢注入并观察小儿的呼吸情况。

5）如需保留胃管者，灌注完毕，拔掉注射器，将胃管末端反折并包上消毒纱布，用橡皮圈扎紧，再用胶布固定于面颊部以免脱出；如不需保留胃管者，按成人鼻饲法拔掉胃管。

6）整理用物，清洗、消毒备用；记录哺喂情况及进乳量。

［注意事项］

1. 强调严格无菌操作。

2. 评价各小组鲜牛乳、全脂奶粉、酸乳和脱脂乳的配制方法是否正确，操作步骤是否规范，计算结果是否准确。

[实训作业]

根据操作情况完成实训报告。

# 实训 3　儿科常用护理技术操作

## 一、臀红护理法

[实训目的]

1．学会臀红患儿的护理措施及护理要点。

2．针对患儿及家长进行有效的健康教育，指导患儿家长做好臀红的预防措施。

3．培养学生认真学习的工作态度和关心爱护患儿的基本素质。

[实训准备]

（一）见习准备

1．护生准备　按护士素质要求做好准备；服装、鞋帽整洁，态度和蔼可亲，言语温和恰当：操作时动作轻柔、准确、富有爱心。

2．小儿准备　医院儿科病区：联系好当地医院住院患儿，向患儿及家长说明进行护理操作的目的，取得配合。

（二）实训室实践准备

1．准备好多媒体、演示光盘或录像带，调试好播放设备。

2．准备模拟婴儿教具。

3．模拟操作的其他用物：详见第六章臀红护理法。

[操作流程及护理配合]

（一）到社区服务中心、各级医院儿科门诊、病区见习

1．带教老师先讲解见习内容及要求，然后将学生分组，每 8～10 名学生为一个小组，安排小组长，然后在医院带教老师指导下每组学生对 1 名臀红患儿进行护理评估，做好记录。

2．各小组将小组内收集的护理评估资料整理后讨论，然后带教老师鼓励学生以小组为单位提出问题，拟出护理诊断，制订护理计划及具体措施。

3．各组汇报实习结果，写出实训报告。

（二）在儿科实训室实践

1．多媒体演示：在学校儿科实训室为学生提供多媒体演示《儿科技术护理操作——臀红护理法》。

2．由带教老师集中讲解和演示臀红护理的操作方法及注意事项，每位同学进行操作并熟练掌握。

3．分组讨论：每 6 名学生一组进行讨论并专人记录，选一名代表小组发言。

[实训作业]

制订出臀红患儿的护理计划和护理措施，写出实训报告。

## 二、约　束　法

[实训目的]

1．学会约束保护法的操作技能和注意事项。

2．能针对不同情况选择合适的约束法。

3. 培养学生认真学习的工作态度和同情、关爱患儿的基本素质。

[实训准备]

1. 准备好多媒体、演示光盘或录像带，调试好播放设备。

2. 准备模拟婴儿教具。

3. 用物准备　大毛巾或床单、约束带、布套、棉垫、小夹板、2kg 砂袋（用便于消毒的橡胶布缝制）。

[操作流程及护理配合]

在实训室内进行模拟操作：

1. 由带教老师在儿科实训室集中讲解并模拟演示全身约束法，手或足约束法、砂袋约束法的操作方法。

2. 护生以小组为单位，每 6 人一组，轮流模拟操作。

[实训作业]

1. 带教老师在各组随机抽一名同学演示操作，并及时反馈矫正。

2. 学生写出本项操作的操作流程和本次实践体会。

# 三、头皮静脉输液法

[实训目的]

1. 学会选择常用的头皮静脉，头皮静脉输液法的操作技能。

2. 能针对患儿及家长对操作进行有效的解释。

3. 掌握头皮静脉输液的适应证。

4. 培养学生认真学习的工作态度和同情、关爱患儿的基本素质。

[实训准备]

1. 见习准备

（1）用物：输液器、液体及药物、输液架。治疗盘内置皮肤消毒液、棉签、弯盘、胶布，无菌巾内放已吸入生理盐水或 10% 葡萄糖溶液 10ml 的注射器、棉球、硅胶管头皮针。

（2）患儿：联系好当地医院儿科病房，选好适合观摩操作的患儿，并向家长说明。

（3）护生：按护士着装要求做好准备；操作者和助手洗手，戴口罩、帽子。

2. 实训室实践准备

（1）用物准备

1）准备头皮静脉输液的模拟婴儿教具。

2）准备多媒体演示录像，调试好播放设备。

3）模拟操作的其他用物同前。

（2）护生准备：按护士素质要求做好准备；服装、鞋帽整洁，态度和蔼可亲，言语温和恰当；操作时动作轻柔、准确、富有爱心。

[操作流程及护理配合]

（一）各级医院儿科门诊、病区见习

1. 由带教老师集中讲解头皮静脉输液法的操作方法及注意事项。

2. 护生以小组为单位观看病房护士进行头皮静脉输液操作。

（二）在儿科实训室实践

1. 为学生提供多媒体演示《儿科技术护理操作——头皮静脉输液法》。

2．由带教老师在护理示教室集中演示头皮静脉输液法操作方法及注意事项，分组用头皮静脉输液的模拟婴儿教具进行模拟操作，每位同学进行操作并熟练掌握。

3．分组讨论：每 6 名学生一组进行讨论小儿头皮静脉输液法需注意的问题，并专人记录，选一名代表小组发言。

［实训作业］

1．写出本项操作的操作流程和本次实训体会。

2．列出小儿头皮静脉与动脉鉴别要点。

3．写出头皮静脉输液的适应证。

# 四、光 照 疗 法

［实训目的］

1．学会蓝光箱的操作，掌握在照射过程中的注意事项。

2．能针对黄疸患儿实施光照疗法护理。

3．能与患儿家长沟通光照疗法的作用。

4，培养学生认真学习的工作态度和同情、关爱患儿的基本素质。

［实训准备］

（一）见习准备

1．用物准备

（1）患儿护眼罩（用墨纸或胶片剪成眼镜状）、长条尿布、尿布带、胶布、工作人员用的墨镜等。

（2）蓝光箱：清洁光疗箱，特别注意清除灯管及反射板的灰尘；箱内湿化器水箱内加水至 2/3 满；接通电源，检查灯管高度，并使箱温升至患儿适中温度（30～32℃），相对湿度达 55%～65%。

2．护生准备　了解患儿病情资料，观察光疗过程中出现的问题。操作前戴墨镜、洗手。

（二）实训室实践准备

1．准备好多媒体、演示光盘或录像带，调试好播放设备。

2．准备模拟婴儿教具。

3．模拟操作的其他用物　蓝光箱等（详见第六章）。

［操作流程及护理配合］

（一）到各级医院儿科病区见习

1．由带教老师集中讲解和演示光照疗法的操作方法及注意事项。

2．护生以小组为单位，选一名学生代表进行蓝光箱操作，其他学生观摩，并对操作步骤进行评议。

（二）在儿科实训室实践

1．多媒体演示　在学校儿科实训室为学生提供多媒体演示《儿科技术护理操作——光照疗法》。

2．由带教老师在儿科实训室集中演示光照疗法的操作方法及注意事项，每位同学进行操作并熟练掌握。

［实训作业］

1．写出本项操作的操作流程和本次实训体会。

2．列出光照疗法过程中易出现的副作用及应对方法。

# 五、温箱使用法

[实训目的]

1. 学会温箱的操作，掌握操作过程中的注意事项。

2. 能针对早产儿及患儿正确使用温箱。

3. 培养学生认真学习的工作态度和同情、关爱患儿的基本素质。

[实训准备]

（一）见习准备

1. 环境准备　调节室温高于23℃，以减少辐射热的损失。

2. 暖箱准备　清洁、消毒暖箱，将蒸馏水加入暖箱水槽中至水位指示线，并加蒸馏水于湿化器水槽中。接通电源，打开电源开关将预热温度调至28～32℃。调整箱内湿度维持在55%～65%。根据患儿体重及出生日龄调节适中温度。

3. 护生准备　了解患儿病情资料，评估保暖过程中常见的护理问题。操作前衣帽整洁、洗手。

（二）实训室实践准备

1. 准备好多媒体、演示光盘或录像带，调试好播放设备。

2. 准备模拟婴儿教具。

3. 模拟操作的其他用物：温箱等（详见第六章）。

[操作流程及护理配合]

（一）各级医院儿科、病区见习

1. 由带教老师集中讲解和演示温箱使用的操作方法及注意事项。

2. 护生以小组为单位，选一名学生代表进行暖箱操作，其他学生观摩，并对操作步骤进行评议。

（二）在儿科实训室实践

1. 多媒体演示　在学校儿科实训室为学生提供多媒体演示《儿科技术护理操作——温箱使用法》。

2. 由带教老师在儿科实训室集中演示温箱操作法及注意事项，每位同学进行操作并熟练掌握。

[实训作业]

1. 写出本项操作的操作流程和本次实训体会。

2. 写出温箱的适应证和患儿出温箱的条件及出温箱后的护理措施。

# 实训4　新生儿疾病患儿的护理

[案例设计]

患儿，女，胎龄32周，出生前胎膜早破，胎儿宫内窘迫，Apgar评分1分钟3分，5分钟6分，生后2小时，反复呼吸暂停，并惊厥抽搐。护理检查：体温36℃，心率85次/分，呼吸30次/分，节律不齐，瞳孔缩小、对光反应迟钝，四肢张力降低，拥抱反射减弱。脑CT：左额叶及颞叶可见低密度阴影。临床诊断：新生儿缺氧缺血性脑病。

讨论：

1. 提出3～4个护理问题。

2．制订相应的护理计划及护理措施。

3．对患儿家长进行健康指导，主题为如何预防新生儿缺氧缺血性脑病的发生。

［实训目的］

通过临床见习或病例讨论，熟练掌握正常新生儿及患病新生儿的评估，以及各类新生儿疾病的主要护理诊断、护理措施，能进行有效的健康指导。

［实训准备］

（一）见习准备

1．用物　联系当地医院新生儿科室，准备隔离衣、帽、鞋等。

2．带教老师　熟悉见习要求，选择好新生儿。

3．护生　按标准穿戴整齐。

（二）实训室实践准备

1．光盘或录像　准备好多媒体演示录像带，调试好播放设备。

2．准备好典型案例。

［操作流程及护理配合］

（一）各级医院新生儿病区见习

1．带教老师先讲解见习内容及要求，然后将学生分组，每8～10名学生为一个小组，安排小组长，然后在医院带教老师指导下每组学生对1名新生儿患儿进行护理评估，做好记录。

2．各小组将小组内收集的护理评估资料整理后讨论，然后带教老师鼓励学生以小组为单位提出问题，拟出护理诊断，制订护理计划及具体措施。

3．各组汇报实习结果，写出实训报告。

（二）在儿科实训室实践

1．多媒体演示　在学校儿科实训室为学生提供多媒体演示《正常新生儿与新生儿疾病的护理》。

2．分组讨论　每6名学生一组进行讨论并专人记录，选一名代表小组发言。

［实训作业］

1．带教老师根据各组汇报、评价的情况进行小结。

2．评价学生见习的态度和参与见习和讨论的情况。

3．每一组完成一份护理计划单。

# 实训5　维生素D缺乏性佝偻病患儿的护理

［案例设计］

患儿，男，10个月。因"哭闹、多汗1个月"入院。查体：体温37℃，呼吸34次/分，脉搏110次/分，体重8.6kg，身长68cm。神志清晰，肝在右肋缘下1cm，质软，肌张力低。血生化：血钙2.0mmol/L，血磷0.9mmol/L，碱性磷酸酶增高。骨X线：干骺端增宽，临时钙化带消失，呈杯口样改变。

讨论：

1．患儿的临床诊断是什么？

2．患儿应实施哪些护理措施？

3．患儿出院后应进行哪些健康教育？

[实训目的]

1. 通过临床见习或病案讨论，能熟悉维生素 D 缺乏性佝偻病的病因，身体状况，能对患儿进行护理评估。

2. 提出主要护理问题和护理措施，能针对患儿情况进行有效的健康指导。

3. 在实践过程中体会不同年龄阶段患儿的心理需求，具有同情和关爱患儿的基本素质。

4. 培养和提高学生分析问题、解决问题的能力，以适应临床护理工作的需要。

[实训准备]

（一）见习准备

1. 护生准备　护生要求服装鞋帽整洁，态度和蔼可亲，言语温和恰当；操作时动作轻柔、准确，富有爱心。

2. 患儿准备　联系好当地医院住院患儿，向患儿及家长说明进行护理实践的目的，取得配合。

（二）实训室实践准备

准备好多媒体演示录像及维生素 D 缺乏性佝偻病患儿案例。

[操作流程及护理配合]

（一）到社区服务中心、各级医院儿科门诊、病区见习

1. 带教老师先讲解见习内容及要求，然后将学生分组，每 6～8 名学生为一个小组，安排小组长，然后在医院带教老师指导下每组学生对 1 名维生素 D 缺乏性佝偻病患儿进行护理评估，做好记录。

2. 各小组将小组内收集的护理评估资料整理后讨论，然后带教老师鼓励学生以小组为单位提出问题，拟出护理诊断，制订护理计划及具体措施。

3. 各组汇报实习结果，写出实训报告。

（二）在儿科实训室实践

1. 多媒体演示　在学校儿科实训室为学生提供多媒体演示《维生素 D 缺乏性佝偻病患儿的护理》。

2. 分组讨论　每 6 名学生一组进行讨论并专人记录，选一名代表小组发言。

[实训作业]

制订出维生素 D 缺乏性佝偻病患儿护理计划，写出实训报告。

# 实训 6　腹泻患儿的护理

[案例设计]

患儿，男，18 个月，因"呕吐、腹泻 2 日"入院。患儿 2 日前呕吐，每日 5～6 次，多发生于进食后，继而腹泻，每日十余次，为黄色稀水便，带少量黏液。无发热。口渴，尿量明显减少。体格检查：体温 36.8℃，脉搏 120 次/分，呼吸 26 次/分，体重 10kg。精神委靡，眼窝凹陷，皮肤黏膜干燥，四肢稍凉。血电解质检查：血清钠 135mmol/L，血清钾 3.5mmol/L，血清钙 2.0mmol/L，二氧化碳结合力 15 mmol/L。

讨论：

1. 该患儿存在哪些护理问题？说出诊断依据。

2. 为该患儿制订液体疗法方案。

3．请你为患儿家长进行健康指导。

[实训目的]

1．了解小儿腹泻的健康教育。

2．熟悉液体疗法常用溶液的配制。

3．掌握腹泻患儿的液体疗法护理。

[实训准备]

（一）见习准备

1．护生准备　复习教材"小儿腹泻"、"小儿液体疗法"部分，服装鞋帽整洁，态度和蔼，言语恰当；操作时动作轻柔、准确，富有爱心。

2．患儿准备　联系好当地医院住院患儿，向患儿及家长说明实训目的和方法，取得配合。

（二）实训室实践准备

准备好多媒体演示录像及腹泻患儿案例。

[操作流程及护理配合]

（一）到社区服务中心、各级医院儿科门诊、病区见习

1．带教老师讲解见习内容及要求，然后将学生分组，每 8～10 名学生为一个小组，安排小组长，然后在医院带教老师指导下每组学生对 1 名腹泻患儿进行护理评估，做好记录。

2．各小组将小组内收集的护理评估资料整理后讨论，然后带教老师鼓励学生以小组为单位提出问题，拟出护理诊断，制订护理计划及具体措施。

3．各组汇报见习结果，写出实训报告。

（二）在儿科实训室实践

1．多媒体演示　在学校儿科实训室为学生提供多媒体演示《腹泻患儿的护理》。

2．分组讨论　每 6 名学生一组进行讨论并专人记录，选一名代表小组发言。

[实训作业]

1．写出腹泻患儿的液体疗法方案。

2．进行液体疗法时应注意哪些问题？

# 实训 7　支气管肺炎患儿的护理

[案例设计]

患儿，女，1.5 岁，因发热、咳嗽、气促 3 日入院。护理体检：体温 39℃，脉搏 150 次/分，呼吸 35 次/分。患儿颜面潮红，呼吸急促，精神委靡，鼻翼扇动，口周发绀，咽部充血，双肺呼吸音粗糙，可闻及细湿啰音及少量哮鸣音，心率 150 次/分，律齐，心音有力，未闻及杂音。肝肋下 1cm。辅助检查：血常规检查显示白细胞 $17.5 \times 10^9$/L，中性粒细胞比例 0.7。X 线：双肺纹理增粗，有斑片状阴影。

临床诊断：支气管肺炎。

讨论：

1．该患儿存在哪些健康问题？依据是什么？

2．针对该患儿的病情，制订护理计划。

3．应该如何向患儿家长进行健康宣教？

[实训目的]

1. 了解肺炎的发病机制。

2. 熟悉肺炎的病因、辅助检查、治疗原则。

3. 掌握肺炎的护理评估和护理措施。

[实训准备]

（一）见习准备

1. 护生准备　护生要求服装鞋帽整洁，态度和蔼可亲，言语温和恰当；操作时动作轻柔、准确，富有爱心。

2. 患儿准备　联系好当地医院住院患儿，向患儿及家长说明进行护理实践的目的，取得配合。

（二）实训室实践准备

准备好多媒体演示录像及肺炎患儿案例。

[操作流程及护理配合]

（一）到社区服务中心、各级医院儿科门诊、病区见习

1. 带教老师先讲解见习内容及要求，然后将学生分组，每 8～10 名学生为一个小组，安排小组长，然后在医院带教老师指导下每组学生对 1 名肺炎患儿进行护理评估，做好记录。

2. 各小组将小组内收集的护理评估资料整理后讨论，然后带教老师鼓励学生以小组为单位提出问题，拟出护理诊断，制订护理计划及具体措施。

3. 各组汇报实习结果，写出实训报告。

（二）在儿科实训室实践

1. 多媒体演示　在学校儿科实训室为学生提供多媒体演示《肺炎患儿的护理》。

2. 分组讨论　每 6 名学生一组进行讨论并专人记录，选一名代表小组发言。

[实训作业]

制订出肺炎的护理计划，写出实训报告。

# 实训8　营养性缺铁性贫血患儿的护理

[案例设计]

一位年轻的妈妈抱着一个 11 个月左右的孩子来医院看病，愁眉苦脸地对医生述说：孩子从 9 个月开始添加米汤及果汁，上个月开始加米糊和蛋黄，但是孩子不愿吃，精神也不太好，面色越来越没血色了。

体检：体温 37℃，脉搏 126 次/分，呼吸 31 次/分。患儿面色苍白，头发枯黄，精神委靡，双肺呼吸音粗糙，未闻及啰音，心率 126 次/分，律齐，心音有力，未闻及杂音。肝肋下 2cm。辅助检查：血常规检查显示白细胞 $9 \times 10^9$/L，红细胞 $3 \times 10^{12}$/L，血红蛋白 70g/L，血小板未见异常。涂片：红细胞大小不等，以小细胞为主，中央淡染区扩大，可见有核红细胞。

临床诊断：营养性缺铁性贫血。

讨论：

1. 该患儿存在哪些健康问题？依据是什么？

2. 针对该患儿的病情，制订护理计划。

3. 应该如何向患儿家长进行健康宣教？

[实训目的]

1. 了解营养性缺铁性贫血的发病机制。

2. 熟悉营养性缺铁性贫血的病因、辅助检查、治疗原则。

3. 掌握营养性缺铁性贫血患儿的护理评估和护理措施。

[实训准备]

（一）见习准备

1. 护生准备　护生要求服装鞋帽整洁，态度和蔼可亲，言语温和恰当；操作时动作轻柔、准确，富有爱心。

2. 患儿准备　联系好当地医院住院患儿，向患儿及家长说明进行护理实践的目的，取得配合。

（二）实训室实践准备

准备好多媒体演示录像及贫血患儿案例。

[操作流程及护理配合]

（一）到社区服务中心、各级医院儿科门诊、病区见习

1. 带教老师先讲解见习内容及要求，然后将学生分组，每8～10名学生为1个小组，安排小组长，然后在医院带教老师指导下每组学生对1名缺铁性贫血患儿进行护理评估，做好记录。

2. 各小组将小组内收集的护理评估资料整理后讨论，然后带教老师鼓励学生以小组为单位提出问题，拟出护理诊断，制订护理计划及具体措施。

3. 各组汇报实习结果，写出实训报告。

（二）在儿科实训室实践

1. 多媒体演示　在学校儿科实训室为学生提供多媒体演示《缺铁性贫血患儿的护理》。

2. 分组讨论　每6名学生一组进行讨论并专人记录，选一名代表小组发言。

[实训作业]

制订出营养性缺铁性贫血的护理计划，写出实训报告。

（刘雅男）

# 实训 9　泌尿系统疾病患儿的护理

[案例设计 1]

患儿，男，7岁，因眼睑水肿、尿少呈鲜红色2日入院。2周前曾患急性化脓性扁桃体炎。

护理体检：体温 36.5℃，脉搏 90 次/分，呼吸 24 次/分，血压 150/100mmHg。双眼睑水肿，咽部明显充血，双扁桃体Ⅰ度肿大，无充血。心肺未见异常，肝脾未及，双下肢水肿，按压无凹陷。辅助检查：尿常规检查显示红细胞（＋＋＋）、蛋白（＋）；抗链球菌溶血素"O"增高、血清补体 C3 降低。

临床诊断：急性肾小球肾炎。

讨论：

1. 该患儿存在哪些健康问题？依据是什么？

2. 针对该患儿的病情，制订护理计划。

3. 应该如何向患儿家长进行健康宣教？

[案例设计 2]

患儿，男，5 岁，因全身水肿 2 日入院。护理体检：体温 36.7℃，脉搏 90 次/分，呼吸 26 次/分，血压 90/60mmHg。面色苍白，颜面水肿，心肺未见异常，心音略低钝，腹部膨隆，肝脾未及，双下肢水肿，移动性浊音阳性，双下肢水肿，指压凹陷明显。辅助检查：尿常规检查显示蛋白（＋＋＋＋），血清总 35g/L，白蛋白 15g/L；血清补体 C3 及肝肾功均正常。

临床诊断：肾病综合征。

讨论：

1. 该患儿存在哪些健康问题？依据是什么？

2. 针对该患儿的病情，制订护理计划。

3. 应该如何向患儿家长进行健康宣教？

[实训目的]

1. 了解急性肾小球肾炎及肾病综合征的发病机制。

2. 熟悉急性肾小球肾炎及肾病综合征的病因、辅助检查、治疗原则。

3. 掌握急性肾小球肾炎患儿及肾病综合征的护理评估和护理措施。

[实训准备]

（一）见习准备

1. 护生准备　护生要求服装鞋帽整洁，态度和蔼可亲，言语温和恰当；操作时动作轻柔、准确，富有爱心。

2. 患儿准备　联系好当地医院住院患儿，向患儿及家长说明进行护理实践的目的，取得配合。

（二）实训室实践准备

准备好多媒体演示录像及急性肾小球肾炎、肾病综合征患儿案例。

[操作流程及护理配合]

（一）到社区服务中心、各级医院儿科门诊、病区见习

1. 带教老师先讲解见习内容及要求，然后将学生分组，每 8～10 名学生为一个小组，安排小组长，然后在医院带教老师指导下每组学生对 1 名急性肾小球肾炎患儿和 1 名肾病综合征患儿进行护理评估，做好记录。

2. 各小组将小组内收集的护理评估资料整理后讨论，然后带教老师鼓励学生以小组为单位提出问题，拟出护理诊断，制订护理计划及具体措施。

3. 各组汇报实习结果，写出实训报告。

（二）在儿科实训室实践

1. 多媒体演示　在学校儿科实训室为学生提供多媒体演示《急性肾小球肾炎患儿的护理》《肾病综合征患儿的护理》。

2. 分组讨论　每 6 名学生一组进行讨论并专人记录，选一名代表小组发言。

[实训作业]

制订出急性肾小球肾炎及肾病综合征的护理计划，写出实训报告。

# 参 考 文 献

崔焱, 仰淑芬. 2017. 儿科护理学. 第 6 版. 北京: 人民卫生出版社

冯学斌. 2007. 儿科学. 北京: 科学出版社

高风, 张宝琴. 2014. 儿科护理. 第 2 版. 北京: 人民卫生出版社

唐建华. 2012. 儿科学. 第 3 版. 北京: 科学出版社

武君颖, 王玉玲. 2015. 儿科护理. 第 3 版. 北京: 科学出版社

叶春香. 2008. 儿科护理. 第 2 版. 北京: 人民卫生出版社

张静芬, 周琦. 2013. 儿科护理学. 第 2 版. 北京: 科学出版社

张琳琪, 曾伟, 陈海花. 2014. 儿科护理技术技能实训. 北京: 科学出版社

# 教学基本要求

## 一、课程性质和课程任务

儿科护理是中等职业教育护理、助产专业的一门重要的专业课程。本课程的主要内容包括小儿生长发育的规律，小儿营养与喂养，儿童保健和疾病的预防，患病儿童的护理，常用儿科护理技术操作等。本课程的任务是从体格、智能、行为和社会等各方面来研究和保护儿童，充分利用先进的医学、护理学及相关学科的理论和技术，提供"以儿童及其家庭为中心"的全方位整体护理以增强儿童体质，维护和改善儿童心理发展和社会适应能力，降低儿童发病率和死亡率，提高疾病治愈率，保护和促进儿童建康，提高儿童生命质量和人类整体健康素质。

## 二、课程教学目标

### （一）职业素养目标

1. 具有良好的职业道德和伦理观念，自觉尊重服务对象的人格，保护其隐私。

2. 具有良好的医疗安全与法律意识，自觉遵守医疗卫生、计划生育相关法律法规，依法实施妇产科护理措施。

3. 具有健康的心理和认真负责的职业态度，能予服务对象以人文关怀。

4. 具有勤学善思的学习习惯、细心严谨的工作作风、较强的适应能力、团队合作的职业意识及良好的沟通能力，关心尊重爱护患者。

5. 具有终身学习的理念，在学习和实践中不断地思考问题、研究问题、解决问题。

### （二）专业知识和技能

1. 掌握小儿生长发育的规律、营养与喂养、计划免疫知识。

2. 了解儿科常见疾病的概念、发病机制、主要的辅助检查及治疗要点。

3. 掌握小儿常见疾病的护理评估、护理诊断、护理措施。

4. 具有对儿科常见疾病患者进行护理评估及实施整体护理的能力。

5. 学会儿科常用的护理技术操作及常用诊疗技术的操作配合。

6. 熟悉小儿急危重症患者的急救原则。

7. 具有对儿科急危重症患者进行初步应急处理和配合抢救的能力。

## 三、教学内容和要求

| 教学内容 | 了解 | 熟悉 | 掌握 | 教学活动参考 | 教学内容 | 了解 | 熟悉 | 掌握 | 教学活动参考 |
|---|---|---|---|---|---|---|---|---|---|
| 一、绪论 | | | | 理论讲授 | （三）小儿年龄分期及各期 | | | √ | 理论讲授 |
| （一）儿科护理的任务和范围 | √ | | | 情景教学 | 特点 | | | | 情景教学 |
| （二）儿科护理的特点和理念 | | | √ | 多媒体演示 | （四）儿科护士的角色和素质要求 | √ | | | 多媒体演示 |

续表

| 教学内容 | 教学要求 | | | 教学活动参考 | 教学内容 | 教学要求 | | | 教学活动参考 |
|---|---|---|---|---|---|---|---|---|---|
| | 了解 | 熟悉 | 掌握 | | | 了解 | 熟悉 | 掌握 | |
| 二、生长发育 | | | | 理论讲授 | （一）新生儿概述 | | | | |
| （一）生长发育的规律 | | | √ | 多媒体演示 | 1. 新生儿的概念 | | √ | | |
| （二）影响生长发育的因素 | √ | | | 角色扮演 | 2. 新生儿的分类 | | √ | | |
| （三）体格发育及评价 | | | √ | 情景教学 | （二）正常足月新生儿的特点 | | | | |
| （四）神经心理发育特点 | | √ | | 案例教学 | 及护理 | | | | |
| 实践1：小儿体格测量方法 | | | √ | 示教、练习 | 1. 正常足月儿的特点 | | | √ | |
| 三、小儿营养与喂养 | | | √ | 理论讲授 | 2. 新生儿的特殊生理状态 | | | √ | |
| （一）能量与营养素的需要 | | | √ | 多媒体演示 | 3. 正常足月儿的护理 | | | √ | |
| （二）婴儿喂养 | | | | 情景教学 | （三）早产儿的特点及护理 | | | | |
| 实践2：牛奶的配制、配乳法、 | | | √ | 案例教学 | 1. 早产儿的特点 | | | √ | |
| 哺喂法 | | | | 技能实践 | 2. 早产儿的护理 | | | √ | |
| 四、儿童保健和疾病预防 | | | | 理论讲授 | （四）患病新生儿的护理 | | | | |
| （一）不同年龄期小儿的保健 | | √ | | 多媒体演示 | 新生儿窒息 | | | | |
| 特点 | | | | 教学见习 | 1. 护理评估 | | | √ | |
| （二）小儿计划免疫 | | | √ | | 2. 治疗原则 | | √ | | |
| 五、住院患儿的护理 | | | | 理论讲授 | 3. 护理诊断/问题 | | | √ | |
| （一）儿科医疗机构组织特点 | √ | | | 多媒体演示 | 4. 护理措施 | | | √ | |
| （二）住院护理常规 | | | √ | 情景教学 | 5. 健康教育 | | | √ | |
| （三）住院患儿及家庭的心理 | | √ | | 案例教学 | 新生儿缺氧缺血性脑病 | | | | |
| 护理 | | | | | 1. 护理评估 | | | √ | |
| （四）小儿用药护理 | √ | | | | 2. 治疗原则 | | √ | | |
| 六、儿科常用护理技术 | | | | 理论讲授 | 3. 护理诊断/问题 | | | √ | |
| 1. 更换尿布法 | | | √ | 多媒体演示 | 4. 护理措施 | | | √ | |
| 2. 臀红护理法 | | | √ | 案例教学 | 5. 健康教育 | | | √ | |
| 3. 约束法 | | | √ | 角色扮演 | 新生儿颅内出血 | | | | |
| 4. 婴儿沐浴法 | | | √ | 示教 | 1. 护理评估 | | | √ | |
| 5. 婴儿抚触 | | | √ | 技能训练 | 2. 治疗原则 | | √ | | |
| 6. 颈外静脉穿刺术 | | √ | | | 3. 护理诊断/问题 | | | √ | |
| 7. 股静脉穿刺术 | | √ | | | 4. 护理措施 | | | √ | |
| 8. 小儿头皮静脉输液 | | | √ | | 5. 健康教育 | | | √ | |
| 9. 光照疗法 | | | √ | | 新生儿黄疸 | | | | |
| 10. 保暖箱使用法 | | | √ | | 1. 护理评估 | | | √ | |
| 11. 远红外辐射床使用法 | | | √ | | 2. 治疗原则 | | √ | | |
| 实践3：儿科常用护理技术 | | | √ | | 3. 护理诊断/问题 | | | √ | |
| 操作 | | | | | 4. 护理措施 | | | √ | |
| 七、新生儿及患病新生儿的 | | | | | 5. 健康教育 | | | √ | |
| 护理 | | | | | 新生儿寒冷损伤综合征 | | | | |

续表

| 教学内容 | 教学要求 | | | 教学活动参考 | 教学内容 | 教学要求 | | | 教学活动参考 |
|---|---|---|---|---|---|---|---|---|---|
| | 了解 | 熟悉 | 掌握 | | | 了解 | 熟悉 | 掌握 | |
| 1. 护理评估 | | | √ | | 5. 健康教育 | | | √ | 理论讲授 |
| 2. 治疗原则 | | √ | | | （三）维生素 D 缺乏性佝偻病 | | | | 多媒体演示 |
| 3. 护理诊断/问题 | | √ | | | 1. 护理评估 | | | √ | 案例教学 |
| 4. 护理措施 | | | √ | | 2. 治疗原则 | | | √ | 示教 |
| 5. 健康教育 | | | √ | | 3. 护理诊断/问题 | | | √ | |
| 新生儿脐炎 | | | | | 4. 护理措施 | | | √ | |
| 1. 护理评估 | | | √ | | 5. 健康教育 | | | √ | |
| 2. 治疗原则 | | √ | | | （四）维生素 D 缺乏性手足抽搐症 | | | | |
| 3. 护理诊断/问题 | | √ | | | | | | | |
| 4. 护理措施 | | | √ | | 1. 护理评估 | | | √ | |
| 5. 健康教育 | | | √ | | 2. 治疗原则 | | | √ | |
| 新生儿低血糖 | | | | | 3. 护理诊断/问题 | | | √ | |
| 1. 护理评估 | | √ | | | 4. 护理措施 | | | √ | |
| 2. 治疗原则 | | √ | | | 5. 健康教育 | | | √ | |
| 3. 护理诊断/问题 | | √ | | | （五）儿童糖尿病 | | | | |
| 4. 护理措施 | | | √ | | （六）先天性甲状腺功能减低症 | | | | |
| 5. 健康教育 | | | √ | | 实践 5：维生素 D 缺乏性佝偻病患儿的护理 | | | √ | |
| 新生儿低血钙 | | | | | | | | | |
| 1. 护理评估 | | √ | | | 九、消化系统疾病患儿的护理 | | | | 理论讲授 |
| 2. 治疗原则 | | √ | | | （一）小儿消化系统解剖生理特点 | √ | | | 多媒体演示 |
| 3. 护理诊断/问题 | | √ | | | | | | | 角色扮演 |
| 4. 护理措施 | | √ | | | （二）口炎 | | | | 案例教学 |
| 5. 健康教育 | | √ | | | 1. 护理评估 | | | √ | 示教 |
| 实践 4：新生儿及患病新生儿的护理 | | √ | | | 2. 治疗原则 | | √ | | |
| | | | | | 3. 护理诊断/问题 | | √ | | |
| 八、营养代谢内分泌疾病患儿的护理 | | | | 理论讲授 | 4. 护理措施 | | | √ | |
| （一）蛋白质-能量营养不良 | | | | 多媒体演示 | 5. 健康教育 | | | √ | |
| 1. 护理评估 | | | √ | 案例教学 | （三）小儿液体疗法及护理 | | | | |
| 2. 治疗原则 | | √ | | 示教 | 1. 小儿的体液特点 | | √ | | |
| 3. 护理诊断/问题 | | √ | | | 2. 常用液体及配制 | | | √ | |
| 4. 护理措施 | | √ | | | 3. 液体疗法 | | | √ | |
| 5. 健康教育 | | | √ | | 4. 液体疗法的护理 | | | √ | |
| （二）小儿肥胖症 | | | | | （四）小儿腹泻 | | | | |
| 1. 护理评估 | | √ | | | 1. 护理评估 | | | √ | |
| 2. 治疗原则 | | √ | | | 2. 治疗原则 | | √ | | |
| 3. 护理诊断/问题 | | √ | | | 3. 护理诊断/问题 | | | √ | |
| 4. 护理措施 | | | √ | | 4. 护理措施 | | | √ | |
| | | | | | 5. 健康教育 | | | √ | |

续表

| 教学内容 | 了解 | 熟悉 | 掌握 | 教学活动参考 |
|---|---|---|---|---|
| 实践6：腹泻患儿的护理 | | | √ | |
| 十、呼吸系统疾病患儿的护理 | | | | 理论讲授多媒体演示情景模拟案例教学示教 |
| （一）小儿呼吸系统解剖生理特点 | √ | | | |
| （二）急性上呼吸道感染 | | | | |
| 1．护理评估 | √ | | | |
| 2．治疗原则 | √ | | | |
| 3．护理诊断/问题 | √ | | | |
| 4．护理措施 | | √ | | |
| 5．健康教育 | | √ | | |
| （三）急性感染性喉炎 | | | | |
| 1．护理评估 | | | √ | |
| 2．治疗原则 | | √ | | |
| 3．护理诊断/问题 | | √ | | |
| 4．护理措施 | | | √ | |
| 5．健康教育 | | | √ | |
| （四）急性支气管炎 | | | | |
| 1．护理评估 | | | √ | |
| 2．治疗原则 | | √ | | |
| 3．护理诊断/问题 | | √ | | |
| 4．护理措施 | | | √ | |
| 5．健康教育 | | | √ | |
| （五）肺炎 | | | | |
| 1．护理评估 | | | √ | |
| 2．治疗原则 | | | √ | |
| 3．护理诊断/问题 | | | √ | |
| 4．护理措施 | | | √ | |
| 5．健康教育 | | | √ | |
| 实践7：支气管肺炎患儿的护理 | | √ | | |
| 十一、循环系统疾病患儿的护理 | | | | 理论讲授多媒体演示案例教学 |
| （一）小儿循环系统解剖生理特点 | √ | | | |
| （二）先天性心脏病 | | | | |
| 1．护理评估 | | | √ | |
| 2．治疗原则 | | √ | | |

| 教学内容 | 了解 | 熟悉 | 掌握 | 教学活动参考 |
|---|---|---|---|---|
| 3．护理诊断/问题 | | √ | | 理论讲授多媒体演示案例教学 |
| 4．护理措施 | | | √ | |
| 5．健康教育 | | | √ | |
| （三）病毒性心肌炎 | | | | |
| 1．护理评估 | | √ | | |
| 2．治疗原则 | | √ | | |
| 3．护理诊断/问题 | | √ | | |
| 4．护理措施 | | | √ | |
| 5．健康教育 | | | √ | |
| 十二、造血系统疾病患儿的护理 | | | | |
| （一）小儿造血和血液特点 | | | | |
| （二）小儿贫血概述 | | | | |
| （三）营养性缺铁性贫血 | | | | |
| 1．护理评估 | | | √ | |
| 2．治疗原则 | | | √ | |
| 3．护理诊断/问题 | | | √ | |
| 4．护理措施 | | | √ | |
| 5．健康教育 | | | √ | |
| （四）营养性巨幼细胞性贫血 | | | | |
| 1．护理评估 | | | √ | |
| 2．治疗原则 | | √ | | |
| 3．护理诊断/问题 | | | √ | |
| 4．护理措施 | | | √ | |
| 5．健康教育 | | | √ | |
| 实践8：营养性缺铁性贫血患儿的护理 | | | √ | |
| 十三、泌尿系统疾病患儿的护理 | | | | 理论讲授多媒体演示情景模拟案例教学示教 |
| （一）小儿泌尿系统解剖生理特点 | | √ | | |
| （二）急性肾小球肾炎 | | | | |
| 1．护理评估 | | | √ | |
| 2．治疗原则 | | √ | | |
| 3．护理诊断/问题 | | √ | | |
| 4．护理措施 | | | √ | |
| 5．健康教育 | | | √ | |

| 教学内容 | 教学要求 | | | 教学活动参考 |
|---|---|---|---|---|
| | 了解 | 熟悉 | 掌握 | |
| （三）肾病综合征 | | | | 理论讲授 |
| 1. 护理评估 | | | √ | 多媒体演示 |
| 2. 治疗原则 | | √ | | 情景模拟 |
| 3. 护理诊断/问题 | | √ | | 案例教学 |
| 4. 护理措施 | | | √ | 示教 |
| 5. 健康教育 | | | √ | |
| （四）泌尿道感染 | | | | |
| 1. 护理评估 | √ | | | |
| 2. 治疗原则 | | √ | | |
| 3. 护理诊断/问题 | | √ | | |
| 4. 护理措施 | | | √ | |
| 5. 健康教育 | | | √ | |
| 实践9：泌尿系统患儿的护理 | | √ | | |
| 十四、神经系统疾病患儿的护理 | | | | 理论讲授多媒体演示案例教学 |
| （一）小儿神经系统解剖生理特点 | √ | | | |
| （二）化脓性脑膜炎 | | | | |
| 1. 护理评估 | | | √ | |
| 2. 治疗原则 | | √ | | |
| 3. 护理诊断/问题 | | √ | | |
| 4. 护理措施 | | | √ | |
| 5. 健康教育 | | | √ | |
| （三）病毒性脑膜炎、脑炎 | | | | |
| 1. 护理评估 | | √ | | |
| 2. 治疗原则 | | √ | | |
| 3. 护理诊断/问题 | | √ | | |
| 4. 护理措施 | | | √ | |
| 5. 健康教育 | | | √ | |
| 十五、结缔组织疾病患儿的护理 | | | | 理论讲授多媒体演示案例教学 |
| （一）风湿热 | | | | |
| 1. 护理评估 | | √ | | |
| 2. 治疗原则 | | √ | | |
| 3. 护理诊断/问题 | | √ | | |
| 4. 护理措施 | | √ | | |
| 5. 健康教育 | | | √ | |

| 教学内容 | 教学要求 | | | 教学活动参考 |
|---|---|---|---|---|
| | 了解 | 熟悉 | 掌握 | |
| （二）川崎病 | | | | 理论讲授 |
| 1. 护理评估 | | √ | | 多媒体演示 |
| 2. 治疗原则 | | √ | | 案例教学 |
| 3. 护理诊断/问题 | | √ | | |
| 4. 护理措施 | | √ | | |
| 5. 健康教育 | | √ | | |
| 十六、感染性疾病患儿的护理 | | | | 理论讲授多媒体演示案例教学 |
| （一）麻疹 | | | | |
| 1. 护理评估 | | | √ | |
| 2. 治疗原则 | | √ | | |
| 3. 护理诊断/问题 | | √ | | |
| 4. 护理措施 | | | √ | |
| 5. 健康教育 | | | √ | |
| （二）水痘 | | | | |
| 1. 护理评估 | | | √ | |
| 2. 治疗原则 | | √ | | |
| 3. 护理诊断/问题 | | √ | | |
| 4. 护理措施 | | | √ | |
| 5. 健康教育 | | | √ | |
| （三）手足口病 | | | | |
| 1. 护理评估 | | √ | | |
| 2. 治疗原则 | | √ | | |
| 3. 护理诊断/问题 | | √ | | |
| 4. 护理措施 | | | √ | |
| 5. 健康教育 | | | √ | |
| （四）流行性腮腺炎 | | | | |
| 1. 护理评估 | | | √ | |
| 2. 治疗原则 | | √ | | |
| 3. 护理诊断/问题 | | √ | | |
| 4. 护理措施 | | | √ | |
| 5. 健康教育 | | | √ | |
| （五）猩红热 | | | | |
| 1. 护理评估 | | | √ | |
| 2. 治疗原则 | | √ | | |
| 3. 护理诊断/问题 | | √ | | |
| 4. 护理措施 | | | √ | |
| 5. 健康教育 | | | √ | |
| （六）中毒型细菌性痢疾 | | | | |

续表

| 教学内容 | 了解 | 熟悉 | 掌握 | 教学活动参考 |
|---|---|---|---|---|
| 1. 护理评估 | | √ | | 理论讲授 |
| 2. 治疗原则 | | √ | | 多媒体演示 |
| 3. 护理诊断/问题 | | √ | | 案例教学 |
| 4. 护理措施 | | √ | | |
| 5. 健康教育 | | | √ | |
| （七）小儿结核病 | | | | |
| 总论 | | | | |
| 1. 概述 | √ | | | |
| 2. 诊断 | | | √ | |
| 3. 治疗 | √ | | | |
| 4. 预防 | | | √ | |
| 原发型肺结核 | | | | |
| 1. 护理评估 | | | √ | |
| 2. 治疗原则 | | √ | | |
| 3. 护理诊断/问题 | | √ | | |
| 4. 护理措施 | | | √ | |
| 5. 健康教育 | | | √ | |
| 急性粟粒性肺结核 | | | | |
| 1. 护理评估 | | √ | | |
| 2. 治疗原则 | | √ | | |
| 3. 护理诊断/问题 | | √ | | |
| 4. 护理措施 | | √ | | |
| 5. 健康教育 | | √ | | |
| 结核性脑膜炎 | | | | |
| 1. 护理评估 | | √ | | |
| 2. 治疗原则 | | √ | | |
| 3. 护理诊断/问题 | | √ | | |
| 4. 护理措施 | | | √ | |
| 5. 健康教育 | | | √ | |
| 十七、急症患儿的护理 | | | | |

| 教学内容 | 了解 | 熟悉 | 掌握 | 教学活动参考 |
|---|---|---|---|---|
| （一）小儿惊厥 | | | | 理论讲授 |
| 1. 护理评估 | | | √ | 多媒体演示 |
| 2. 治疗原则 | | √ | | 情景模拟 |
| 3. 护理诊断/问题 | | √ | | 案例教学 |
| 4. 护理措施 | | | √ | 示教 |
| 5. 健康教育 | | | √ | |
| （二）急性颅内压增高 | | | | |
| 1. 护理评估 | | | √ | |
| 2. 治疗原则 | | √ | | |
| 3. 护理诊断/问题 | | √ | | |
| 4. 护理措施 | | | √ | |
| 5. 健康教育 | | | √ | |
| （三）急性呼吸衰竭 | | | | |
| 1. 护理评估 | | | √ | |
| 2. 治疗原则 | | √ | | |
| 3. 护理诊断/问题 | | √ | | |
| 4. 护理措施 | | | √ | |
| 5. 健康教育 | | | √ | |
| （四）充血性心力衰竭 | | | | |
| 1. 护理评估 | | | √ | |
| 2. 治疗原则 | | √ | | |
| 3. 护理诊断/问题 | | √ | | |
| 4. 护理措施 | | | √ | |
| 5. 健康教育 | | | √ | |
| （五）心搏呼吸骤停 | | | | |
| 1. 护理评估 | | | √ | |
| 2. 治疗原则 | | √ | | |
| 3. 护理诊断/问题 | | | √ | |
| 4. 护理措施 | | | √ | |
| 5. 健康教育 | | | √ | |

# 四、学时分配建议（80 学时）

| 教学内容 | 理论 | 实践 | 合计 |
|---|---|---|---|
| 一、绪论 | 2 | 0 | 2 |
| 二、生长发育 | 2 | 2 | 4 |
| 三、小儿营养与喂养 | 2 | 2 | 4 |

续表

| 教学内容 | 学时 | | |
|---|---|---|---|
| | 理论 | 实践 | 合计 |
| 四、儿童保健和疾病预防 | 2 | 0 | 2 |
| 五、住院患儿的护理 | 2 | 0 | 2 |
| 六、儿科常用护理技术 | 2 | 8 | 10 |
| 七、新生儿及患病新生儿的护理 | 6 | 2 | 8 |
| 八、营养代谢内分泌疾病患儿的护理 | 4 | 2 | 6 |
| 九、消化系统疾病患儿的护理 | 6 | 2 | 8 |
| 十、呼吸系统疾病患儿的护理 | 4 | 2 | 6 |
| 十一、循环系统疾病患儿的护理 | 4 | 0 | 4 |
| 十二、造血系统疾病患儿的护理 | 4 | 1 | 5 |
| 十三、泌尿系统疾病患儿的护理 | 4 | 1 | 5 |
| 十四、神经系统疾病患儿的护理 | 2 | 0 | 2 |
| 十五、结缔组织疾病患儿的护理 | 2 | 0 | 2 |
| 十六、感染性疾病患儿的护理 | 6 | 0 | 6 |
| 十七、急症患儿的护理 | 4 | 0 | 4 |
| 合计 | 58 | 22 | 80 |

# 五、教学基本要求的说明

（一）教学方法

1. 理论讲授与实践操作相结合，以推进"做中学，学中做"的模式，高度重视实践和实训教学环节，强化实践能力力和技能培养，提高动手能力。

2. 灵活应用集体讲解、小组讨论、角色扮演、参观等形式，调动学生的参与积极性，在学习知识的同时锻炼学生观察、操作和沟通能力。

3. 充分利用多媒体资源开展教学。

4. 可以采用理实一体化教学、任务驱动式教学、项目式教学等方法，灵活运用集体讲解、小组讨论、案例分析、示范演示、分组训练、综合实践等教学形式配合实物教学设备、多媒体教学课件、数字化教学资源等手段，从学生实际出发，因材施教，充分调动学生对本课程的学习兴趣，提高学生学习的主动性、积极性和岗位适应能力。

（二）评价方法

1. 坚持多元化评价原则，将日常考核（占20%）、期中期末理论考核（占50%）和实训考核（占30%）相结合给予综合评价。

2. 重视学生平时表现，对考勤、课堂提问、作业、测试、操作情况进行打分，并与期中、期末考试成绩结合，综合评价学生成绩。

3. 注重对学生动手能力和在实践中分析问题、解决问题能力的考核，对在学习和应用上有创新的学生应特别给予鼓励，综合评价学生的能力。

（三）教学条件

1. 课堂教学条件：多媒体教室、多媒体资料及设备、实物及教具模型。

2. 实训条件：参照实训室设备配备标准进行，建议师生比1：（15～20）。

# 自测题参考答案

## 第1章

1. B  2. E  3. E  4. C  5. C  6. B  7. A  8. E  9. A  10. B

## 第2章

1. D  2. E  3. D  4. C  5. D  6. A  7. B  8. E  9. D  10. B  11. E

## 第3章

1. A  2. A  3. B  4. D  5. A  6. E  7. C  8. C  9. E  10. E  11. C
12. A  13. C  14. A

## 第4章

1. D  2. D  3. C  4. E  5. C  6. B  7. E  8. A  9. D  10. D  11. D
12. D  13. B  14. A

## 第5章

1. D  2. B  3. B  4. D  5. C  6. E  7. E  8. A  9. D  10. D

## 第6章

1. E  2. C  3. D  4. B  5. B  6. B  7. E  8. C  9. B  10. D  11. B
12. E

## 第7章

1. A  2. E  3. C  4. E  5. C  6. E  7. E  8. E  9. B  10. C  11. C
12. D  13. C  14. B  15. B  16. E  17. B  18. D  19. D  20. C  21. D
22. E  23. A  24. D  25. C  26. A  27. B  28. B  29. A  30. E  31. A
32. E

## 第8章

1. B  2. D  3. B  4. E  5. D  6. E  7. C  8. E  9. E  10. E  11. E
12. C  13. C  14. E  15. B  16. A  17. B  18. D  19. C  20. D  21. D
22. C  23. C  24. A  25. E

## 第9章

1. A  2. E  3. C  4. C  5. B  6. B  7. E  8. B  9. E  10. D  11. D
12. A  13. A  14. B  15. B  16. B  17. E  18. B  19. C  20. B  21. E

22．D　23．D

## 第10章

1．D　2．E　3．B　4．E　5．C　6．E　7．A　8．E　9．C　10．D　11．A
12．C　13．C　14．D　15．C　16．C　17．D　18．D

## 第11章

1．D　2．B　3．A　4．B　5．A　6．D　7．B　8．A　9．C　10．B　11．C
12．C　13．C　14．E　15．E　16．E　17．A　18．E　19．C

## 第12章

1．E　2．D　3．A　4．C　5．D　6．D　7．B　8．D　9．C　10．A　11．D
12．C　13．A　14．D　15．C　16．C

## 第13章

1．B　2．A　3．C　4．D　5．C　6．B　7．B　8．D　9．E　10．E　11．B
12．B　13．B　14．B　15．E

## 第14章

1．D　2．D　3．E　4．C　5．A　6．D　7．A　8．B　9．D　10．C

## 第15章

1．E　2．B　3．A　4．B　5．A　6．D　7．C　8．A　9．A　10．C　11．E
12．A

## 第16章

1．E　2．E　3．B　4．A　5．E　6．D　7．E　8．A　9．B　10．E　11．C
12．E　13．B　14．D　15．B　16．E　17．E　18．B　19．A　20．B　21．C

## 第17章

1．C　2．A　3．E　4．B　5．D　6．D　7．B　8．A　9．E　10．E　11．C